なぜ、どのようにわれわれは老化するか

要介護は体内エコロジー

松下 哲
Matsushita Satoru

かまくら春秋社

まえがき

老化は複雑で多岐の専門分野にまたがる現象です。したがって老化の本を書く場合、専門分野別に異なる著者が分担して書くほうが短時日にまとめることができますが、その場合、本は専門家向けになるのが通例です。一方、一人の著者の場合は老化学説に始まり、生物進化・長寿・病気・医療、その背景となる文明の発展までを一貫して説明できる利点があるといえます。しかし全分野にわたる記述は一人の手に負える代物ではないことも確かです。そこで老化の筋道と社会的に問題となる病気に絞り、老化に関心のある人々を対象とした読み物なら存在価値があるものと考えます。

この本は、生物学の進歩を基礎に、ヒトはなぜ老化するか、年をとるとどうして病気が多くなるのか、がんが治る病気になってもさして寿命は延びない、文明の進歩のおかげで平均寿命が延びたのになぜ要介護問題が生じるのか、長寿を招く遺伝子は存在するのか、老年学の倫理、胃ろう、要介護問題の最たる元凶のアルツハイマー認知症の研究の現況などを最近の脳科学の進歩に照らして記したものです。

「要介護は体内エコロジー」というサブタイトル（エコロジー：自然の中の生き物同士の関係）は、要介護の統計的研究がもたらす簡素な二つの方程式が要介護と老化という現象の本質を衝く科学的モデルであるとして、名付けられたものです。一般にコペルニクスの地動説のように、現象の本質を衝く科学的モデルが誕生し、それに名前が付けられ、その分野に広がるにつれ、次第に科学者の間に思考の枠組みの変革を招きます。世界は思考の枠組みの変革とともに変わるわけではありませんが、その後、科学者は異なった世界で仕事をするようになります。自然を思考の枠組み・パラダイムに合わせることはできませんが、パラダイムが確立した後ではデータの測定の仕方と見方が変わり、科学者が違った世界に住むようになることで科学革命の歴史は終結します。

〝体内エコロジー〟はまだ誕生したばかりの名前ですが、実はそれに相当する知見は以前から用意されていて、時期としてはむしろ遅すぎるとも思われます。しかし言葉というものは概念を表す不思議な道具で、体内エコロジーなる名前のたどる旅路を、興味ある方々にはこれからも見届けていただきたいと思っています。

なぜ、どのようにわれわれは老化するか

——要介護は体内エコロジー

装丁／中村　聡

目次

はじめに

長寿を全うすることは、医療の目標のみならず昔から人類社会の理想に違いありません。男女の平均寿命が八〇歳前後に延び、世界の一、二を争う長寿国になった日本はこの理想とした段階に達したといえるでしょう。一方、高齢に達したのち、死ぬまでに様々な病気に罹り、その結果長期間介護を要する人々が数多くみられるようになりました。介護者は一般に家族が多く、老々介護がみられ、要介護5では終日介護につくことが多く、介護のための離職・転職、うつ、希死念慮、介護者自身の罹病および要介護者に先立つ死去、介護心中、介護殺人などの痛ましい現象が報じられています。このように高齢化に伴う要介護問題が深刻になってきたため、老年病の医学的研究に加えて、ヒトはなぜ老化するのかというテーマが生物学の領域でも熱心に研究されるようになりました。

この本は、東京都老人医療センター（現東京都健康長寿医療センター）での要介護の統計的研究から生まれた〝体内エコロジー〟という概念を老化の理解に供するとともに、介護される人、介護する人をはじめ、老化に関心を持つ人たちに読んでいただきたいとして書かれたものです。

第Ⅰ部　老化のメカニズム

第1章 高齢化とその社会的影響

二〇一一年、東日本大震災から三ヶ月経った時点で政府は「平成二三年版高齢社会白書」を発表しました。それによれば、二〇一〇年一〇月時点で六五歳以上の高齢者は二九五八万人で総人口に占める割合は二三％、七五歳以上の後期高齢者は一四三〇万人、一一％で過去最高を更新しています。あわせて少子化が進行し、総人口が減少する中、二〇五五年には六五歳以上の高齢化率は四一％、七五歳以上は二七％に達し、二・五人に一人が六五歳以上、四人に一人が七五歳以上になる予測です。二〇〇八年のデータでは七五歳以上の要介護認定は二二％、介護が必要になった原因については、脳血管障害が二二％、認知症一四％、老衰一四％、骨関節疾患一二％となっています。主な介護者は六割が同居者で、その内訳は配偶者二五％、子どもが一八％、子どもの配偶者が一四％となっています。家族の介護のため離職・転職した人は一四万九二〇〇人、女性はそのうち八三％を占めていました。さらに要介護5では約半数が終日介護を行っていました。

日本では年間三万人以上の自死が一四年間続いていましたが、二〇一二年にかろうじて三万人を下回りました。そのうち高齢者の自死は八〇〇〇人以上となっています。二〇〇五年に調べた在宅介護者の調査によれば、回答者八五〇〇人中約四人に一人がうつ状態にあり、六五歳以上の約三割が「死にたいと思うことがある」と回答しています。また一九九八年から二〇一〇年の一三年間に介護殺人四九五件が報じられており、五〇二人が死亡しています。心中するつもりが四一％、二人暮らしが三七％、加害者も病気、障害、体調不良があるのが四〇％に上っています。

二〇〇五年における社会問題の規模をみると、要介護三八七万人、失業三八五万人、フリーター二一七万人、生活保護一三四万人、ニート八五万人、自死三万人、ホームレス二・五万人、エイズ一万人とあり、要介護問題は社会問題の中でもトップを争う座を占め、在宅での介護力が失なわれています。

第2章

老化の生物学――なぜわれわれは老化するのか

老化の定義と生存曲線

老化を論ずるには、まず老化の定義が必要です。老化は「加齢にしたがって起こる生物のはたらきの低下」と定義します。老化には衰えるとか機能が低下するというマイナスのイメージがあります。そのため加齢とか寿命という言葉で言い換えることがあります。英語では加齢は aging と言い、年をとるのを age、老化、老化するに相当するのはそれぞれ senescence，senesce です。老化を研究する施設や学問の名称として老化研究所、老化学のほかに、加齢医学とか長寿医学、寿命医学などを使うことがありますが、いずれも内容は老化そのものを研究する機関や学問の意味です。しかしそれぞれの目的は老化の原因とその機序を知ることによって、有意義な老年期を過ごせるように資するとともに、高齢者が社会に貢献するためにはどうしたらよいかを研究するこ

ロジスティック方程式 May R. 1976

X(t+1)=rX(t)(1- X(t)), ………… (1)

X(t), X(t+1)：t 年、t+1 年における個体数、0 から 1 までに標準化

1 は最大個体数を代表、X>1 は絶滅

r：生殖率：1-3：X は一定の値に収斂する、つまり定常状態に達する

3-3.57：X は周期的変動をする

3.57-4：X はカオスに陥る、つまり予測不能

1<r<4：これ以外の値は絶滅

とに変わりはありません。

老化は加齢とともに起こる機能の低下と定義しましたから、これを学問として扱うには、加齢を軸とした様々な老化現象の時間的特性を数字で表すことが望ましいのです。これを数量化といい、例えば指標として生存曲線や生存率が採用されています。一般に、単純な機械に始まって自動車、鉄道、飛行機、宇宙探査機、ハッブル宇宙望遠鏡に至る複雑なシステムの寿命を信頼性データといい、このデータを扱う学問を信頼性工学といいます。信頼性工学では、故障発生のパターンから初期故障、偶発故障、摩耗故障に分類したり、保証期間、平均故障間隔、部品の取り替え周期などを算出して実際のシステムの運用に供しています。同じように老化や病気の寿命データも信頼性工学や確率を扱う寿命分布により数量化することができます。

生命にせよ機械にせよ、寿命を扱う数学は確率や分布

を記述する関数、すなわち分布関数を使います。社会学者や経済学者も例えば人間社会の行動や株価の予測をするために分布関数を用い、物理学者は多数の粒子からなる巨視的な系の性質を明らかにするために統計力学[1]を使います。今日科学のどの側面もこの数学的な分布を研究する手法、つまり確率を扱う統計学という二〇世紀に始まった数学的革命の恩恵を受けています。

実は統計学が用いる確率論は、ニュートン力学に象徴される決定論とは対峙するものです。決定論とは、ニュートン力学の運動の法則が示すように、ある時点の物体の位置と速度を測定すれば、その後のその物体の位置と速度は方程式にしたがって正確に予測できるというものです。アインシュタインは量子力学への道を開きましたが、その後の量子力学の発展に関しては不本意で、彼のコメント「神様はサイコロを振らない」という言葉は決定論的な考え方です。

■決定論が生むカオス

決定論はいつも将来を正確に予測するとはかぎらないことがわかってきました。英国の生態学者ロバート・メイは一九七六年、簡単な決定論的非線形差分方程式(1)が係数 r の値にしたがって定常状態、周期的変動、分岐、混沌・カオスを生むことを示しています。この差分方程式はロジスティック方程式と呼ばれ、生物学、工学、気象学、経済学、社会科学など広く応用が可能です。生物学の場合は、一年ごとに卵が孵化して大人になり、産卵し、死亡する生活史の生物において、翌年の個体数を予測します。個体数は一つの係数：生殖率 r にはなはだ敏感で、1-3 で定常状態、3-3.57 で周期的変動、3.57-4 で、カオスすなわち予測不能になります。これを決定論的カオスといい、決定論が必ずしも予測性を持つとはかぎらないこと、またカオスが差分方程式という簡単な決定論的「秩序」から生まれることを示します。

この差分方程式では独立変数 t が一年、二年、三年という離散的な、とびとびの数値をとり、微分できないので数値計算により解を求めます。電卓に各々数値を入力し、計算を繰り返すと前記の結果が得られます。参考書では、X=0.1 を通り、X=1/2 で Y 値が最大値をとる、下に開いた放物線、Y=rX(1-X) と、Y = X という原点を通る四五度の斜めの直線の間を（蜘蛛のように）糸を引いて往復する点が X 軸に投影される値が、前記 r にしたがって、収斂したり、周期的変動をしたり、カオスに陥ったりする図が示され、インターネット上でもロジスティック写像のリターンマップおよびロジスティック写像の分岐図として参照できます。

実はメイの差分方程式は二〇世紀後半からさかんになった離散数学 discrete mathematics という、スムーズで連続した数でなく、とびとびの数やデータを扱う数学、つまりニュートンとライプニッツが確立した微分積分学では扱うことができない系の数学に属します。離散数学の歴史をみると、暗号の使用は古代エジプトまでさかのぼることができます。離散数学が歴史そのものまで左右する事件は、現在の電子計算機の計算理論を考え出した英国の天才数学者・認知科学者アラン・チューリングが第二次大戦中にドイツ軍の暗号エニグマ（暗号と変換機）を解読し、連合軍を勝利に導いた出来事が挙げられます。

その後、離散数学は、冷戦下の軍事的要請と電子計算機の普及もあって、たいへんさかんになりました。現在、離散数学に入る範疇は、通信（情報理論、暗号化と解読、ＡＴＭカード、電子商取引、全地球測位システム（ＧＰＳ Global Positioning System））、自然や人工産物（分子・生物種・言語・ＩＣチップ）を要素間の関係として扱うグラフ理論、最適化問題（品質管理、オペレーションズ・リサーチ、クリティカル・パス）、生物進化の系統樹、個体発生、複雑系[(2)]、ゲーム理論、コンピュータ・プログラミング、整数論、集合論、幾何学などが挙げられます。つまり離散数学の対象範囲は生物学、工学、コンピュータ科学、経済学、社会科学、化学、物理学から数学自身までに至る広範な領域に及んでいます。離散数学自体が発展し続けているので、現在のところ離散数学自身の定義は、連続でないデータや系を扱うとしか定義できません。

メイの差分方程式に戻って、生命現象は、「定常状態」（生体の恒常性：体温、血圧、血液成分などが一定範囲に保たれる）を特徴としますが、発生、成長、昆虫やおたまじゃくしの変態、子孫を増やす生殖など、「ダイナミックで力動的」な現象もみられ、さらにがんや高度の不整脈のように「カオス」を呈することもあります。この単純な差分方程式は、のちに示すように「乱数の想起と脳の秩序」の関係や心臓の「不整脈」など、実際の臓器や組織で起こっている定常状態からカオスまでの生命現象をよく説明しています。

表2—1　老化に関する学説と類型

①プログラム説……	老化プログラム説、体内時計説、代謝速度説
②機能低下説…………	内分泌説、生体調節障害説、神経伝達物質説、ストレス説、自己免疫説
③生体物質変性……	代謝産物蓄積説、架橋結合説、すりきれ説、エラー破綻説、体細胞突然変異説
④酸素毒性説…………	遊離基説、活性酸素説
⑤老化の進化説……	進化の歴史の中で決まる説

老化学説

老化学説とは、生き物のはたらきの低下を来す老化の機序や原因を説明する学説のことです。老化学説は実は多すぎて迷うぐらいたくさんあります。その主なものを表2—1に示します。いずれもある程度根拠をもって老化の一面を物語っていることは確かです。

しかし老化の説で最も説得力のあるものは、地球に生命が誕生してから永年の系統進化を経てヒトが誕生する中で、老化も進化の歴史の中で決まってきたというものです。これを生物学者は、⑤の老化の進化説と名付けています。

なぜ、どのようにわれわれは老化するか、という主題は古くはキケローなど思想家や哲学者によって取り上げられ、最近では学問の範疇でいうと生化学者、生物学者、免疫学者、医学者によって論じられています。物質や生物に関する知見がたいへん進んだ現在、過去の成果を折衷するとか、特定の業績を選択的に取り上げることでは済まされなくなっており、それ以上の

図２－１　老化の進化説

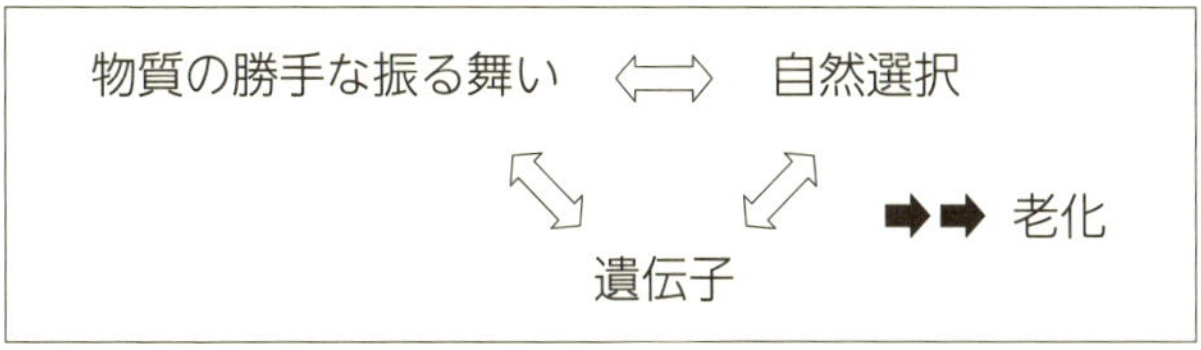

図２－２　自然選択

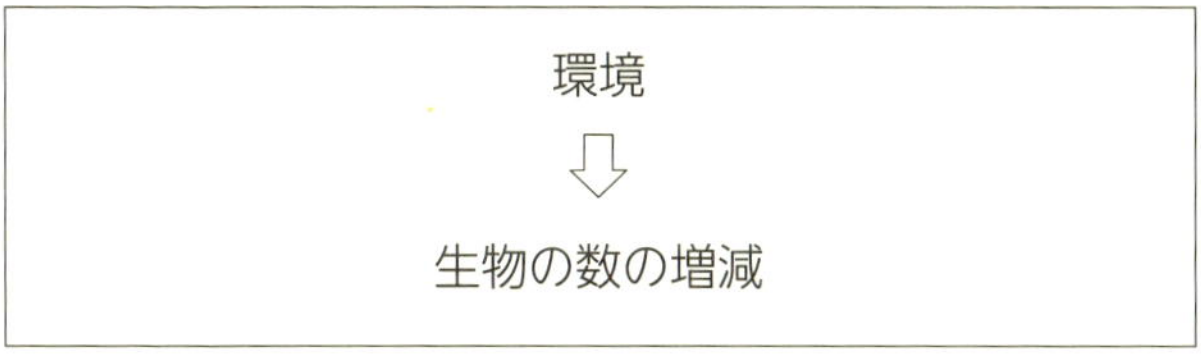

こと、つまり地球上にすべからく起こっている老化——今日われわれが実際経験している高齢化のすべて——を統一的にとらえ、この行く先を見極めようとすることが求められています。

老化の進化説

老化の進化説とは、

①われわれの身体の構成成分である物質の勝手な振る舞い

②ダーウィンの唱えた自然選択説

③われわれの身体をつくり上げ、はたらかせる情報を代々伝えてきた遺伝子のはたらき

の三つから導かれる考え方です（図２—１）。

自然選択は、環境が生き物の適応力に応じて生き物のふるい分けをする現象をいいます。そのふるい分けの強さが自然選択圧になります（図２—２）。

自然選択圧はしばしば食う食われるという捕食の圧力と同義です。しかし個体は捕食をまぬがれて生き延びてもいずれは寿命が尽きて死に、個体の数は減っていき絶滅します。絶滅しないためには〝生殖〟が欠かせません。したがって自然選択圧は生殖に対して最も強くかかります。自然選択圧が生殖期に最も強くかかるのに対抗するため、個体の能力はあらゆる面で生殖期に最高になります。人間でも身体能力ばかりでなく精神的能力が思春期に向けて高揚します。恋愛が文学、ドラマ、映画、オペラなどにおいて普遍的なテーマになるのは自然選択圧が思春期に向けて強くなり、精神的能力も相応して高まることに由来します。

子孫を作るとは親の遺伝子を子どもに受け継がせるはたらきにほかなりません。自然選択は、生殖、つまり親の遺伝子が子に伝わるかどうかに最も圧力を加えますから、それに耐える能力があるかどうかは親の生殖までの能力に左右されます。能力が優れていれば、生殖の成功によって親の遺伝子は子どもに受け継がれます。しかし生殖をいったん終えたら、子どもがもはやできないわけですから、親の遺伝子は子孫には伝わりません。言い換えれば生殖後はいくら親の能力が優秀でも遺伝子の子どもへの引き継ぎはないわけです。

生殖を終えた後の時期を後生殖期といい、女性では月経が止まる閉経期以後が後生殖期に相当します。男性では精子を作る能力は次第に減り、老年病が出てくる女性の閉経期以降相当の年代が後生殖期です。

図２－３　生殖後に老化が起こる

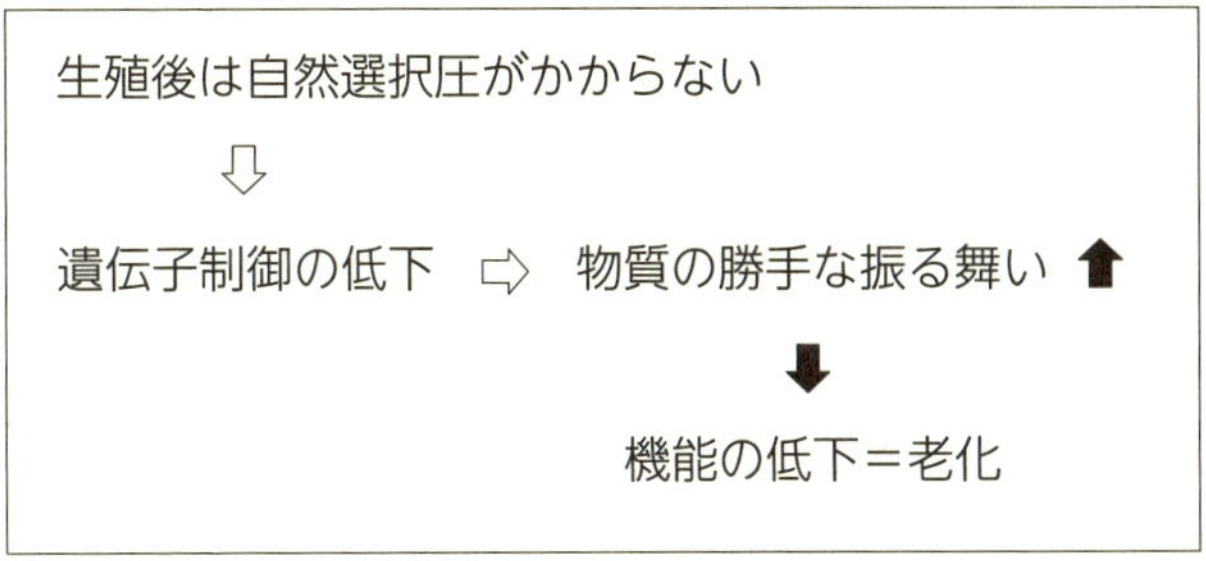

生殖期以後は自然選択圧の遺伝子への影響がなくなりますから、自然選択圧を通しての遺伝子制御の力は必然的に低下していき、物質の動きが秩序を失って〝勝手な振る舞い〟になる――したがって生き物のはたらきは低下する、つまり老化が起こると考えるのです（図2―3）。

なお生殖後、鮭のように卵を産みっぱなしではなく、哺乳類のように親による子育ての時期がある場合は、自然選択圧は軽減され、老化の速度は緩和されます。

物質の勝手な振る舞い

生命の構成成分である物質、つまり原子や分子は、元来〝勝手な振る舞い〟をする性質があります。これを物質の勝手な振る舞いとか、エントロピー増大と称しています。例えて言うと、秩序が失われ乱雑な状態になりやすい傾向です。これを熱力学の第二法則では〝閉鎖系ではすべての変化はエントロピーの増大する方向へ進行する〟といっています。

原子や分子の性質を決めるのは、それらを構成している原子核と電子の振る舞いによります。原子や分子の性質は電子の振る舞いの研究から始まった量子力学によって明らかにされてきました。量子力学は二〇世紀初頭からプランク、アインシュタイン、ボーア、ハイゼンベルク、シュレーディンガーら物理学者によって始まります。量子力学は現代の物理学のみでなく化学、生物学、電磁気学、原子力工学、天文学から宇宙論に至る多くの分野で自然の基本法則として使われ、現代文明の一つの特徴と言っても過言ではありません。

量子力学の応用範囲は、半導体、液晶テレビ、発光ダイオード（LED Light Emitting Diode）などの工業製品から、考古学で化石の年代推定に用いる電子スピン共鳴法、医療で用いられるCT（コンピュータ断層撮影 Computor Tomography）、MRI（核磁気共鳴画像法 Magnetic Resonance Imaging）、脳の局所のはたらきを可視化するPET（ポジトロン断層法 positron emission tomography）、PETと同じく脳の局所のはたらきをとらえるfMRI（機能的核磁気共鳴画像法 functional MRI）、超電導など身近に多数見られます。

量子力学はアインシュタインの反乱にもかかわらず、二〇世紀において原子世界探求の赫々たる成果により、人々はその理論を信ずるようになりました。しかし二〇世紀初頭に始まった物理学における二大革新である量子力学と相対性理論のうち、相対性理論がニュートン力学の権威崩壊という知的衝撃を与えたのに対し、量子力学ではこのような知的〝痛快物語〟はまだ完結していません。皮肉なことに二〇世紀末からレーザー、カーボンナノチューブ、単電子トランジスター、ナノテクノロジーなどハイテクで実現されてくる量子現象が量子力学自体のイメージを変えつつあり、現今のテキストブックに書かれている量子力学の理論を完結したものと考える人はむしろ少ないのが現状です。

量子力学では電子の本質をとびとびの状態にある粒子あるいは波動の状態としてとらえます。この場合、電子の位置と運動量を同時に正確に決めたり、測定することはできず、これを〝不確定性原理〟と称しています。つまりニュートン力学におけるように、ある時点の物体の位置と運動量を与えても、その後の物体の状態を正確に予測することができなくなります。この不確定性原理に関して〝シュレーディンガーの猫〟とは、ラジウムの崩壊過程と青酸ガス発生装置と連動させ、五〇％ずつ生死が起こる確率の箱に猫を入れ、箱を開けるまで猫の生死はわからないようにしておきます。微視的世界での量子力学の電子の解釈、〝不確定性原理〟は、巨視的世界では猫の生死が箱を開ける瞬間まで重なりあうという、常識が通用しないことになり、量子力学の矛盾を衝いた言葉です。

生命現象の基礎となる酵素反応や細胞膜のはたらきは、これら電子の微妙な振る舞いを利用しています。一方、生き物のはたらきを支えているこれら電子のはたらきが障害されると生き物のはたらきは損なわれます。例えば、放射線は通常スピン（回転）が逆向きの対を成す電子対を壊し、

図2－4　活性酸素

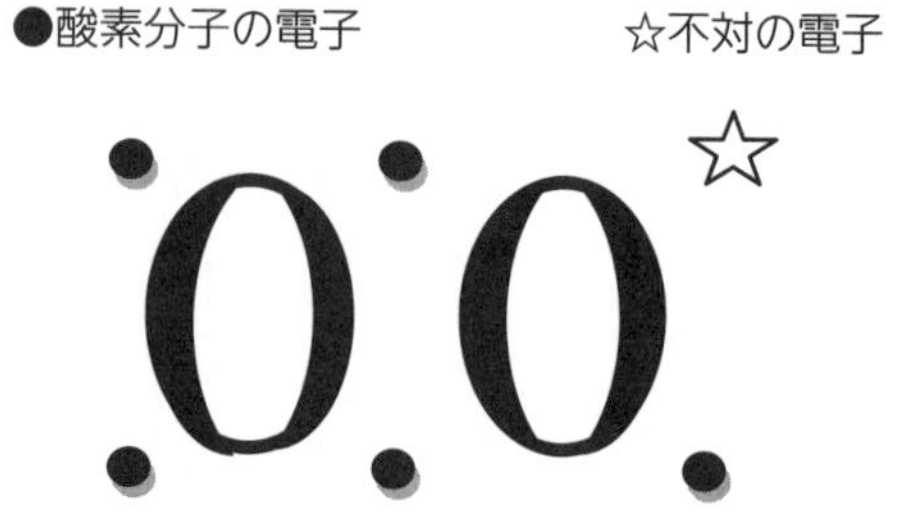

通常の酸素原子は2つ集まると対の軌道に乗る電子を共有し安定する。電子が不対の状態になると不安定な活性酸素になり、電子スピン（回転）の特有な性質から磁性を帯びたり、酸化還元などの反応を起こしやすくなる。

不対の状態つまり不安定で秩序が失われた状態にする作用があります。これを遊離基、遊離ラジカルの生成といいます。遊離基は毒性があり、老化の一因も遊離基や遊離基を持つ活性酸素によるといわれています。生体では、この活性酸素を解毒する活性酸素還元酵素（SOD superoxide dismutase）があり、その活性は動物の最大寿命と正比例します。例えばこのSOD活性が高い系統のハエを作ると、そのハエは長生きする現象がみられます（図2―4）。

生物の絶えざる改修作業

これまで述べたように、われわれの身体の構成成分である原子や分子には、勝手な振る舞い、エントロピーが増える性質があります。先祖から受け継いだ遺伝子情報に基づいた一定の構造を保ち、生命を特徴付ける様々なはたらきを保つためには、材料である分子や原子の勝手な振る舞いがあっても、それを見込んで大丈夫なようにしておく工夫が必要です。この工夫がどういうふうに行われているかは現在の生物に対する研究で明らかになってきました。それは放射性同位元素を生物に利用させ、その同位元素の代謝を追跡することによって得られたのです。

この代謝の研究によれば、われわれの身体の成分は、ＤＮＡ・デオキシリボ核酸とそれに固く結合しているヒストンという塩基性蛋白を除き、絶えず分解されては新しく合成されて当初の構造と機能を保っていることがわかりました。これは熱力学ではエントロピーを低く保って、秩序がでたらめにならないように余裕を保つと表現されます。この生物の絶えざる改修作業が、生命の一つの特徴です。実はこの改修作業も遺漏がないよう〝ランダム〟に〝あまねく〟行われます。またＤＮＡ自身も生殖に際しては組み換え、置換、突然変異が起こり、また放射線などで直接障害を受けた場合は補修されるのですが、今は触れないでおきます。

熱力学の第二法則にしたがうと、生物はエントロピーが増加してはたらけなくなり死んでしまいます。しかし生物は、エネルギーや物質が出たり入ったりする、非平衡開放系（図２―５）であることにより、絶えざる改修作業を行ってこの熱力学第二法則を回避しています。生物における物質やエネルギーの流れは、太陽光エネルギーや食物の化学的エネルギーが入って体内で消費され、二酸化炭素または酸素、尿や便など排泄物や運動エネルギーが出て行く系、いわゆる新陳

図2－5　非平衡開放系

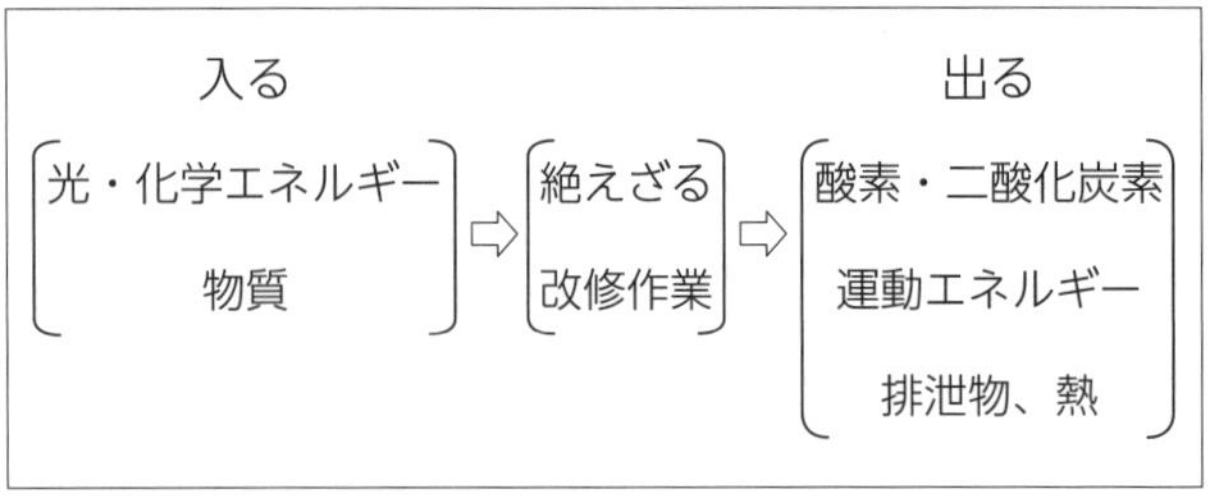

図2－6　遺伝情報を基とする蛋白合成の手順

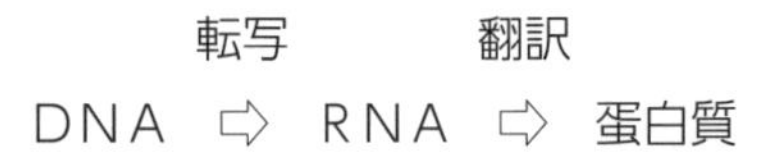

先祖から遺伝により受け継がれた設計図相当のDNA（デオキシリボ核酸）はRNA（リボ核酸）に写し取られる。これを“転写”という。次にRNAの設計図に基づいた蛋白質の合成が“翻訳”になる。
詳しくは、本文に述べるように、転写されたRNAから、イントロンが削除され、DNAのエキソン由来だけのメッセンジャーRNAになった後、そのメッセンジャーRNAに書かれたコドン表にしたがってアミノ酸が組み上げられて蛋白質が出来上がる。

代謝を指します。

　この生物の絶えざる改修作業は分解産物を再利用して無駄を少なくしていますが、一部は新しく補給する必要があり、またそのため必要なエネルギーも外から補給しなければなりません。われわれが必要とするエネルギーと栄養素の大部分は、この分解したり新しく合成する作業のために必要です。もちろん運動したり、心臓が収縮したり、呼吸する際もエネルギーを消費するのですが、そういうものはごく一部で、この基礎的改修作業・新陳代謝にわれわれの食べる栄養の大部分が消費されています。動物の基礎的改修作業に要するエネルギー量は基礎代謝という安静時の酸素消費量で測ることができます。

　絶えざる改修作業の例を脳にみると、先祖から受け継いだＤＮＡ（デオキシリボ核酸）を除いては二週間以上、代謝を受けない物質はありません。ＤＮＡという設計図から写し取られた、つまり「転写」された、ＲＮＡ（リボ核酸）の代謝回転は〇・五〜二四時間であり、蛋白質は六〜一四日で作り替えられます（図２—６）。エネルギー源の糖の代謝はもちろん極めて速いのです。このようにＤＮＡを情報源とする代謝回転は悠長なものではなく、極めて活発かつ急速に進行しており、これがすべての生物に共通する特徴の一つです。

分子生物学とは

ここで二〇世紀前半の生物学から現在の分子生物学に至る歴史を見通したほうがこれからの記述を理解しやすく、〝体内エコロジー〟にも関係するので分子生物学の進歩をまとめておきます(星元紀、二河成男による)。

生物学は生命現象の理解、〝生きているということはどういうことであるか〟を目指す科学で、その言葉は動植物を共通の基盤で理解しようという希望の反映でできた言葉です。それにふさわしい内容が整ったのは細胞説と進化論が確立した一九世紀半ばです。しかし、あらゆる生物を共通の基盤に立って理解できる確信が一般化したのは二〇世紀後半からで、この形成に大きく寄与したのが分子生物学の発展です。

生物の世界は驚くほど多様ですが、現生生物はすべて共通の祖先に由来し、単系統と思われています。その根拠は生物にみられる共通性、一様性です。生物の多様性が共通性の上に由来しているのなら、〝生きているということはどういうことか〟をおおよそ理解できるのではないかという希望が生まれます。生物は細胞から成り立っています。その上に立って、四つの文字(塩基)で書かれたDNA・デオキシリボ核酸あるいはRNA・リボ核酸が遺伝情報としてすべての生物で共通して利用されていることがわかりました。そこでDNAという化学物質の構造とはたらきを詳しく調べれば、生物の全体像がわかるのではないかという期待が生まれ、この線に沿って発展してきたのが分子生物学です。

その過程で遺伝子はＤＮＡにほかならないことが判明し、その構造と蛋白質合成における役割が解明され、さらにそれが細胞の、どこで、いつ、どのように、はたらくのかが明らかにされ、分子生物学の急展開が起こります。その後分子生物学は複雑な動植物を研究材料とするようになり、事態はそれほど単純でないこともわかってきます。分子生物学の確立によって生物を〝物質の流れ〟や〝エネルギーの流れ〟の見方に加えて、〝情報の流れ〟としての見方が生まれ、生物は情報を貯蔵し伝達するものとしてとらえられるようにもなります。また遺伝子が存在するということと、それがはたらくということは別の問題です。これをポストＤＮＡ（ポストゲノム）の問題といい、時々刻々全体を破綻なく統合する機構は測り知れない複雑な現象で、それが〝生きているということ〟でもあります。

分子生物学の成果に基づく遺伝子組み換え技術の進歩は人類がこれまで経験したことのない局面を創り出し、難しい生命倫理を突き付けるようになりました。〝生命倫理〟という言葉は米国のがん生化学者ヴァン・ポッターが、地球環境・生態系の危機的状況を避けるために生物学を基盤に据えて諸科学の成果を結集して解決しようとして作った言葉です。生命倫理の対象となる問題は、

①生物実験・医学実験・医療に関する問題、つまり人間の命の始まり・質の向上・終わりに関する問題

②生命系の維持・存続に関する問題

です。特に、生命系全体に関わる問題は生命系全体の存続とヒトという種の存続をいかに調和させるかという難問です。ヒト脳がつくり出した文明とヒトが収まっているべき地球生態系との不適合がもたらす問題は人類全体が脳の力を駆使して最優先で取り組むべき喫緊の課題です。

DNA二重螺旋

単分子のDNAは、リン酸、デオキシリボース（五炭糖の一種）、それに四種類の塩基、つまり、アデニンA、チミンT、グアニンG、シトシンC、のうちの一つから成ります。単分子DNAはリン酸を介した結合で連結し、一本鎖DNAになります。

実際に一本鎖のDNAが複製されるときは、AとT、GとCの組み合わせで、補いあう新しいDNA鎖（各々AはTに、TはAに、GはCに、CはGに換わる）が作られます。この新しい一本鎖DNAからさらに複製が起これば、元の一本鎖DNAと同じになります。

このように相補性のある二つの一本鎖DNAはA・T、G・Cの塩基対を介して結合し、自然に捻じれて二重螺旋を形成します。これがジェームス・ワトソンとフランシス・クリックが一九五三年に発表したDNA二重螺旋モデルです。つまりDNAは物理化学的に厳密な構造を持つ高分子です（図2―7）。

図２－７　染色体に収まるＤＮＡ

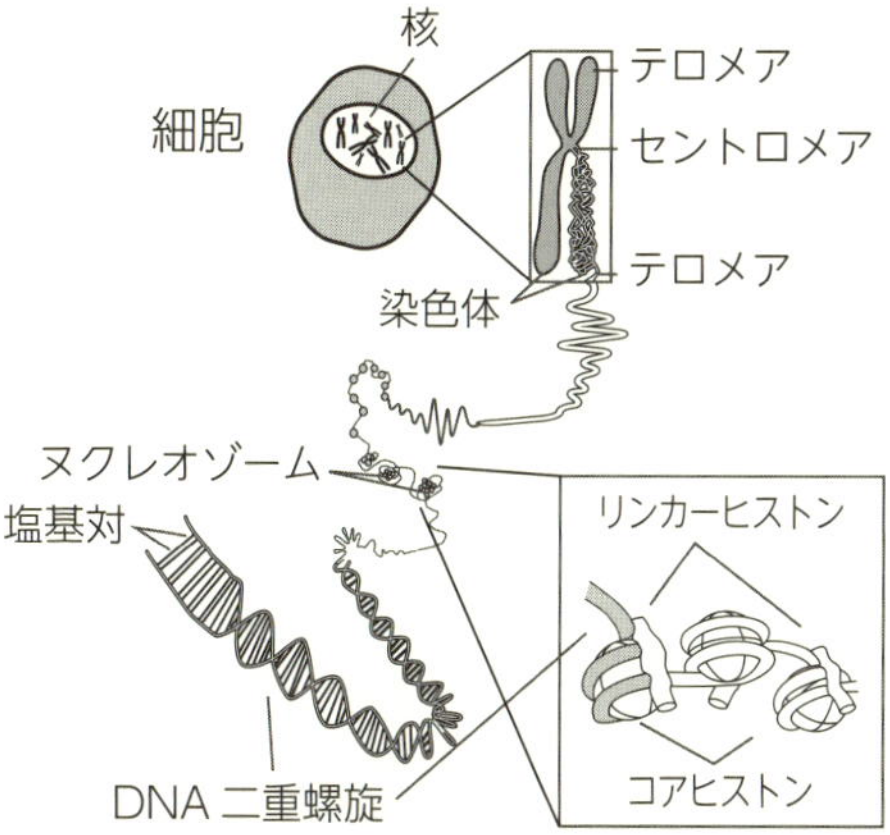

DNAは強酸性のリン酸を含み、核酸というその名のとおり酸性で、塩基性のヒストンという蛋白質と結合して安定する。DNAはまずヒストンが8分子集まった“コアヒストン”の周りに巻きつき数珠状になり“ヌクレオゾーム”になる。さらに“リンカーヒストン”が隣同士のヌクレオゾームの橋渡しをして、染色体に収まる。リンカーヒストンの遺伝子はCCAAGつまりシトシン・シトシン・アデニン・アデニン・グアニンという珍しい繰り返しが特徴で、橋渡しをするはたらきに特化している。“リンカーヒストン”がリン酸化、メチル化、アセチル化をされると、橋渡しが解けてヌクレオゾームに戻り、さらに“コアヒストン”のメチル化、アセチル化によりDNAがフリーになって転写される。この逆のプロセス、つまりリンカーヒストン・コアヒストンが脱リン酸化、脱メチル化、脱アセチル化されると、DNAは再びヒストンと結合し、転写を受けにくい安定状態に戻る。

このＤＮＡ上にあるＡＴＧＣの四種類の塩基のうちから三つの組み合わせを使い、ＲＮＡへの転写を経由して各アミノ酸が決められ、決められたアミノ酸が連なって蛋白質になります。ＡＴＧＣの組み合わせが蛋白質のアミノ酸を決めるので、蛋白質の遺伝子を表記するときは、これらＡＴＧＣの名、例えばＣＣＣＡＡＡＣＴＧＣＴＧなどと連続して記します。

ＤＮＡからＲＮＡへと転写が起こるとき、四種類の塩基、アデニンＡ、チミンＴ、グアニンＧ、シトシンＣは、相補性にしたがってアデニンＡとチミンＴ、グアニンＧとシトシンＣへとお互いに読み替えられるはずですが、チミンＴだけはユリジンＵにとって代わられ、以後アミノ酸を選択する翻訳が進みます。ここではユリジンＵに交代する話は省いて、ＤＮＡレベルだけで話を進めていきます。また翻訳が行われる前に、ＲＮＡはスプライシングという反応で直接アミノ酸決定に関わらない余剰な部分（イントロン）が削除されますが、それは後の「ＤＮＡに存在する遺伝子——ＤＮＡから蛋白質を合成する手順」の項で説明します。

減数分裂

親から子へとＤＮＡにより遺伝情報が伝えられる時、精巣や卵巣にある始原生殖細胞のＤＮＡ二重螺旋は、次のような二段階の染色体分裂を経て、結局二本の単鎖になります。減数分裂の過程では、元の一対の染色体はいったん複製されて二対計四本の姉妹染色分体になり、次いで姉妹染色分体に対合・交叉・組み換えが起こって混じりあったのち、一回目の分裂が起こり、次いで二回目の分裂が起こって卵子や精子の元となる配偶子ができます。この二回にわたる分裂の結果、もとのＤＮＡ二重螺旋は二本の単鎖へと半減します。このようにＤＮＡ二重螺旋の始原生殖細胞から単鎖ＤＮＡからなる卵子や精子ができる一連の過程を総称して「減数分裂」といっています。

精子が卵子に侵入する受精においては、減数分裂を経て半分になった両親由来のＤＮＡが合わさり、再びＤＮＡ二重螺旋が形成されます。こうして両親からの遺伝情報は過不足なく子どもに伝えられます。

なお、細胞質にある小器官・ミトコンドリア内にも独自のＤＮＡがあり、細胞周期（図３―１）や細胞内のエネルギー需要に応じたミトコンドリア自体の増減に一致した増減を示し、生殖に際しては、卵巣の始原生殖細胞のミトコンドリアとそのＤＮＡも卵子に移行します。一方、精子に残っているミトコンドリアＤＮＡは受精後分解されます。したがって子どもの細胞のミトコンドリアＤＮＡはすべて母親由来です。

絶えざる改修作業に欠かせぬＤＮＡ

先祖から連綿と受け継いだＤＮＡに基づく代謝回転がいかにわれわれの身体にとって切実であるかは、世界で唯一の被爆国日本において起こってはならない、東海村での臨界事故被曝者のカルテに明らかです。被曝は全身のＤＮＡを破壊しましたが、当初診療に当たる医師たちは、被曝したのに一見何でもなく見える被曝者の様子に驚きます。しかし、それまで合成されたＲＮＡや蛋白質が底を尽き、代謝回転がＤＮＡという設計図を新たに必要とする段階に入ると、骨髄移植を含むあらゆる治療行為は効なく、ただ被曝者の運命を見守るほかなかったのです。

この生物の絶えざる改修作業のため、植物は必要な栄養分は地中から吸い上げ、エネルギーは太陽の光エネルギーから光合成で化学的エネルギー、多くの場合ＡＴＰ（アデノシン三リン酸）に変換し、細胞の中で適当に使える化合物なり栄養素に換えています。一方動物は植物または他の動物が持っている栄養分、化学エネルギーを食物として食べて利用しています。

エコロジーの成立

絶えざる改修作業、非平衡開放系というすべての生物に共通な特徴の下、必要とする物質とエネルギー獲得のため、エコロジー ecology という現象がすべての生物にわたって起こってきます。栄養素や光エネルギー獲得のために植物では太陽に向けて葉を広げる、土の中へ根を伸ばすなど、太陽の光や地中の栄養素を獲得するはたらきがみられ、同時に他の植物が存在する場合は、葉を広げあう競争が生じます。動物は、植物や他の動物を食べてエネルギーや栄養素を得るため、ここに捕食つまり食うものと食われるものの関係、食物連鎖（現在では連鎖が複雑に起こるので食

図2－8　エコロジーの成立

物質・エネルギーの獲得

⇩

捕食 競争 共生 寄生 食物網

⇩

生物多様性

物網 food web といっています）、捕食者同士の競争、相手を利用する寄生、細菌やウイルスが宿主の身体を利用して増殖する伝染病、あるいはお互いに補いあう共生、ひいては生物の多様性が生じます。このようなすべての生き物の相互作用とその結果としての数の増減、繁栄や絶滅の現象がエコロジーになります（図2―8）。

　エコロジーという言葉は一八六六年、発生生物学者エルンスト・ヘッケルが、お互いに切っても切れない関係にある生物同士、自然という家族関係、household of nature を表すのに使った言葉です。その後エコロジーは、サンゴ礁や熱帯雨林にみられる種の多様性など、生存競争における複雑な生物の相互関係から環境問題までを守備範囲とするようになりました。エコロジーはその対象により三つに分けられます（表2―2）。

　二番目の種のエコロジーでは、生物の数の増減を「数学的」に扱う数理生物学・生態学が亜分野として独自の発展をしてきました。他の動物におけると同様、ヒト自身にもヒトエコロジーが存在し、人口増加と自然に及ぼす影響、資源の使い方などをテーマにしています。当然

表2―2　エコロジーの分類（Mayr E）

①個体のエコロジー
……生物個体の行動、冬眠、渡り鳥の移動、夜間の活動などを扱う
②種のエコロジー
……競争、生殖行動、捕食、ニッチといわれる捕食されない時間空間、伝染病、共進化、食物網、生活史、分類学をカバーする、ヒトという種のエコロジーは、ヒトエコロジーになる
③異なる種で構成される共同体のエコロジー
……さら地に草原が生じ、次に灌木が繁茂し、次いで大きな木からなる森が出現、さらに森林火災を経てまた最初のさら地に戻る循環をいう植物遷移、エコシステム、種の多様性、絶滅した種を研究するエコロジー考古学など

人類の未来はエコロジーの問題にほかならず、環境問題、人間が勝手に作った人間圏なる概念や思想までもエコロジーは関係するようになりました。この本で主題の「体内エコロジー」はこのヒトエコロジーに属し、数学的な手法を用いる数理生物学・生態学の範疇に属します。

エコロジーという言葉からは、一般の人々はまず環境問題を思い浮かべる方が多いようです。事実この点を強調した概念に、一九七三年ノルウェーの哲学者アルネ・ネスが提唱したディープ・エコロジーという言葉があり、個人の自覚を重視し、環境保護自体を第一義の目的としています。

老化はどのように進化したか

老化はこのような生物の絶えざる改修作業

とエコロジー、それに種としての存続を保つ生殖作業を背景として成立してきたと考えられています。老化と改修作業の関係をあらためて明確にすると、この「改修作業が段々と困難になり、完全な構造が保てなくなってはたらきが落ち、ついには死に至る過程」が老化ととらえられます。

ここまでの老化の成立過程の話をまとめてみます。老化は以下の過程で生じてきます。生物ではエントロピーを低く保つために絶えざる改修作業が起こり、これに必要な栄養素とエネルギーを食物として必要とする結果、生物相互の動的関係つまりエコロジーが生じ、自然選択の下、生物が生殖を繰り返しながら進化してきた過程で、老化が遺伝子制御のかかりにくい負の部分として、ともに進化してきたというものです。ここで、発生、成長、生殖、老化のすべてを合わせて個体の生活史といい、老化はその最終期ととらえます。

自然選択は生殖後には遺伝子に対してはたらかない

ここで、老化はどのように進化したか、を遺伝子の面からあらためて説明します。まず遺伝子の発現時期から考えてみましょう。生殖の段階の前から発現し生体に有利にはたらく遺伝子は、自然選択でも有利ですから生殖に際してはもちろん子どもに引き継がれます。

一方、生体にとって不利な遺伝子でも生殖前には発現せず、生殖後に初めて発現する性質を持つものも、生殖に際し一緒に子どもに遺伝します。その結果として不利な遺伝子が子孫に蓄積し、

図2−9　自然選択は生殖後には遺伝子に対してはたらかない

有利な遺伝子が子どもに引き継がれる

⬆

発生成長　⇨　生殖　⇨　後生殖期に発現する不利な遺伝子

⬇

不利な遺伝子も一緒に子どもに引き継がれる

後生殖期に身体のはたらきが低下する、つまり老化が起こることが考えられます（図2―9）。

この場合、一つの遺伝子だけを考えるのではなく、有利な遺伝子と不利な遺伝子が、生殖のとき一緒になって子どもに引き継がれ、発現時期の違いから生殖期前には有利、生殖期以降は不利にはたらく群ができ、生殖期以後（老化の時期の定義）具合の悪い遺伝子産物が出現して生体のはたらきの低下（老化の定義）が起こると考えるとわかりやすいと思います。

そしてこの現象を〝自然選択は生殖後には遺伝子に対してはたらかない〟と表現します。

前記の説明では発現の異なる複数の遺伝子を考え、生殖前と生殖後に別々にはたらくように考えましたが、次に述べるように、同一の遺伝子でもいいのです。というのは遺伝子発現の産物である蛋白質が同一でも、それがはたらく相手の蛋白質が前生殖期と後生殖期で変わっていれば、その蛋白質のはたらきは生殖前と生殖後では違ってくるからです。また積極的に不利な遺伝子でなくても、生殖後には改修作業

図２－10　遺伝子の拮抗的多面発現性（Williams GC. 1957）

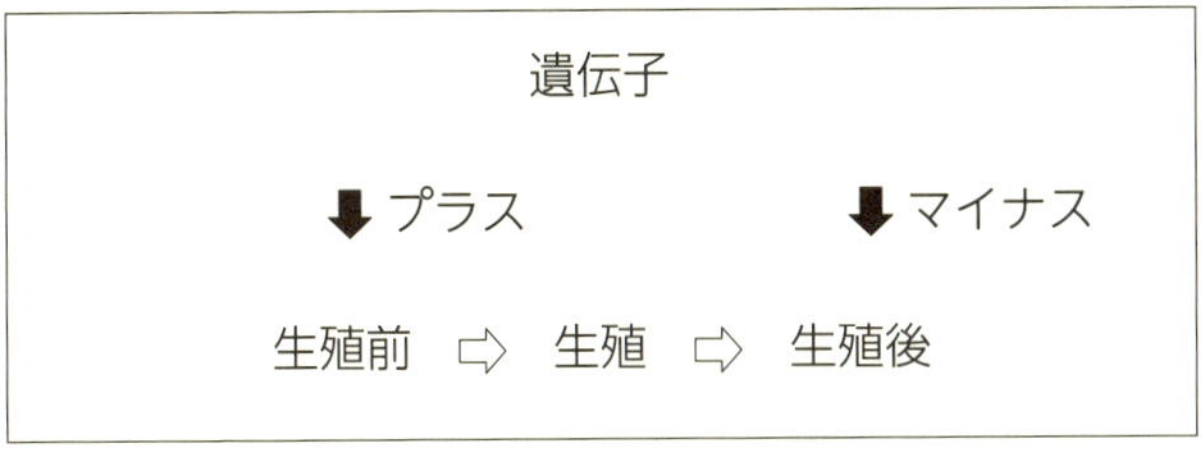

に中立的であまり悪さをしない程度の遺伝子でも老化の原因としていいのです。というのは生殖前の遺伝子産物・蛋白質のはたらきが生殖前に非常に強力で高い水準にある場合、生殖後少し水準が下がることは生き物のはたらきの低下、つまり老化を意味するからです。

情報の多面性と遺伝子

　情報理論では同一の情報でも周囲の環境によってその情報のもたらす効果は違ってくるとされています。これを遺伝学では遺伝子発現の多面性 pleiotropy と呼んでいます。遺伝子発現の多面性はホルモン（情報）とその受容体（受け皿）の組み合わせで普遍的にみられ、複数の組織・器官に受容体が分布していれば、単一のホルモンが複数の組織・器官にいろいろな効果を及ぼす現象としてみられます。例を挙げれば、男性ホルモンであるテストステロンは、睾丸や前立腺の発生・成長・維持を制御しますが、骨格筋・骨の発達や第二次性徴・男らしさの発現にも関わります。

　発生・成長・生殖・老化という時系列で考える場合、この遺伝子の多面発現性が、生殖を挟んで逆方向にはたらくことを米国の生物学者ジョージ・ウィリアムズは一九五七年に拮抗的多面発現性 antagonistic pleiotropy と名付けています（図2―10）。

ＴＧＦβという蛋白質では拮抗的多面発現の現象がみられます。ＴＧＦβはその受容体を持つ細胞によって、細胞増殖因子としてはたらいたり、逆に細胞分裂抑制因子としてはたらいたりします。ある種のがん細胞にはＴＧＦβは増殖的にはたらきますが、皮膚の扁平上皮細胞や消化管の粘膜の細胞、骨髄の造血細胞、免疫系のＴ細胞やＢ細胞に対しては増殖を抑制します。またＴＧＦβは骨のカルシウム代謝において、発生・成長時においては骨形成的にはたらきますが、高齢者で増えているプロスタグランディンＥ（ＰＧＥ）という物質が併存するときは骨吸収的にはたらき、骨粗しょう症を来します。なおプロスタグランディンは炎症を引き起こす因子の一つで、アスピリンはこの作用を中和することで知られています。

■情報伝達とメラビアンの法則

メラビアンの法則は、一九七一年米国の心理学者アルバート・メラビアンが、人と人との会話における情報伝達の貢献度を調べると、言葉そのものが七％、口調や話し方が三八％、顔の表情が一五％になると報告したことに始まります。

メラビアンの法則が意味するのは、日常会話では言葉だけでなく、顔の表情、話す速さ、声の高さ、身ぶりが大切だということです。大統領を筆頭とする米国の政治家の演説を見聞きした人はこの結論に同意されるでしょう。また能、歌舞伎、バレエ、オペラなどの舞台芸術では、全身で喜怒哀楽など情感が表現されています。一般に感情を伴った情報は印象が強く、険しい顔つきの会話では、怒られた、傷つけられたなどの印象が強く残ります。

顔面筋は、顔の皮膚同士あるいは皮膚と顔面の骨とを結ぶ筋肉で、皮筋といい、微妙で多彩な表情を可能にしています。とりわけ、目は口ほどにものを言いとか、まなざし、というように、眉を含む眼球の周りの皮筋は眼と一緒になって、感情の状態を微妙に表します。日常、いかに表情が感情の表出に利用されているかは、映画やテレビドラマで俳優の顔の拡大撮影・アップが多用されていることでわかります。

大脳における顔面筋の運動神経野は、手指のそれに匹敵するほど、広い範囲を占めていて、ヒトの豊かな表情はこうした解剖学的な基礎があって可能になっています。また顔面の運動神経野は扁桃核という感情の中枢と密な連絡網を持っていて、感情が自然に顔に表れるようにできています。このことは、喜怒哀楽の情が湧いても、それを隠して無表情を装う、つまり表情を「殺す」のはかなり努力を要し、習性に反した動作であることがうなずけます。また、最もその人らしい顔は、周囲を気にせず一心不乱に仕事に集中している時の顔といえます。中年になったら顔に責任を持つとは、こうした積年の習慣に基づく日頃の皮筋活動による表情と感情の密な連絡を踏まえた言葉です。

統合失調症では、語られる言葉の数に比べて、表情を含む身体の動きが少ないことが報告されています。一言で言うと、統合失調症の方は話していても、それに伴う表情の動きが乏しく、意思疎通の点から他者との交流が難しいことになります。精神科医は、初診の時に患者の言葉と表情が、ちぐはぐであることに奇妙な感じをおぼえ、これを診断のヒントとするのです。

人の気持ちがわからない者は医師の資格がないと言われます。感性豊かな医師は患者の表情から、時々の患者の気分や苦しみを判断しています。もちろん患者から訴えがなくても、患者の表情から苦痛を察知し、疼痛の緩和や訴えに応じるのは医師だけでなく、すべての医療関係者が心得るべきであることに変わりはありません。

メラビアンの法則からいうと、発信者の人柄も不明の場合、顔が映らず表情のわからないメールでは、意図が正しく伝わるとは限りません。文字だけのメールは誤解を与えることがあり、不気味な脅迫に化ける可能性があります。子どもに携帯電話を持たせる親は、メラビアンの法則が意味しているようにメールがいじめに悪用されやすいことを銘記すべきです。

トリプレット反復病

DNAが持っている三連の塩基が長く繰り返されて起こる先天性の病気をトリプレット反復病といい、その中にはCAG反復病、CTG反復病、そのほかGAA反復病（フリードライヒ運動失調症）があります。

ＣＡＧの繰り返しが四番染色体に起こると優性遺伝するハンチントン病が起こり、ＣＡＧの繰り返しがＸ染色体に起こると劣性遺伝し、男性ホルモンであるテストステロン受容体と関連する球脊髄性筋萎縮症が起こります。

ＣＴＧ反復病では、骨格筋の収縮弛緩を調節するミオトニンという蛋白質の異常が起こり、筋緊張性ジストロフィーが発症します。一般の人ではこのＣＴＧ反復は五～三〇回にとどまりますが、筋緊張性ジストロフィーでは五〇～二〇〇〇回に及びます。一世代進むたびにこの反復は長くなります。

これを「系代伸長」と名付け、反復が長くなると次世代はより早期に発症し、これを「表現促進現象 Anticipation 」と称しています。発症が早くなると思春期に至る前に患者さんは亡くなられるので、ＤＮＡのＣＴＧ反復の次世代への受け継ぎは無くなります。このようにＣＴＧ反復病は、老化が不利な遺伝子が蓄積して起こる現象の一つの例として理解していただけると思います。

ＣＴＧ反復病の患者さんは系代伸長と表現促進現象のため人数が少なく、治療の研究がなかなか進みません。この難点を克服すべく、京都大学の山中伸弥教授が開発したiPS細胞（人工多能性幹細胞 induced pluripotent stem cell ）の応用として、患者さんの細胞から培養iPS細胞ラインを作り、その細胞に対しての治療を開発する疾患特異的iPS細胞研究が進行中です。

生殖と自己の保存とのトレードオフにあずかる性ホルモン

遺伝子発現の多面性、つまり同一の情報でも周囲の環境によってその情報のもたらす効果は違ってくる現象は、ホルモンの中でも、特に性ホルモンにおいて著明にみられます。性ホルモンは進化の歴史では非常に古い存在で、コレステロールを核としているのでステロイドホルモンと称しています。このステロイドホルモンは植物から非脊椎動物、脊椎動物に至るまで共通して存在しています。

この場合、ステロイドホルモンの効果は、生物の大きさや代謝速度に左右されます。小さいマカクサルでは、短期間の絶食で性ホルモンの分泌を促進するホルモンであるゴナドトロピンの完全な抑制が起こりますが、サイズの大きいヒトでは、長期間断食してもゴナドトロピンを下げる効果はわずかしかみられません。身体が小さく代謝速度の非常に速い動物では、身体が大きく代謝速度が遅い動物よりも、性ホルモンの影響ははなはだ強烈で、例えば鮭のように産卵後力尽きて急死する現象としてみられます。

このように生殖にかける投資は、一面自身の犠牲を招く可能性があり、生殖は子孫の確保と自己保存の両者のバランスの上に成り立っています。これを〝生殖と自己の保存との間に生じるトレードオフ・資源配分の最適化〟と称します。

この資源配分の振り分けは性ホルモンが担っています。鮭が雌雄とも産卵を終えるとすぐ死んでしまうのは、性ホルモンが資源をほとんど全部生殖に振り向けさせ、生殖後の個体には資源を割かないよう仕向けるためです。

小型の哺乳類で、大型の捕食者に捕食されるフクロネズミの一種、アンテキヌスの雄は生殖後まもなく死にます。雄は二週間の生殖期間中にテストステロンという男性ホルモンが八倍以上に増え、前立腺の大きさは五〇倍以上に、糖代謝に関係するグルココルチコイドというステロイドホルモンも一〇倍にはね上がります。テストステロン、グルココルチコイドともに免疫を抑制するので、生殖後に免疫能が破綻して死にます。一方同じアンテキヌスでも雌のほうは、卵を産みっぱなしの鮭とは違って、子どもの授乳や保護の役割があり、自殺的生殖活動はせず、次の生殖時期まで生き延びるものがあります。

テストステロンは、睾丸や前立腺の発達に欠かせぬほか、骨格筋や骨の量を増やします。骨格筋の増強は、トドやライオンにみられるように雄同士の競争に勝って強者となり、雌の群れを独占して自らの子孫を増やすための投資と考えられます。しかしテストステロンは自分自身には免疫能を弱め、寿命が短くなるようにはたらきます。

ヒトでもジンギスカンが制覇したモンゴル帝国の領土だった土地に暮らす男性のＹ染色体を調べると、実に八％がジンギスカンのＹ染色体由来です。できるだけたくさんの子どもの父親になろうとするのはチンギス一族の考え抜いた戦略だったようです。筋力つまり力が強いことも欠かせませんが、統率力や組織力が大事なことはライオンでも観察されていて、新しい候補者は前任者より筋力、統率力、組織力、つまり脳の総合力で優れていなければ勝てないことが観察されています。

一方、脂肪組織は飢餓に対する備蓄であり、感染防御としての免疫と関係し、もっぱら自己保存的です。脂肪細胞から分泌され、視床下部にはたらいて食欲を抑制するレプチンというホルモンは、同時にテストステロンの分泌を抑制し、免疫能を高めます。レプチンは体脂肪量と免疫の水準を反映し、自己への資源振り分けの程度を表す指標になります（表2―3）。

女性ホルモンは免疫増強作用があり、自身の保存への投資ととらえられます。その上、女性ホルモンは本来の卵巣機能、自身への投資、子どもへ授乳という形での投資の調節、現在と将来の生殖活動の時間的配分も行っています。男性においても女性ホルモンは、脂肪細胞蓄積とテストステロン抑制作用を通じて、自己投資ととらえられ、寿命延長作用があります。

ヒトでは、性ホルモンは生殖に向けて変動し、高低はあるものの一生分泌され続けます。人種によって性ホルモンの経年的分泌パターンは異なり、生殖器官に生じるがん、つまり乳がん、卵巣がんや前立腺がんの発生頻度に差を生じ、人種別の寿命の差をもたらします。

表２－３　性ホルモンの生殖と自身への資源の配分 (Bribiescas RG, Ellison PT.)

男性

ホルモン	生殖に関連するはたらき	自身の生存への影響
テストステロン	骨格筋増強	免疫能低下、脂肪減少
エストロジェン	骨格筋減少	免疫能増強、脂肪増加
レプチン	骨格筋減少	免疫能増強、脂肪維持

女性

ホルモン	生殖へのはたらき	将来の生殖への影響	自身への影響
プロゲステロン	妊娠の継続	卵巣抑制	免疫増強
エストロジェン	卵巣機能維持	卵巣抑制	免疫増強
	子宮内膜維持	自己免疫疾患増加？	
プロラクチン	乳汁分泌	卵巣抑制	

テストステロンは睾丸や前立腺の発達を促し、骨や骨格筋を増強するようにはたらく。しかし自身の生存には免疫力を弱め寿命が短くなるようにはたらく。男性にも存在する女性ホルモン、エストロジェンは骨格筋を減少させるようにはたらき、免疫力を増強し、脂肪を増加させ、自身の生存を図る。脂肪細胞から分泌されるレプチンはエストロジェンと同じ方向にはたらく。女性ホルモン、プロゲステロンもエストロジェンと同じく免疫増強作用があり、自身の保存への投資ととらえられる。その上、女性ホルモンは本来の卵巣機能を維持し、投資の調節、現在と将来の生殖活動の時間的配分も調節している。プロラクチンは母乳の分泌を促し、その間卵巣を抑制して次の妊娠が起こらないように生殖の調節をする。

老化の進化説がもたらす予測と実際の老化現象

今まで述べてきた老化の進化説を、遺伝子のはたらきを入れ、あらためてまとめてみると次のようになります。

老化の進化とは、〝生殖と自身への資源の配分を行う性ホルモンの影響〟を受けながら、〝生殖後〟は〝自然選択圧が弱まる〟ため、〝遺伝子制御も弱まり〟〝物質の勝手な振る舞い〟があらわになり〝生き物のはたらきの低下〟として〝老化が普遍化〟したというものです。

日本老年学・老年医学の開祖、尼子富士郎先生は晩年すべての生き物の老化について共通するものを追い求められました。天下周知の世界の説明や予測のために、それとは違った世界を参照枠として持ち出すのは学問の世界では常道です。私自身が老年医学に専念するようになって得た結論も、ヒトの老化を研究するだけでは不十分で、他の生物との比較においてヒトの老化をとらえれば、より深く老化を把握し、説得力のある答えを出すことができるというものです。

老化の進化説は以下のようなヒトを含む生物の老化現象の特徴を予測し、そこに挙げた実際にみられる老化現象によく合います。これを〝系統発生と個体発生に共通した老化現象〟と称しています。

(1) 親子関係があるところにしか老化はみられない

老化は有性生殖の生き物にしかみられず、大腸菌など単細胞生物は老化しません。単細胞生物は自分自身が細胞分裂して自分自身の複写を作り増殖します。つまり単細胞生物は自分自身が生殖細胞で老化しないのです。

⑵老化は生殖が始まる時期から起こる

ヒトの諸臓器の生理的機能は思春期以降、加齢にしたがって下降がみられます。はたらきの低下のもう一つの指標、死亡率の増加は思春期から始まります。思春期に急死したヒトの病理解剖では動脈硬化の始まりがみられます。

⑶生殖が一回だけでなく複数回にわたって起こる種や、時間とともにだんだんさかんになる種では老化は遅くなる

生殖が一回きりの種では鮭や雄のアンテキヌスのように、生殖後通常の老化とは思えないぐらい急速な死が起こります。一方数回にわたって生殖が起こる種では老化がゆっくりとなり寿命が延びます。一生が短くて寿命の実験が可能なショウジョウバエでは産卵率が加齢でだんだん増える雌を作ると老化の速度は遅くなり、寿命が延びます。

⑷野生で自然選択圧（捕食圧）が強い環境では老化動物の存在は稀である

アフリカの自然保護区など野生が保たれている自然では、衰弱した動物は食べられてしまうか、感染症にかかって死んでしまいます。

⑸自然選択圧が何らかの理由で少ない種では老化はゆっくり起こる

空間を飛び回って捕食されにくい鳥類は長生きです。一方、飛べない鳥類はそうではありません。一般に大きい動物ほど代謝速度が遅く、寿命は長くなるので、動物の寿命を比べるときは同じサイズ同士で比べることになっています。実際、飛ぶ能力の乏しいウズラ、ニワトリ、ライチョウ、シチメンチョウ、キジは同サイズの飛べる鳥と比べると、より短命です。

大型で捕食されにくいゾウやクジラ、硬い甲羅やトゲで防御しているカメやハリモグラ、ヤマアラシも長生きです。共同生活を営み生き物同士で保護しあっているコウモリ、ヒトは長生きです。

ヒトの祖母を含む、哺乳類の親による子育ては自然選択圧を軽減し長寿化を促します。ペットや家畜、動物園に飼われている動物は捕食圧から逃れているので老化現象が現れ、ヒトの老年病に相当する白内障、動脈硬化、がんがみられます。これになぞらえて自らの保護が極度に行きわたっているヒトを自己家畜化の産物ととらえてもいいのです。

狭く小さい孤島では餌になる動物が少ないので、フクロウ、コヨーテ、オオカミなどの捕食者が生きていけないことが生態学者の間では知られています。このため小さい孤島に棲むフクロネズミは捕食を受けず、大陸に棲んでいて捕食を受ける同じフクロネズミより長生きになります。長寿のフクロネズミの腱にあるコラーゲンという線維性蛋白質を調べてみると、大陸に棲むフクロネズミに比べて加齢に伴う線維間の結合の増加に基づく弾力性の劣化がゆっくり起こり、老化速度が遅くなっています。

この場合、捕食を受けないため寿命の延長が起こるだけなく、世代を経る間に蛋白質の代謝も老化がゆっくりとなる変化が起こるのです。ヒトが長寿になったのも、このような機序がはたらき、数多くの老化しにくい蛋白質を獲得してきたため、と考えられます。

⑹同じ種の中で競争に晒される性は老化が早く寿命が短い

雄は、一般に雌より競争に晒され、筋骨格系、自律神経やホルモンが闘争向けにできていて短命です。テストステロンは前述のように筋肉増強作用がありますが、免疫を抑制し、短命を招き、前立腺がんを起こりやすくします。雄のモルモットを去勢すると免疫力が高まり長生きになります。

宦官、つまり去勢術を受けた男性の役人が長生きかどうかはまとまった報告がないようです。司馬遷は、李陵という武将の功績を評価し、敵に投降した彼をただ一人弁護した罪を科せられ、武帝から死刑か不名誉で死亡率の高い去勢術の刑かの選択を迫られた時、史記を完成するため後者を選択します。司馬遷は紀元前という当時では高齢の六五歳で没しています。

米国カンサス州のある精神遅滞者収容所では、行動に問題のある収容者に去勢術が行われていたことがありました。一九六九年の調査報告では、去勢術を受けた約三〇〇人の男性は、受けなかった約七〇〇人の精神遅滞者より平均して一四年も長生きでした。また去勢術を受けた年齢が若いほどその効果は著明で、余命は長かったのです。

歴史人口学が対象とする時代を除いて、公式の世界の寿命統計をみますと、どこの国でも女性のほうが平均寿命は長くなっています。日本の寿命統計でも肺結核が蔓延した時代を除いて、女性のほうが長寿命です。

女性が長寿命であるのはエストロジェンのはたらき以外に性染色体がXXでDNAが男性よりも多く、免疫力が強いためともいわれます。一方、免疫が強い代わりに自己免疫疾患といわれる関節リウマチや膠原病など、免疫系が自身の組織を攻撃して起こる病気は女性のほうが多いという負の現象が認められます。

(7)生殖が突然止まる（閉経）とその後は自然選択圧がはたらきにくく、老化はゆっくり進行する

閉経の機序やその意味については後述します。

(8)老化は一部の器官に起こるのではなく多数の器官に起こる

遺伝子制御の低下は全身に起こり、その結果、年をとるにつれて各臓器のはたらきの低下が全部に並行して起こります。臨床的には高齢者では複数の病気が並行して起こり、これを〝多病〟と称しています。また普遍的に臓器のはたらきの低下が進む結果、死は避けられない運命となります。要するに生殖という現象は、その後必然的に遺伝子制御の低下から機能の低下・老化を招き、死は不可避の運命であることを意味します。

分子進化学

遺伝情報を担うＤＮＡは、進化の情報が詰まった分子化石です。そこに残された変異の痕跡から、三五億年にわたる生物進化の歴史を読み取り、進化の仕組みと道筋を明らかにしようとするのが分子進化学です。分子進化学は化石を基とした古生物学と並んで生物進化の歴史をひもとく手法になりました。その手法はヒトの起源の考古学的年代や地域を推定するほどまでに進歩しました。分子進化学の知見は老化を考える上で参考になるので紹介しましょう。

ＤＮＡに刻まれたＡＴＧＣ、アデニン・チミン・グアニン・シトシンの塩基配列、言い換えればアミノ酸を決めるコード・符号体系を調べることにより、いろいろな進化に関する歴史がわかってきました。遺伝子はこのＤＮＡの塩基配列のセットにほかなりません。

あるアミノ酸を決めているコードをコドンといい、各アミノ酸に対応するコドンの表をコドン表といっています。コドン表では、ＡＴＧＣのうちの〝三つ〟の塩基の順列を使って〝二〇〟種類のアミノ酸を決めています。ＡＴＧＣの順列は、二組の場合、四×四＝一六通りで、二〇種類のアミノ酸を決めるには不足しています。その代わり三組ですと、四×四×四＝六四通りでき、二〇種類のアミノ酸には多すぎ、この結果、かなりの数のアミノ酸は、重複するＡＴＧＣの順列、つまり重複するコドンを持っています。実は進化の過程で、最初は二組のコードによる一六種類のアミノ酸でまかなっていたのが、二〇種類を必要とするようになり、現在の三組・六四通りのコドン表を利用するように進化したと考えられています。その根拠は、現在のコドン表では、最初の二つのコドンが決定的で、三番目のコドンはどの塩基でも問題にならない場合が多くみられるからです。かくして複数の異なったコドンから同一のアミノ酸が決定される場合、ATGCのうちの一つが変わってもアミノ酸は変わらないことがあり、これを〝塩基が変わってもアミノ酸は変わらない〟ので〝同義置換〟と称します。反対に〝塩基が一つ変わるとアミノ酸が変わる〟場合を〝非同義置換〟といっています。

蛋白質の成り立ち

われわれの身体の大部分を構成する蛋白質はアミノ酸が連鎖したひものような分子で、そのひもは折りたたまれて、各蛋白質固有の立体的な形になります。蛋白質の酵素活性を示す部分のアミノ酸は、酵素作用に適した特有の組み合わせと立体構造を示します。細胞膜を貫通し、内外の情報伝達にあずかる蛋白質は一般に外側は水に親和性がある親水性アミノ酸、内側は水にはなじまない疎水性アミノ酸で構成されています。蛋白質は出来上がった後もメチル基、アセチル基が付け加わったり、リン酸や糖がくっついたり、蛋白質が特定の部位で切断を受けたりして活性化します。

蛋白質が持つ特有のドメイン

蛋白質の酵素活性や受容体のはたらきをする部分のアミノ酸配列と構造をドメインと呼んでいます。ドメインは蛋白質全体とは別に独立して進化してきました。蛋白質は一般に複数のドメインを持っており、分子進化ではドメインを単位として起こることが多く、同じドメインが異なる蛋白質にしばしばみられます。遺伝子工学では元来は独立性があって安定しているドメインをいろいろなはたらきを併せ持つキメラ（異なる由来のドメインを複数持つ）蛋白の合成に利用しています。

ドメインは、単純に長くつながることでウイルス分子になったり、収縮弛緩をする筋線維になったり、他の遺伝子発現を制御する蛋白質になったりします。ドメインの立体構造も周囲に水がある場合は、水に親和性のあるアミノ酸が外側に、疎水性アミノ酸が内側に来て安定化します。内側のアミノ酸残基は立体構造の維持に大切なので進化で置換が起こりにくく、外側はその反対です。このような簡単なアミノ酸の配置にしても一定の秩序が守られる、つまりエントロピーの低下がみられます。

蛋白質が新しいはたらきを獲得するとき、自然選択圧の下でこの複数のドメイン（マルチドメイン）を持つ蛋白が生じてきたと考えられています。この場合、後に述べる機能的制約がいっそう高くかかるため、マルチドメインの蛋白質の立体構造はエントロピーが低くなる、つまり秩序

表2－4　DNAの内訳とそれらの割合

エキソン	蛋白質の構造を決める遺伝子および転写因子などの制御遺伝子	1.5%
イントロン	エキソンの間にあるDNA	30%
tRNA・リボゾームの遺伝子		約20%
レトロポゾン・トランスポゾン		約50%

エキソン、イントロン、tRNA、リボゾームまでの約半分のDNAは、遺伝子の設計図と、それを基に作られる蛋白質の製造過程にあてられている。

DNA上で転移するトランスポゾン（動く遺伝子、跳躍遺伝子）とレトロポゾンは総DNAの残り半分を占める。

レトロポゾンは通常とは逆にRNAからDNAを転写する酵素（逆転写酵素）をコードし、老化やがんに関係の深いテロメラーゼと進化上近い関係にある。


の維持がより欠かせない方向に起こっています。

DNAに存在する遺伝子――DNAから蛋白質を合成する手順

ＤＮＡに刻まれたＡＴＧＣの塩基配列、言い換えればアミノ酸を決めているコドンを調べることにより、いろいろな進化に関する歴史がわかってきました。遺伝子はこのＤＮＡの塩基配列のセットにほかなりません。実はＤＮＡの中で身体の構造を決める遺伝子の部分は一・五％ぐらいしかありません（表2―4）。ＤＮＡの中でメッセンジャーＲＮＡを直接決めているＤＮＡのセットは〝エキソン〟と呼ばれています。エキソンは通常ＤＮＡの中でとびとびに存在し、その間は〝イントロン〟という遺伝子にならないＤＮＡが内挿されています。

最初、ＤＮＡ・デオキシリボ核酸は〝転写〟（図２―６）を受けると、その塩基配列が鏡像になったＲＮＡ・リボ核酸を生じます。この段階のＲＮＡにはＤＮＡのエキソンとイントロンの両方から由来する塩基配列が含まれています。ここからイントロンが削除され（スプライシングと称しています）エキソンのみから由来する〝メッセンジャーＲＮＡ〟を生じます。

このメッセンジャーＲＮＡは、コドン表にしたがってアミノ酸を直接決める塩基配列のみで構成され、つまりアミノ酸配列を直接決める鋳型相当になります。次にＤＮＡの別の部分を起源とする（表２―４）、トランスファーＲＮＡ・transfer ＲＮＡ・ｔＲＮＡ（ＲＮＡだが、輸送のはたらきをする蛋白質に相当）は、特定のアミノ酸（二〇種類になります）を結合し、メッセンジャーＲＮＡのそばまで運びます。さらに、ＤＮＡの別の部分を起源とするリボゾームというＲＮＡ・蛋白質複合体が、メッセンジャーＲＮＡにとりつき、そこに書かれたコドン表にしたがい、ｔＲＮＡが運んできたアミノ酸を次々とつなげていって、蛋白質が出来上がります。これが〝翻訳〟です（図２―６）。

イントロンは量にしてエキソンの約二〇倍に相当します。イントロンとエキソンだけでは総ＤＮＡの三十数％にしかならない勘定ですが、さらにｔＲＮＡとリボゾームの遺伝子が総ＤＮＡの二〇％にあたり、合わせてＤＮＡの約半分を占めています（表２―４）。

転写因子

転写因子は、ＤＮＡの特定のＡＴＧＣ塩基の組み合わせに結合し、遺伝子情報の読み出しの開始を指図する役目の蛋白質です。転写因子はすべての生物に共通して存在します。転写因子自体の遺伝子は、全遺伝子のおよそ一〇％に相当し、ヒト蛋白質の中では最も大きなファミリーになります。ヒトの発生成長においては、およそ二〇〇〇個の転写因子が関わり、山中伸弥教授の人工多能性幹細胞（iPS細胞）では四個の転写因子が利用されています。転写因子は、結合する部位のＤＮＡの下流あるいは上流のＤＮＡに由来する蛋白質の供給量を、必要とされる蛋白質の活性に応じて制御しています。転写因子は単独にはたらくこともありますが、多くは複数の転写因子や補助としてはたらく蛋白質との組み合わせで微妙に制御を行っています。

転写因子の主なはたらきは、発生成長に始まり、がん抑制遺伝子やがん遺伝子による細胞周期の制御、ホルモンを含む細胞間信号伝達、免疫など多岐に及びます。病気における転写因子の関わりも研究されていて、転写因子を目標としたがんの治療薬も用いられています。

ＫＬＦｓ転写因子

転写因子の中にはクルッペル様因子・ＫＬＦｓと呼ばれる、ＤＮＡのＣＡＣＣＣの組み合わせやＧＣの組み合わせにはまり込んで転写する因子があります。ＧＣの組み合わせは進化の過程で変異が起こりやすい部位として知られ、ＫＬＦｓ転写因子のはたらきが多岐にわたることと関係があると思われます。ＫＬＦｓ転写因子は現在一七種が判明しており、ＤＮＡ上に広く分布し、その制御を受ける〝下流の遺伝子〟は次のように多くの臓器とそのはたらきに関わることがわかりました。それらは血球産生、心室のリモデリング、脂肪代謝、胚性幹細胞の維持、細胞増殖、がん、iPS細胞、血管内皮細胞・骨格筋・平滑筋の発生、糖代謝、大食細胞（マクロファージ）の活性化、腸や眼球結膜の杯細胞の発生、網膜細胞の再生、肺の発生などです。当然病気とも密接に関係し、各専門分野において治療に役立つことが期待されています。

マイクロＲＮＡ

そのほか、ＤＮＡではなく、蛋白質への翻訳はされないが、長さ二〇～二五塩基ほどの一本鎖ＲＮＡがイントロンから合成され、他の遺伝子の発現を調節することがわかり、これはマイクロＲＮＡといっています。マイクロＲＮＡはパリンドロームといわれる左右半分同士がお互いに補いあう配列をとり、ヘアピンループ構造をとりやすく、ＤＮＡの末端にくっついて遺伝子発現の抑制をします。なおＤＮＡの二重螺旋はほとんど完全な左右均整の維持を強要しますから、ＤＮＡ自体がパリンドロームである小塩基配列の集団といって差し支えないのです。パリンドロームは言語や音楽にも認められ、例えば「たけやぶやけた」とか蟹行カノン[3]、ハイドンの第四七番シンフォニー「パリンドローム」の第三楽章がその例です。

「間」として重要なイントロン

情報理論ではイントロンのような冗長なものが挟まっていたほうが、正確な情報を伝達できるとされています。ある情報を人から人へ伝える場合、単語の羅列よりも助詞、接続詞などが入った文章のほうが、情報が正確に伝わります。会話では間違いが起きても文脈から間違いを認識して誰でも無意識に補正しています。文章では単語相互の間には助詞、接続詞が入るとかなりの制約が生じ、不明確な言葉を推定しやすくなるので、こうした補正が可能になります。

また音楽において、間が非常に大切であるのは、情報を発信する役と受信する役、つまり演奏家、演奏家同士、聴衆の感性が共通しているためです。基本的な要素つまりエキソンや音符、物が連結される場合、その〝間〟つまりイントロンや休止、空間が重要だという考えは分子生物学ばかりでなく音楽、絵画、バレエなど情報性を共有する芸術にも共通しています。

残された映像によれば、ユニークで情熱的・貴族的な演奏スタイルで知られるエフゲニー・ムラヴィンスキーは、顔つきに劣らず厳格な間の一定なテンポを刻み、曲想が変わるところでは表情を緩め、大事な宝物を包むような手の表情をもって間を変え新たな小節に入っていきます。これは楽員にたいへんな緊張と期待感をもたらし、演奏をいきいきしたものにしています。パブロ・

ピカソは、世界を驚かせたモノクローム画、キュービズム、セラミックスすべての時期の作品を通じて物と物の間の微妙な〝空間〟が大切と言っています。バレエでは踊り手の動き・静止・息遣いに応じた微妙な間が効果を挙げる上でも必要なことは指揮者やコレペティートル（歌手や踊り手に稽古をつけるピアニスト）はよく心得ています。

ヒトのＤＮＡは既に解読され、約二万三〇〇〇個の遺伝子が存在することが確定しています。ヒト遺伝子がどのＤＮＡの部分から由来しているか、同じ遺伝子をもたらすＤＮＡを他の動物のものと比べたり、同じ遺伝子の臓器別、細胞別の進化速度の違い、遺伝子由来の蛋白質のはたらきなどから、遺伝子進化の痕跡を調べることができます。

ブラウン運動とランダムウオーク

遺伝情報の伝達はエラーが生じると、どんどん情報が劣化し、子孫に正常でない情報が伝わるばかりでなく、個体の維持にも差し支えます。水中に浮かぶ巨大分子・蛋白質は絶えず拡散する水分子の衝突を受け、ランダムな動きを示し、これはブラウン運動と呼ばれています。蛋白質のはたらきはこうした自身のブラウン運動があっても成就する、というより生体における酵素作用を受ける基質と酵素の関係、ホルモンとその受容体の関係、筋肉の収縮弛緩などは、むしろ〝ブラウン運動を前提として〟反応が進行します。

筋肉の収縮は並行して隣接するアクチンとミオシンという分子が連鎖した線維状蛋白質の相互作用で生じます。ミオシンは先端が二本の頭に分かれ、この頭部がブラウン運動をしながらアクチンにぶつかって結合し、この結合はＡＴＰ（アデノシン三リン酸）により解かれます。最初の結合が収縮力を生じ、ミオシン頭部のブラウン運動のおかげでアクチンとの会合が成就されます。亡くなった人には死後硬直が起こります。これはミオシンとアクチンが結合して筋肉が収縮するものの、ＡＴＰが供給されず、しばらく収縮が持続するために生じます。その後ミオシン・アクチンとも変性して筋肉は弛緩します。弁慶の立ち往生は激しい筋肉の活動の急停止により死後硬直が直ちに強く起こったものです。

ブラウン運動の理論は生命現象に限らず、もともと記載された物理現象、それに経済・社会・宇宙での現象にも応用され、またこの本の主題の体内エコロジーの中にも出てくるのでその由来をお話ししておきます。

ブラウン運動は一八二七年植物学者ロバート・ブラウンが花粉から放出された微粒子が水面上をランダムに動くありさまを描写したことから彼の名が付けられています（図２―11）。

アインシュタインは一九〇五年にブラウン運動をする粒子の動き方について拡散方程式を立て、拡散係数Ｄと実験で得たデータから水分子のサイズ、一モル中の水分子数、その質量を予測しました。このブラウン運動の論文、同年発表された特殊相対性理論および光電効果を加えた三つの

図２－11　二次元ランダムウオークの方程式にしたがって移動（拡散）する微粒子の軌跡

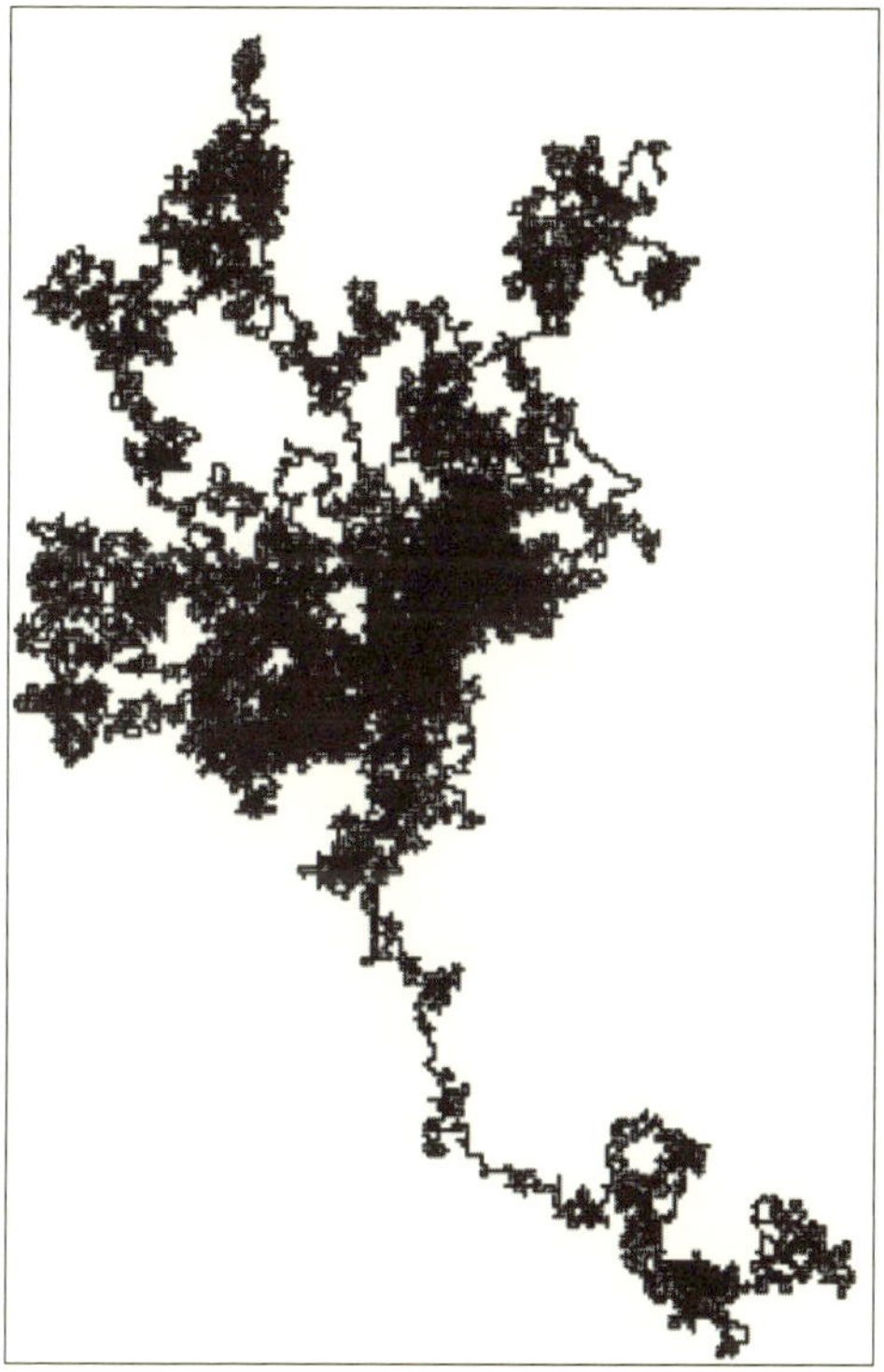

論文を記念して、物理学では一九〇五年を〝奇跡の年〟と呼ぶようになりました。実は特殊相対性理論は博士論文として提出されたのですが、当時の審査にあたる大学当局者には難しすぎ、アインシュタインは代わりにこのブラウン運動の論文を提出したのです。そのこともあって数学者や物理学者の間にはこのブラウン運動の論文はたいへんよく知られています。一九〇五年から一〇〇年経った二〇〇五年には国際物理年として世界中で〝奇跡の年〟の記念行事が行われました。

その後ブラウン運動のようにある物体が次々と確率的に移動する現象は、統計学者カール・ピアソンにより〝ランダムウオーク〟と名付けられます。ランダムウオークモデルは確率事象を記述する基礎的な数式として物理学に始まり、生物学はもちろん、経済の世界では株価の予想に至るまで広く用いられています。なお、世界同時不況を招いたリーマン・ショックは、目前の利益に目がくらんで不合理な行動をする人間自身の性質から起こっており、ランダムウオークモデルのせいではありません。ランダムウオークは、分子レベルの微小な世界だけでなく、宇宙の巨大なブラックホールでも周囲の星々から受ける重力により起こるとされています。

情報伝達の正確性の確保

物質の勝手な振る舞いにかかわらず遺伝情報が正確に伝わり、代謝が誤りなく行われるためには、情報伝達に誤りが少ないことが必要です。この誤りはＤＮＡ複製では一〇の七～八乗塩基あたり一個、転写では一〇の五乗塩基あたり一個、翻訳ではアミノ酸一〇の三～四乗個あたり一個の割合で生じ、遺伝情報伝達の始めほど誤りが少なくなっています。最初のＤＮＡ複製の誤りが著しく少ないわけは誤りを探知し、校正する酵素がはたらくためです。

複雑な生命を制御するには、情報伝達が発信元から受信先に他に漏れることなく正確に間違いなく届くことが必要です。これを〝特異性が高い〟と表現します。特異性は次の順番に高くなります。酵素とそのはたらきを受ける蛋白質、免疫を担う免疫グロブリンとその受容体、ホルモンやＬＤＬコレステロール（悪玉コレステロール）とその受容体、神経伝達物質とその受容体、神経伝導。治療薬はこれら情報伝達の各段階に〝特異的〟に限局して働かないと、その効果も薄まるし副作用も多くなります。

ＤＮＡ複製においていちばん誤りが生じやすいのは生殖に際し、ＤＮＡが染色体の減数分裂で二重螺旋がほどけて、一本鎖になったときです。このときに放射線の攻撃を受けると損傷を生じ、結果として突然変異が起こります。そのため、妊婦や子どもたちでは放射能の被曝を成人より少なくすることが求められます。

ＤＮＡ複製では誤りはいろいろな形で起こります。大体は本来のＤＮＡのはたらきが障害される方向に起こりますが、時として有利な変化が起こることがあります。進化の過程では、生殖に際して遺伝子にあたるＤＮＡが二重にでき、遺伝子が二つできることがあります。二つの遺伝子のうち一方は本来のはたらきをしているため、残りの方は機能的制約から自由になるので変異を起こしやすくなり、中には優れたはたらきを獲得するものがあり、これが「遺伝子重複による進化」です。

遺伝子重複による進化は、独創性豊かな進化生物学者大野乾が唱えた説です。遺伝子重複による進化が起こらない場合、片方の遺伝子がはたらきを持たないまま放置されると、どんどん変異が生じてはたらきのないDNAとして残ることがあります。これを「偽遺伝子」といっています。DNAを調べてみるとこの遺伝子重複で、優れたはたらきの遺伝子が生じて生き物は進化し、一方偽遺伝子が残されてきたのではないかと思えるふしがみられます。偽遺伝子は木村資生博士の有名な「分子進化の中立説」、つまり遺伝子変異は中立的で有利と不利の両方へ向けて起こり、目的性をもって起こっているのではないという説を証明する根拠になっています。もちろん遺伝子変異は自然選択の下で有利なものでないと生き残れません。また遺伝子重複はいいことばかりではありません。ダウン症では二一番染色体が二本の代わりに三本になっていて、トリソミーと呼ばれています。トリソミーでは遺伝子の過剰発現がみられ、異常な蛋白質蓄積が神経細胞に起こり、アルツハイマー病を早期に発症します。

分子時計

ある遺伝子のＤＮＡの塩基を異なる生物の間で調べますと塩基の入れ換わりが認められます。コドン表では、塩基が入れ換わっていても、同じアミノ酸になっている場合を〝同義置換〟といい、これに対して違うアミノ酸になっている場合は〝非同義置換〟と説明しました。例えばＧＣＵ、ＧＣＣ、ＧＣＡ、ＧＣＧはすべてアラニンを指定していますから、三番目の塩基が変わってもアミノ酸は同じアラニンになります。異なる生物の間にみられる非同義置換は同じ先祖から進化の過程でアミノ酸が入れ換わったことを示します。例えば赤血球に含まれ、酸素を運搬するヘモグロビンのアミノ酸では、ヒトとイヌの間では全体の一六％が違い、ヒトと鳥では二五％、魚とでは五三％が違い、遠縁にあたるほど非同義置換が多く起こっています。

一億年あたり一〇〇個のアミノ酸ないし塩基に起こる非同義置換数を「分子進化速度」といいます。分子進化は蛋白質によって異なりますが、その蛋白質については、一定の速度で進むことが認められています(表2―5)。このため進化において種が分岐した年代と特定の蛋白質の分子進化速度は比例するので、逆に分子進化速度から分岐年代を推定することができます。

分子進化速度は近似的には一定であることが多いのですが、突然変異率の変化や機能的制約の変化からその一定性が崩れることがあります。しかし統計学で用いられる最尤法では、進化速度の一定性を仮定しないでも、系統樹を信頼性をもって推定することができます。

表2－5　蛋白質における分子進化速度

ヒストン4	0.06
チトクローム	3
インスリン	4
トリプシノーゲン	5
ヘモグロビン	14

単位：非同義置換数 /100 アミノ酸 / 億年

蛋白質における分子進化速度

表2―5に示すように機能的制約（後述）の強弱により分子進化速度は異なりますが、各蛋白質については数字に示されるように一定です。強塩基性のヒストン4（コアヒストンの一つ）は強酸性のDNAと結合し安定化させる大事な役目、つまり機能的制約が高度にかかっているので分子進化が起こりにくく、桁違いに遅い速度になっています。

分子進化より推定したヒトの進化

ヒトの進化に関しては、ヒトと最も近縁でDNAが九九％同じチンパンジーの分子進化速度との比較から、両者の分岐はおよそ五〇〇万年前に起こったと推定されます。分岐がもっと新しいとする古生物学との論争になりましたが、分子進化の結論が正しい形で決着しました。

五〇〇万年前、ヒト系統は類人猿系統から分離すると、二足歩行を始め、二〇〇万年前のホモ・ハビリスの頭蓋骨の化石からは発語を司るブローカ野と言語中枢のウェルニッケ野の両言語野に相当する所見が認められ、ある程度言語が使われていたと思われます。六〇万年前からは脳が大きくなり、認知能力を発達させます。現代のヒトの脳は同サイズの他の哺乳類と比べるとほぼ六倍になります。

古い衣服に残されたヒトジラミDNAの研究からはヒトが衣服をまとうようになったのはおよそ七万二〇〇〇年前で、五万年前までには効率よく意思疎通ができる言語を獲得し、アフリカから出て放浪生活を始めます。今から一万五〇〇〇年ほど前に人間は中近東で社会的に変化し、定住共同体を作ります。狩猟採集民族は平等主義ですが、定住社会ではエリート層が出現して役割が専門化し、私有財産を持つようになり、余剰農産物を貯蔵し、交易もさかんになり、社会は複雑になります。

分子進化における〝機能的制約〟

酸素を運搬するはたらきを持つヘモグロビンは鉄を含み、酸素はこの鉄に結合して運搬されます。酸素運搬にあずかるドメインではヒスチジンというアミノ酸が鉄と結合しています。このヒスチジンが他のアミノ酸に置換されると鉄を結合できなくなり、酸素運搬の役目を果たせなくなります。このためヘモグロビンの分子進化ではヒスチジンは不変に保たれています。これを分子のはたらきの上でアミノ酸置換に制約がかかっている、〝機能的制約〟があるといっています。このような機能的制約は、ヘモグロビンにおいて鉄を結合するヒスチジンだけでなく、前に述べた蛋白質が持っている酵素活性や受容体のドメインや、蛋白質の立体構造を維持するドメインにも普遍的にみられます。

アミノ酸の置換速度をアミノ酸の分子の大きさ・電荷と対比すると、分子の大きさと電荷の似たもの同士の置換速度は速く、似ていないもの同士では遅くなっています。つまり進化において起こるアミノ酸置換はアミノ酸の物理化学的性質で規定されていることがわかります。

臓器によって異なる分子進化速度

キナーゼという酵素はATP（アデノシン三リン酸）のリン酸基を蛋白質にあるアミノ酸残基に移動させます。キナーゼがリン酸化するアミノ酸の九九％以上はセリン、スレオニンというアミノ酸です。しかし、〇・一％に満たないチロジンのリン酸化のほうが、生物学的には重要な役割を持つことが多いことが知られています。一方、免疫グロブリンという分子がはたらく場合、細胞膜にある免疫グロブリン受容体（受け皿）に結合し、情報が細胞内へ伝達されます。これら二つのドメイン、つまりチロジンキナーゼ活性を持つドメインと免疫グロブリン受容体ドメインを一つの蛋白質で備えている場合、これを「受容体型チロジンキナーゼ」といっています。この受容体型チロジンキナーゼは細胞膜を貫通して存在し、免疫グロブリンが外部にある受容体にくっつくことによってもたらされる情報を細胞内にリン酸化酵素活性化として伝えるはたらきを持っています。

受容体型チロジンキナーゼの免疫グロブリン受容体ドメインとチロジンキナーゼ活性ドメインの分子進化速度を調べると、互いに比例関係があり、一つの蛋白質にある二つの異なるドメインの進化はマッチした制御を受けながら進行していることがわかります。受容体型チロジンキナーゼはどの臓器にも分布しています。

臓器別に、この免疫グロブリン受容体ドメインとチロジンキナーゼ活性ドメイン双方の分子進化速度をみますと、中枢神経系ではいちばん遅く、他方免疫系ではいちばん速く、筋肉などの臓器ではその中間でした。同一の蛋白質だが臓器によって異なる分子進化速度が起こる現象を、分子進化の〝臓器の全体に対する役割〟からの機能的制約と表現しています。さらに神経系の中枢と末梢の両方に存在するニコチンアセチルコリン受容体ドメインは中枢で分子進化速度が遅く、末梢では速いことがわかりました。

まとめますと、遺伝子の分子進化速度は、その遺伝子情報にしたがって作られる蛋白質がはたらく〝局所〟の機能的制約を受け、一方臓器においては、中枢にあるものは進化が遅く、末梢にあるものは速く、〝臓器の全体に対する役割〟からの機能的制約を受けると結論できます。つまり中枢にあるものは保守的で変化することを好まず、一方末梢では中枢に比べると機能的制約が弱

表2－6　中枢と末梢の臓器の系統発生における分子進化の違いと老化

	中枢	末梢
臓器	脳・心	免疫・内分泌
機能的制約	高い	低い
分子進化	遅い	速い
傾向	保守的	進歩的
トレードオフ	起こりにくい	起こりやすい
老化	老化しにくい	老化しやすい

く、分子進化は速くて変化がしやすく、生物はこの原則にしたがって進化してきたといえます。

老化しにくい中枢——中枢保存的老化

ここで分子進化の速度と老化の進化におけるトレードオフ（資源配分の最適化）を併せて考えてみましょう。トレードオフは進化を通して進みますから、進化がしやすいものと、しにくいものを比べると進化の速い周辺の臓器や組織でトレードオフは起こりやすいと考えられます。事実、老化におけるトレードオフは、周辺において外界との情報交換や内部の情報伝達や防御にあたる組織、つまり「ホルモンや免疫系」で起こりやすいと考えられます。したがって、進化の速い臓器や組織では老化も速く起こると考えられます。一方、中枢ではすべてその逆になるので、老化は遅くなると考えられます。以上をまとめて〝中枢保存的老化〟と称します（表2—6）。

中枢保存的老化の例として、中枢神経系・脳の加齢に伴う重量の減少をみてみると、他の臓器に比べて心臓の次に少なく、脳は萎縮しにくい、つまり老化しにくい事実が認められます。また中枢神経系では老化は起こるとしても、それは神経細胞ではなく〝末梢神経〟や〝神経細胞を囲んで支持する役の周辺の細胞や組織〟で起こりやすいと考えられます。これは脳の老化を考える場合大切な意味を持つと考えられます。

これまで述べてきた、

①エントロピー増大（物質の勝手な振る舞い）
②自然選択圧
③遺伝子制御
④死亡率

の時間的関係をヒトの一生に当てはめると、図２―12のようになります。これらは老化学説、老化の進化説、遺伝子の多面発現性、自然選択は生殖後には遺伝子に対してははたらかない、とお話しした内容をまとめて図式化したものです。

受精卵が発生・成長し、思春期に至るまで次第に死亡率が下がるのは、中枢から末梢、上から下へ向けて、身体の成熟が進行し、秩序が高まる、つまりエントロピーが低下してゆくためです。機械の寿命曲線でいうと初期故障の減少に相当します。自然選択圧が最高にかかる思春期には、自

図2—12　ヒトの一生における、エントロピー（物質の勝手な振る舞い）、自然選択圧、遺伝子制御、死亡率の時間軸上の動向

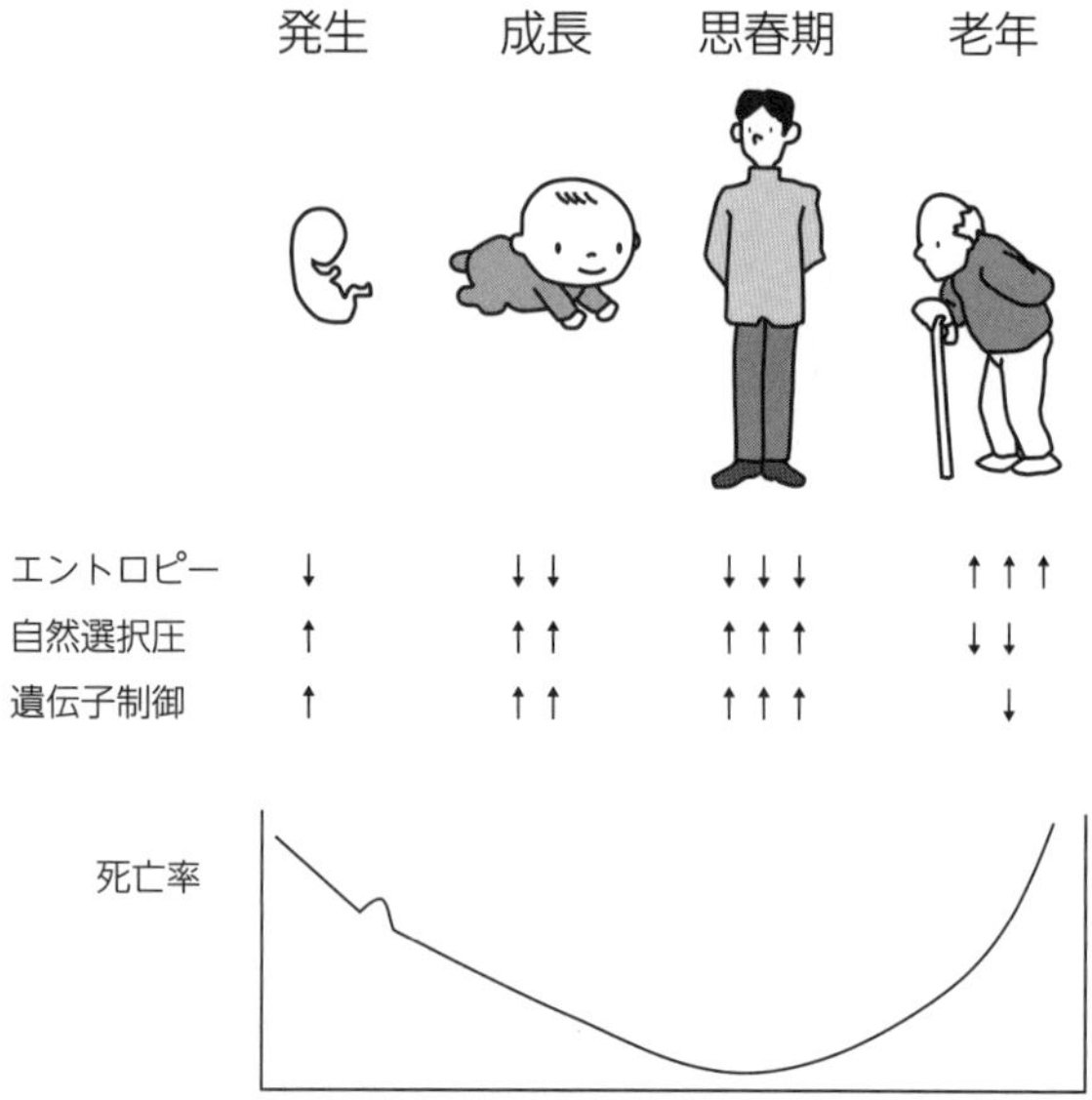

受精卵の発生過程で不具合が生じると流産になる。出産は胎児が狭い骨盤を通過し、母体の胎盤を通しての循環が止まり、自発呼吸が始まる激変期にあたり、死亡率は周産期に増加する。受精卵の発生から成長にかけては中枢から末梢に向かって成熟し、秩序が高まる、つまりエントロピーは低下する。後生殖期は自然選択が遺伝子にはたらかないため、遺伝子制御力が低下し、エントロピーは増大し老化、ひいては死に至る。

然選択に対抗する遺伝子の制御も最高に達し、身体能力は最高に、死亡率は最低になります。思春期以降は、それまでと逆の方向にすべてが動き、生理的なはたらきは低下し、つまり老化が起こり、死亡率が増加します。

■無痛性心筋梗塞と無痛性胆嚢炎

加齢による知覚低下は診療上問題になることがあります。高齢者では心筋梗塞や胆石症・胆嚢炎が起こっても、胸の痛みや腹痛を欠くことがあります。八〇歳代以降無痛性心筋梗塞は増えてゆきます。痛みがないからといって、心筋梗塞が重い病気であることに変わりはありません。痛みがなくても、嘔吐や吐き気はあるので、胃炎などと間違えることがしばしばあります。一方胆嚢炎や虫垂炎がひどく、腹膜炎まで起こしているのに全く自発痛がなく、触診しても痛みを訴えないことがあります。こういう場合は、医師がそのような病名を頭に入れているかどうかが大切です。

■地面に注意しながら歩こう

加齢による知覚の低下は脳から遠い下肢の末梢神経から起こります。下肢の関節の位置や曲がり加減を感知する能力および足底の触覚が低下するとともに、反射的に身体のバランスを保つはたらきも衰えてゆきます。例えば片脚で立ってズボンを履くとき、ぐらぐらしてバランスを保つ能力はてきめんに低下します（片脚立ち時間短縮）。加えて視力も加齢で低下し、地面の凹凸に気が付きにくくなります。いったんつまずくと、崩れた姿勢を復元する反射性能力と筋力も劣化しているため転倒して骨折する事故が多くなります。バスや電車の中では、つり革などにつかまりながら、あるいはバスが止まってから移動するようにします。慣れない場所を歩くときは、地面の凹凸に気を付け、つまずいたり、蓋の壊れている集水枡に落ちないようにしましょう。特に滅多に走ったことのない高齢者は電車などに乗ろうとして走ると転倒して胴体着陸するリスクがあります。

■筋トレ

高齢になるにつれ、骨格筋の減少、筋力の低下が起こり、鞄が重く感じたり、坂道や階段を上るのがおっくうになります。筋力の低下は、臓器の萎縮と並んで加齢現象の一つとして起こりますが、筋力を保つことは健康の保持に好影響を与えることに間違いなく、また努力次第で筋力を維持することができます。筋力を保つためには、筋肉トレーニングなどを併用し、歩行に努め、エスカレーターなどは使わず階段を上るようにし、筋肉を使うよう心がけます。骨格筋はまた蛋白質の貯蔵庫としてもはたらき、手術後など組織の補修でその場所の蛋白合成がさかんになる場合、骨格筋の蛋白質は分解されアミノ酸になって必要な組織へ動員されます。

高齢者に多い膝変形性関節症で膝に痛みが出るときなど、関節周囲の筋肉を強化することで関節の不具合を軽減できます。逆に筋力が落ちると関節ががたついて来るなど、骨格筋と関節は互いに密接な関係にあります。膝関節の場合、膝蓋骨に続く大腿四頭筋を増強するには、椅子に座って足を水平に伸ばし、なるたけ長い時間その位置を保ちます。これを等尺性負荷といい、膝関節に負担をかけず、しゃがんだり立ったりする等張（力）性負荷よりも効果的に大腿四頭筋を強化できます。慣れてきたら足先に〇・五～一・〇kgの重りをつけると、いっそう効果的です。

脳や脊髄の運動ニューロン（神経細胞）は、骨格筋と一体となって、発生成長します。運動ニューロンは、発生成長の途上、はたらきが不十分だとアポトーシス（細胞リサイクル）により、約半数が淘汰（選択）されます。この場合、脳由来の神経栄養因子と骨格筋由来の栄養因子が供給されていると淘汰をまぬがれます。脳由来神経栄養因子は脳の海馬と大脳皮質に高濃度に存在し、神経細胞が脱落するアルツハイマー認知症や筋萎縮性側索硬化症の治療手段としても研究されています。骨格筋由来の栄養因子は、骨格筋と運動ニューロンの間にあるシナプスを経て軸索輸送により神経細胞本体に届けられます。筋トレをすると、筋力増強だけでなく、運動ニューロンにこの骨格筋由来の栄養因子が供給され、運動神経の老化防止に役立つと考えられています。

男性ホルモン・テストステロンは筋肉増強剤としてよく知られていますが、脳由来神経栄養因子とともに、運動ニューロンを保護するようにはたらきます。テストステロンの服用は加齢による筋力低下の防止に役立ちそうですが、無差別の閉経期のホルモン置換療法が予想外の副作用を生んだように、一般に性ホルモンを軽々しくいじることは望ましくありません。

テストステロンは、性腺、骨格筋のほか、骨髄、毛嚢、前立腺、脳の発生成長に関わります。頭髪の脱落つまり禿頭症の治療薬として、テストステロン受容体に関係する薬があります。CAG反復病（DNAのシトシン、アデニン、グアニンという塩基配列が長く繰り返されている）のうち、X染色体にCAG反復が起こっている球脊髄性筋萎縮症（ジョン・F・ケネディ大統領がこの病気だったので、米国ではケネディ病ともいわれます）では、テストステロン受容体蛋白質やその遺伝子が異常に凝集してしまい、二次的に筋萎縮を来すと考えられており、テストステロン受容体を手がかりとした治療が研究されています。

---

(1)多数の粒子の力学的振る舞いから統計的法則を探求する分野。最大確率を与える分布関数などが導かれる。

(2)利害関係の必ずしも一致しない複数の集団の行動を対象とし、集団間の対立や協力を考慮しながら、集団のとるべき合理的な行動を決め、その結果を予測する。互いに相手に対して疑心暗鬼を生じて合理的行動ができないため、二人の囚人がそろって大損する「囚人のジレンマ」の教訓が有名。

(3)カノンの追唱が時間の前後を逆転されて歌われる場合、各旋律が左右行き違う様から「蟹行カノン」といわれる。蟹行カノンはバッハのゴールドベルグ変奏曲や、ベートーベンのハンマークラヴィーア・ソナタにみられる。

第3章

寿命に関わる遺伝子

寿命に関わる、というより寿命を決める遺伝子は、昔から老化の研究の目標として探し求められてきました。この概念は数ある老化説の中で、寿命はプログラムされているという説に該当します。秦の始皇帝が家来の徐福を蓬萊の国へ派遣し不老不死の仙薬を求めさせたように、この寿命を決める遺伝子が見つかれば、これを操作して不老不死の実現は無理としても、寿命の延長が可能ではないかというわけです。なるほど、種によってその寿命は千差万別ですから、そのような考えが生じるのも無理からぬことです。

しかし、そのような寿命を決める遺伝子は存在せず、寿命のアロメトリーや確率・統計的研究を含む老化研究の結果からいえることは、寿命に関係する遺伝子はありますが、それは生物の特徴である絶えざる改修作業、つまり代謝を安定させる作用が主な役目で、直接寿命を決めるのではなく、代謝を安定させることによる二次的産物であることがわかりました。

早老症から推定する寿命制御遺伝子数

早老症とは老化が早く進む先天性の病気のことです。一九七八年の時点でヒト遺伝子数はおよそ一〇万と推定されており、うち遺伝病二三三六の中で老化に関わるものはおよそ一六二（七％）個でした。現在のヒト遺伝子の数二万三〇〇〇に同じ割合を当てはめて老化に関係する遺伝子数を推定するとおよそ一六〇〇個になります。早老現象に関わるとして挙げられた遺伝子座のうち、特に一～一〇％の遺伝子座を、代表的な早老現象を呈することから、分節性早老症候群と名付けています。その内訳には、トリソミーのダウン症、ターナー症候群、クラインフェルター症候群の一群、古典的なウェルナー症候群とコケイン症候群、家族性リポジストロフィー、トリプレット反復病などが挙がっています。また早老現象に関連しては、発生・成長・老化を制御する遺伝子が決定力を持ちます。以上のことから、将来にかけて寿命を制御する新しい遺伝子がどんどん見つかる可能性は少ないと推定されます。

テロメア、ヘイフリック限界、細胞周期

真核生物ではＤＮＡが直線状になっていて、ＤＮＡは末端が露出しています。末端が露出してい

るとＤＮＡ修復機構がこれを誤認して細胞周期を停止させたり、染色体末端同士が接合し、ＤＮＡのはたらきに支障が出ます。テロメアという一種のＤＮＡは、ＤＮＡの末端にくっついてこれを保護し、ＤＮＡを安定させます。テロメアは一般にチミンＴとグアニンＧを多く含む繰り返し配列で、ヒトではＴＴＡＧＧＧの繰り返しから成り立っています。テロメアは細胞分裂の際、テロメラーゼという酵素で増やさないと短縮していきます。心臓と脳を除いた体細胞では細胞分裂が起こっているので、テロメアは一年あたり平均二〇～六〇塩基対ずつ短縮します。

身体の細胞は、卵巣・精巣つまり生殖細胞と、それ以外の細胞、つまり体細胞に分けられています。体細胞ではテロメラーゼは発現していないか弱い活性しか示しません。例外として体細胞のうちでも幹細胞という細胞分裂を繰り返して娘細胞を供給する細胞では発現がみられます。一方、卵巣や精巣など生殖細胞ではテロメラーゼが常に発現し、テロメアは短縮しません。なおミトコンドリアにあるＤＮＡ（第２章減数分裂参照）はバクテリアのＤＮＡと同じように環状になっていて、末端がなく、テロメアがありません。

生殖細胞は個体を超えて連綿と引き継がれていくものであり、ある意味で不死細胞ということができ、この性質にテロメラーゼが関わっています。またがん細胞ではテロメラーゼが大量に発現していて、がん細胞の無制限の増殖、不死化の原因の一つとされています。テロメラーゼは細胞周期（図３―１）のＳ期ＤＮＡ複製期にはたらきます。

図3－1　細胞周期

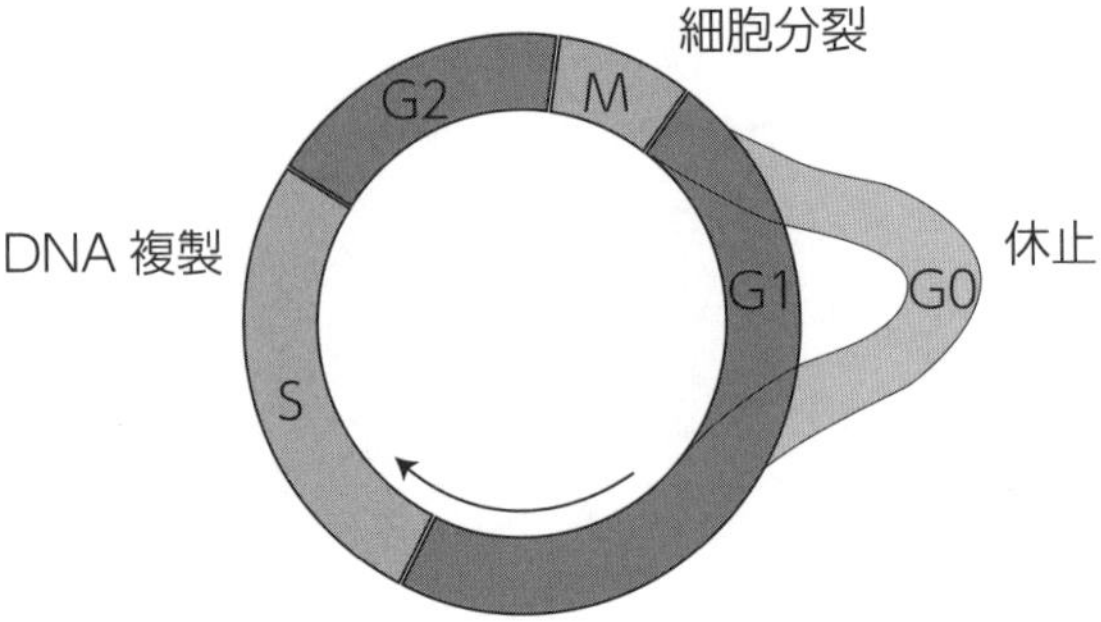

すべての細胞は細胞周期といわれる周期のどこかに存在する。細胞周期は4段階（G1：静止期、S：DNA 合成期、G2：細胞分裂前の静止期、M：細胞分裂期）に分けられ、細胞分裂をしない場合は G0 期にとどまる。細胞周期はサイクリン依存性キナーゼ（CDK）により制御される。CDK はがん抑制遺伝子である網膜芽細胞腫（RB）遺伝子をリン酸化し、その結果リン酸化された RB 遺伝子は転写因子の抑制をやめるためS期の DNA 複製が始まる。G2 期では CDK が DNA に結合しているヒストンをリン酸化するので DNA がフリーになり、M 期の細胞分裂へ進む。がんはこの細胞周期が止まらず、がん細胞が無制限に増えてしまう結果にほかならない。

個体の司令塔にあたる中枢は、自然選択圧が高くかかっていて、心筋細胞、神経細胞は発生・成長後は分裂しない、つまり増殖せず細胞周期でいうとG０休止期にとどまります。この休止期を超えて「細胞周期を回転させる」のが再生医療です。また細胞周期には転写因子やＤＮＡ複製にあずかるがん遺伝子、がん抑制遺伝子が関わっていて、再生医療ではがんを誘発したり良性腫瘍をつくったりする可能性を常に伴います。言い換えればG０休止期にとどまるのは「司令塔が変わられては困る」などそれなりの事情が内在しているからともいえます。

ヒトなど動物組織から取り出した初代培養細胞はテロメアが短縮していくため、分裂回数が制限されています。そのため一定数の分裂の後は細胞周期が停止し、それ以上は分裂できなくなります。この現象を複製の老化 replicative aging、細胞老化、またの名を発見者の名前をとって〝ヘイフリック限界〟といっています。ヒト培養線維芽細胞では培養皿に広がる回数にして一回分につきテロメアが三三～一二〇塩基対ずつ短縮します。加齢による細胞分裂回数の減少を表すヘイフリック限界は細胞を採取したヒトの年齢に逆比例し、高齢になると減少します。早老症の一つであるウェルナー症候群や、ドリー羊のような体細胞の核から作られたクローン動物ではテロメアが短縮していることから、ヘイフリック限界は〝個体の老化〟に関係するとみられています。

六〇種を超える哺乳類について調べたテロメアの長さから推定すると、先祖の哺乳類では二万塩基対以下とテロメアは短く、テロメアが延長しないよう抑制がかかっています。テロメアの長さは哺乳類では動物の最長寿命と逆比例し、テロメラーゼの発現の抑制がみられ、体のサイズと協調する進化がみられます。一般に体温が高いほどエントロピー増加に傾きやすく、突然変異が起こりやすくなりますが、哺乳類のような恒温動物ではこれをヘイフリック限界で回避していると解釈しています。

一方、身体が小さく寿命が短い動物では時に逆の現象として長いテロメアとテロメラーゼ発現がみられ、ヘイフリック限界を放棄して活性酸素による損傷に対して安全装置が外れて無防備になっていると解釈しています。事実小さいマウスを長期に飼育しますと、腎臓病やがんを生じて予想外に早く死んでしまいます。

■G0細胞周期にとどまり続ける細胞からがんはできない

がんや肉腫は、成長の後、一生G0期にとどまる神経細胞、心筋細胞からは生じません。頭蓋内には脳腫瘍ができますが、それは神経細胞を囲む結合組織のグリア細胞などから発生します。神経細胞に属する網膜細胞の再生医療では網膜芽細胞腫というがんが生じる可能性がありますが、それはちょうど網膜芽細胞腫が眼の発生成長時、つまり幼児期にできるのと同じことになります。また骨細胞は、成長後は細胞周期がゆっくりとなるので、成長期に発生する骨肉腫は大人では稀です。成人の骨の悪性腫瘍はほとんど他の組織のがんが転移したものです。

線虫における寿命遺伝子、ＩＧＦ１・ＤＡＦ・ＳＩＲ

線虫 C. elegans は栄養を十分に与えると幼虫から三日で性的に成熟し、その後三、四日で産卵を終え最後に老化現象が現れ、生涯の平均寿命は一二～一八日です。このように線虫は寿命が短く生殖、老化がはっきりしている上、全遺伝子が確定されており、体細胞も九五九個と限られているので老化研究には格好の動物です。この本で紹介した中枢、神経組織は老化しにくいという原則は線虫でもみられています。

インスリン様成長因子（ＩＧＦ１ insulin like growth factor 1）はインスリンとアミノ酸配列が非常に似ている蛋白質で、インスリンと同様に細胞周期の有糸分裂（Ｍ期）の誘導を起こします。ＩＧＦ１はＩＧＦ１受容体やＩＧＦ１結合蛋白に強く結合します。ＩＧＦ１は主に肝臓で成長ホルモンによる刺激で分泌され、ヒトのほとんどの細胞に影響を与え、インスリンに似た効果に加え、細胞の成長とＤＮＡ合成を調節します。ＩＧＦ１はＩＧＦ結合蛋白質を作る遺伝子族によって調節され、この遺伝子族はＩＧＦ１の半減期を延ばし、ＩＧＦ１の受容体への結合を妨害してＩＧＦ１作用抑制の両方に関わるとみられます。ＩＧＦ１が欠損した線虫やマウスでは寿命が延長します。食餌制限をしますと動物では飽食した動物に比べて寿命の延長が起こりますが、これはＩＧＦ１の系が抑制されて起こると考えられています。

ＤＡＦ２遺伝子は線虫のインスリンおよびＩＧＦ１受容体の遺伝子です。この変異は寿命を二倍にし、生殖、成長、老化、酸化ストレス耐容能、耐熱、低酸素耐性、細菌に対する抵抗力に関係しています。

サーチュイン遺伝子族（ＳＩＲ　silent information regulator）は、カロリー制限が老化を遅らせる機序を解明する過程で発見されました。サーチュインは、補酵素ＮＡＤ（nicotine-adenine-dinucleotide）を加水分解するとともに、アセチル化されたヒストンを脱アセチル化し、その結果、ヒストンはＤＮＡと結合するので、ＤＮＡは転写されなくなります。ＮＡＤは細胞内のエネルギー量を反映しているので、サーチュインは細胞内エネルギー量を感知し転写抑制のはたらきを通じ、さらにインスリン・ＩＧＦ１・信号伝達系を通じて食餌制限の延命効果に関わるとみられています。サーチュイン遺伝子族を活性化する物質としては赤ワインに含まれる植物性ポリフェノールが挙げられています。またサーチュインを増やして老化を遅らせる薬も現在開発途上にあります。

クロト遺伝子

クロト遺伝子は、ヒト老化に相当する短寿命、生殖障害、動脈硬化、皮膚の萎縮、骨粗しょう症、肺気腫を呈するマウスにおいて、これら加齢現象を抑制することで発見されました。クロトKlothoという名前はギリシャの生命のひもを紡ぐ女神の名に倣って命名したものです。クロト遺伝子の発現は、腎臓と脳にみられ、他の臓器では弱い発現です。腎臓では遠位尿細管、脳では脳脊髄液を分泌する脈絡膜に発現しています。クロト欠損マウスは腫瘍や白内障が現れない点を除けば、従来の多数の遺伝子が関わる早老マウスと違って、症状がヒト早老症に似ること、一つの遺伝子変異でこれら多面にわたる老化現象を呈する特徴があります。クロト蛋白の細胞外ドメインは細胞膜から離れ、血流に乗ってホルモンとしてはたらきます。

ホルモンとなったクロト蛋白は細胞膜受容体と結合し、線虫・ハエ・マウスで確かめられている老化を促進するインスリンやＩＧＦ１の各受容体のチロジンキナーゼ自己リン酸化による活性化を阻害し、老化を防ぐ作用があることがわかりました。

その後の研究の進展によれば、クロト蛋白は線維芽細胞成長因子（ＦＧＦ　fibroblast growth factor）受容体と結合し、骨に由来し、リンの貯留を来すホルモンＦＧＦ23のこの受容体への親和性を高めることがわかりました。クロト欠損またはＦＧＦ23欠損マウスはリン貯留と早老症を呈し、リン代謝が老化に関わることを示唆します。クロト蛋白は細胞表面の糖蛋白グリカンを修飾し、様々なイオンチャンネルやインスリン、ＩＧＦ１、Ｗｎｔなど寿命に関わる成長因子を制御し、細胞や組織を活性酸素から守っています。

クロト遺伝子は副甲状腺にも発現し、ＦＧＦ受容体と結合することによって副甲状腺をＦＧＦ23の標的組織とします。ＦＧＦ23はこの結果、副甲状腺ホルモンの発現と分泌を抑制し、これで腎臓におけるリン再吸収とビタミンＤ合成を抑制するのでリンが排泄されていきます。ＦＧＦ23

とクロトの両方が欠損したマウスはリンが溜まる高リン血症と早老症を呈し、この早老症はリンの排泄を促すと改善されます。また慢性腎臓病（ＣＫＤ chronic kidney disease）では動脈硬化が進展し寿命が短縮しますが、ＦＧＦ23とクロトの両方が減少しており、慢性腎疾患の初期には尿のクロト蛋白の減少が認められ、クロト蛋白が慢性腎臓病の病因として関わることが示唆されています。

慢性腎臓病は慢性的に腎機能が低下している状態で、タンパク尿が出ているか、腎機能の指標である糸球体濾過値が六〇以下か、このいずれかまたは両方が三ヶ月以上続く状態をいいます。日本では成人の八人に一人が罹っているとみられ、一部は進行して透析に至りますがそうでなくても動脈硬化が進展して脳梗塞や心筋梗塞を引き起こします。適切な治療をすれば治癒が可能です。

寿命のアロメトリー

陸上や水中に棲み、また空中を飛ぶ動物は、そのはたらきに応じた形をしています。そこでは動物やその器官の形とはたらきとの間には一定の関係がみられ、同じはたらきをする生物やその器官の形は種が変わっても互いに似ている、つまり相似性がみられます。この相似性を手がかりとして座標変換などの手法を用いて生物の形態を数式化して比べることができます。

この解析法を動物の形態にとどまらず、拡張し、寿命・臓器の重さ・費やすエネルギー・運動など生理的指標や動物の振る舞いを対象として、異なる動物種の間や、ある動物の成長や進化の時間軸上で比較する手法をアロメトリー allometry といっています。アロメトリーは異なるもの allo 同士を測る metry という意で、ここでは様々な指標の数値を XY 軸にとって相互の関係を調べます。

これら動物の寸法、重さ、費やされるエネルギー、寿命などの指標の互いの関係は「べき乗」関数 [$y=ax^n$, n=1, 2, 3……] power law になります。まず体重Ｍ (y) は、身長Ｌなる立方体・Ｌの三乗 (x^3) に比例し、一方表面積Ｓ (y) は身長Ｌの二乗 (x^2) に比例します。物質交換は、身長Ｌの二乗で増える体表を通して起こりますから、生物が大きくなる、つまり体重・質量が増加して必要とする物質交換が、Ｌの三乗で増えるのに対して追い付かなくなります。生物は、単細胞から多細胞生物へと次第に大きく複雑になるにつれて生じるこのアンバランスを解消すべく、物質を運搬・交換する循環器系や呼吸器系を進化させてきたといえます。物質交換・エネルギー消費量と体重の間のべき乗方程式を立てますと、基礎代謝は経験的に七〇×Ｍの四分の三乗です（体重と表面積の関係でいうと、本当は体重の三分の二乗なのですが）。歩行速度、最大脚力・歩幅は体重Ｍの〇・六七乗、脚の短縮距離はＭの〇・三乗です。昆虫・鳥・飛行機の飛ぶ速度Ｖと重量Ｍの関係は、Ｖ＝三〇×Ｍの六分の一乗で、同じ空力学的法則にしたがうことがわかります。

べき乗関数 [$y=ax^n$, $\log y=\log a+n\log x$] は、指数 n が同じ場合、図にすると同じ形状となる性質があります。昆虫・鳥・飛行機と、互いにサイズが非常にかけ離れ、しかも種、生物非生物という異なる多様な対象が、同じ六分の一という指数 n を共有するのは大きさというスケールには関わらない性質がよく現れています。これを「スケール不変性」といい、スケールに関わらず同じ格好の分布曲線であることを示します。スケール不変性はマンデルブロが始めたフラクタル幾何学における自己相似、フラクタル、容れ子構造（仏教では曼荼羅）といった繰り返し構造を持つ図形に共通した性質です。

べき乗関数は生物のアロメトリーのほか、驚くほど多くの自然や社会現象の関係を記述します。ニュートンの万有引力の法則や、電気のクーロン力の方程式は逆自乗のべき乗関数ですし、ここに挙げたマンデルブロの自己相似・フラクタル幾何学のほか、地震の大きさのグーテンベルグ・リヒター則、収入の分布のパレートの法則などがあります。べき乗関数を非常に興味深いものとする主な性質は、その方程式が示すスケール不変性にあります。というのは独立変数 x のスケールを変化させる（cx にする）ことは、関数それ自体のスケーリングの比例 $f(cx) \propto f(x)$ に帰結するからです。つまり $[f(x)=ax^n，f(cx)=a(cx)^n，c^n f(x) \propto f(x)]$ は、単に元のべき乗関数 $f(x)$ に指数 c^n を乗じるのに等しい $c^n f(x)$ からです。べき乗関係の観察とその起源の研究は、現代科学の諸分野、つまり物理学、コンピュータ科学、言語学、社会学、経済学などで活発に行われています。

脳は長寿の鍵を握るか

従来、霊長類は、脳が大きいことからホメオスタシス（生体の恒常性：体温、血圧、血液成分などを一定範囲に保つ能力、内部環境 milieu intérieure ともいいます）が優れているゆえに哺乳類の中では長寿であるとされてきました。しかし五八七種の哺乳類の最大寿命と身体の大きさをアロメトリーからべき乗方程式を導き、哺乳類に属する霊長類の方程式と比べてみると、

①霊長類では寿命そのもの、身体の大きさで補正した寿命、生涯の消費エネルギー量のいずれをとっても、哺乳類全体との差はない

②霊長類の中では体重に対する脳の相対重量は寿命と関係するが、これは哺乳類ではむしろ例外で、肝臓など他の臓器のほうが寿命との関係が濃厚

③ヒトを含む霊長類真猿亜目に限っても脳と寿命との関係は認められない

ということでした。

この結果から結論されるのは、霊長類が長寿であるのは、脳の大きさとは関係なく、樹上で生活したり社会を形成することによって自然選択圧（捕食圧）から免れてきた歴史による、つまり老化の進化説で説明がされています。

「代謝速度説」対「老化の進化説」

寿命は代謝速度によって決まるという説を、代謝（生活）速度説 rate of living theory と称しています。先に述べたように代謝・物質交換は生物の表面を通して起こります。大きい動物（体重Mは身長Lの三乗に比例）では表面積（表面積SはLの二乗に比例）が相対的に小さく、代謝が遅くなり、一方小さい動物は相対的表面積が大きく代謝が速くなり、それに応じてそれぞれの寿命が長く、あるいは短くなり、またその結果、一生のうちに「消費される体重一g当たりのエネルギー量は一定」になる、という説です。

また、この説は酸素を消費する際に生じる遊離基を中和する能力、つまり〝細胞の生理的限界〟が寿命の決め手になるという理論になります。老化説のうちではプログラム説と酸素毒性説を併せた説といえます。

一方、老化の進化説では、寿命は遺伝子への自然選択の影響、自身と生殖への投資のバランスで決まり、細胞のエネルギー代謝が破綻する生理的限界では決まらないとされるので、代謝速度説とは対立する理論になります。

寿命とエネルギー消費のアロメトリーは、いずれの説が本当かを検討する重要な手法になります。結論を申しますと、種を限れば代謝速度説は当てはまり、動物の大小で寿命は決まりますが、種を越えては当てはまらず、老化の進化説に有利な結果になります。

このような結果はコウモリや有袋類（カンガルー）を含む多数の哺乳類のアロメトリー解析からもたらされました。コウモリは社会を作り、飛び回って捕食を受けにくく、長寿で知られています。さらには日中眠るばかりでなく冬眠する種類もいます。代謝速度説では眠っている間に代謝が低下して長寿になると説明してきましたが、酸素消費量を低体温の眠っている時間を含めて測定すると、サイズが同じで長寿ではない真獣類（齧歯類と霊長類）と変わらぬ酸素消費量で、代謝速度説では長寿を説明できないのです。

一方カンガルーの基礎代謝は、同じサイズの真獣類の基礎代謝の約七割に過ぎず、代謝速度説からは長寿が期待されるのに、最長寿命は真獣類より短く、やはり代謝速度説が合わないのです。コウモリもカンガルーも冬眠したり、一日のうち時間によって体温が気温と同じレベルに下がるものがいるのですが、それが本当に寿命に直接関係があるのかどうか検討する必要があります。

長寿科学の参考になる鳥類

空中を飛ぶ鳥類は哺乳類より、また同じサイズで飛ばない鳥類より長寿です。飛ぶことにより、捕食者の脅威から身の安全を図れるため、長寿となっていると考えられています。鳥類の中でも捕食者が近づきにくい絶壁に巣を作る鳥は、平地に巣を作る鳥に比べてさらに長寿で、老化の進化説に合います。鳥類は恐竜と同じ系統、つまりヘビ、ワニ、トカゲ、カメと同じ爬虫綱に属します。

鳥類は網膜の光受容体のオプシン遺伝子がそろっていて色覚異常（色盲）の鳥はいません。なおオプシン遺伝子を哺乳類で調べてみると大部分の哺乳類には色覚がなく白黒感覚の世界に居ます。哺乳類の祖先は恐竜の全盛時代には夜ひっそりと活動せざるを得ず、そのとき色覚が不要となり、色覚オプシン遺伝子にかかる機能的制約がなくなり、遺伝子変異の圧力により色覚を失いました。恐竜の絶滅後、樹上生活を始めた旧世界ザルの段階で、あらためて遺伝子変異によって樹上生活に適した色覚のオプシン遺伝子を再獲得したのですが、一部は再獲得に失敗したり、再喪失して男性の色覚異常（X染色体上にオプシン遺伝子はあるため）として残っています。樹上生活は捕食者から逃げるには都合がよいのですが、薄暗くなった森の中で、真っ赤に色づいた果物を認識するには色覚が欠かせません。ヒトが色覚を再び獲得できたのは、ヒトとサルの共通祖先が樹上生活を始めたおかげなのです。また鳥類は哺乳類（雄XY、雌XX）とは性染色体が逆で、雄がZZ、雌がZWです。

長寿であるのにもかかわらず、鳥類の代謝速度は同じサイズの哺乳類より二〜二・五倍と高く、体温も哺乳類より二、三度高く、代謝速度が高いと活性酸素が増えるため速く年をとるという説に合わない現象がみられます。また血糖は平均三〇〇㎎／dℓと哺乳類に比べて二〜四倍高いのに糖尿病ではありません。糖尿病では、活性酸素が増えるとともに、アマドリ転位反応またはAG

Ｅｓ advanced glycation endproducts と呼ばれる、糖が蛋白質にくっつく反応が〝酵素を介しないで〟起こる結果、速く老化が進行するのですが、このアマドリ転位反応も上手に回避していると考えられます。なお糖尿病の患者さんの血糖コントロールの指標として使われているヘモグロビンＡＩＣは、ヘモグロビンにブドウ糖がくっつくアマドリ転位反応の産物です。

鳥類の赤血球で、ＤＮＡの端を繕うテロメアの長さを測定すると、最長寿命とテロメアの短縮速度とは一種を除いて相関関係がみられます。ゆっくりテロメアが短縮する鳥は長生きですが、一方哺乳類と異なり、テロメアの絶対的長さは鳥類では最長寿命とは関係がありません。鳥類と哺乳類を比べるとやはり長寿の鳥類のほうがテロメアはゆっくり短縮しています。

鳥類を利用した老年病の研究は比較的新しく、研究に適した鳥も利用することができます。食事、羽化（羽の抜け替わり）、脂質異常、糖尿病（血糖は一〇〇〇㎎／dℓ！　人間ではたちまち死んでしまいます）という危険因子と生殖能の老化および動脈硬化・がん・白内障、骨粗しょう症などとの関係が研究されていて、将来ヒト老化への応用が期待されています。

女性はなぜ長生きか

老化の進化説では、突然閉経すると自然選択がはたらかなくなり、寿命が延びると説明しました。しかし、老化の進化説の根拠とした、他の予測ほどにはこの説明は説得力がないと指摘されています。閉経は卵巣にある卵子数が減ることが根本の原因ですが、それを自然選択に対する適応として説明するか、またはそれが未だ仮説であるとする考えに割れています。

自然選択に対する適応とする考え方は、年をとって赤ちゃんを産むより、既に産んだ子どもが成長するまで母親や祖母が育児に尽したほうが資源の振り向け方として効果があるという理論です。これを理論的に証明するには、育児をする他の哺乳類で閉経が存在するか、狩猟採集民族における閉経の状況、さらに閉経後、不利な病気つまり骨粗しょう症、アルツハイマー認知症、心筋梗塞・狭心症が性差をもって起こることを説明できるか、爬虫類・鳥類など卵から雛が孵る種と哺乳類のように子宮の中で赤ちゃんが育った後この世に出てくる種を比べる、また性染色体が逆の爬虫類で雌が雄より長生きかなどの研究が必要です。

医学的には閉経は卵巣機能が停止することによって起こります。何らかの理由で子宮を切除した女性で卵巣が残っている場合は、月経が無くなっても閉経ではありません。閉経は病気ではなく、自然の生活史における現象です。性ホルモンの資源配分調節機能からいっても女性ホルモンが生殖とのバランスをとりながら、寿命延長にはたらくことは既に説明したとおりです。また動脈硬化や骨粗しょう症の進展が遅れることからみても、機能的に女性にとどまることは有利です。後述する生命表と病気の分布の最初に掲げる、心筋梗塞の年齢別分布の図13―1では、冠動脈硬化の結果としての心筋梗塞は、男性より遅れて起こってくることがわかります。また経験的に女性においては、脂質異常があっても動脈硬化の程度は軽く、また閉塞性動脈硬化症という下肢の血流が断たれて足が腐ってしまう病気では男性よりも軽くてすむ事実が認められます。

女性が長寿であることは、女性ホルモンとレプチンで大部分説明できると考えますが、閉経と寿命の問題は男性と比べて議論すべきと考えます。去勢が男性の寿命を延長し、またアンテキヌスの雄だけが生殖後急死することからみても性ホルモンの影響は決定的です。男性では、前立腺がんの治療のため女性ホルモンの注射を受けると、女性への関心が薄れ、解脱の境地に入ってしまうほど、女性ホルモンの全身への影響は強烈であることがうかがえます。女性自身においてもエストロジェンの影響は決定的で、閉経後には男性より遅れていた動脈硬化・骨粗しょう症の進展が始まります。女性ホルモンの急激な減少は深刻な更年期障害をもたらすことがあり、婦人科や整形外科、性差医療ではホルモン置換療法をするかどうかは重要事項に属します。

ホルモン置換療法

閉経期には卵巣から分泌されるエストロジェンが激減し、更年期障害が起こってきます。この激減した女性ホルモンを補おうと、エストロジェンをプロゲステロン（黄体ホルモン）とともに投与するのがホルモン置換療法（ＨＲＴ Hormon Replacement Therapy）です。一九七二年米国の女性健康推進機構閉経後ホルモン置換療法治験 Women's Health Initiative(WHI) Postmenopausal

Hormone Therapy Trials はＨＲＴ治療群が、治療しない群に比べて乳がん、脳血管障害、心筋梗塞、血栓症が多く生じると報告しています。これを契機に、米国と同様に日本でも婦人科においては、無差別にＨＲＴを行わなくなりました。ＨＲＴの適応はホットフラッシュ、寝汗、膣の乾燥、かゆみなどの強い更年期障害がある場合か、四〇歳以前に閉経したり、卵巣切除術を受けた場合です。ＨＲＴは骨粗しょう症を防ぎますが、乳がんや子宮がんの頻度が増加するので、他の骨粗しょう症を防ぐ薬を処方するのが通例です。ＨＲＴが強く禁じられる例は、過去に乳がん、卵巣がん、子宮内膜がん、下肢静脈血栓症、脳血管障害、心筋梗塞、狭心症を経験した女性です。また閉経期をかなり過ぎてからのＨＲＴは効き目がありません。

空間認知能とテストステロン

ヒトを含む哺乳類では、雄のほうが空間認知能 spatial navigation は優れ、かつ行動域 home range size も広いことが確かめられています。これを自然選択に対する適応として説明するか、男性ホルモンであるテストステロンのはたらきに帰するかは、神経科学者、進化生物学者の興味を引いてきました。

齧歯類（ネズミ、ハタネズミ、マウス、ツクツク）では、空間認知能を測る迷路テストで、雄のほうがゴールに早く到達します。動物（ネズミ、ハタネズミ、マウス、ツクツク、イカ）の足跡などの調査や、電波発振器をつけた動物の全地球測位システム（GPS Global Positioning System）による追跡などで得られる行動域も、雄のほうが広いことが確認されています。

ヒトでは、二つの似た立体形を見せ、頭の中で形を回転させて同じかどうかを当てさせるテスト mental rotation test で、男性のほうが早く答えられることが実証されています。狩猟採集民族では、男性が狩りに遠方まで出かけ、女性は家の近くで採集作業や育児に専念するばかりでなく、産業社会においても、男性のほうが行動範囲は広いことが確認されていて、行動域の差が男性の優れた空間認知能を来す、つまり自然選択に対する適応と解釈できます。

一方、女性にテストステロンを注射すると、頭脳内立体形回転テストの点数がよくなり、また女性においてはテストステロンの血中濃度とテストの成績は比例します。テストステロン自体に空間認知能をよくするはたらきがあるように解釈できますが、他方、自然選択がテストステロン経由で適応を生じさせている説も否定はできないのです。

結局、雄が空間認知能に優れる理由としては、

①行動域が雄のほうが広い
②逆に性差そのものが行動域の差をもたらしている
③自然選択への適応ではなく、単にテストステロンのはたらきの余禄 spill-over（つまり遺伝子の多面発現性）のためである

という三つの作業仮説にまとめられます。この中で①、②はともに自然選択とそれに対する適応説を支持しますが、③のテストステロンのはたらきの余禄説では、自然選択・適応に対しては中立の立場になり、行動域、空間認知能とは独立した要因となります。

この三つの仮説の正否をただすには、三者の関係が一様ではない多数の種にわたる数量化された生データが必要になります。米国イリノイ大学のクリントらは、行動域、空間認知能の生データが利用できる、ヒトを含む一一種の動物の行動域、空間認知能の性差について、系統樹も考慮した離散数学の一種にあたる比較解析を行っています。その結果は、テストステロン余禄説が最も妥当で、空間認知能の性差が自然選択に対する適応に由来する結論にはならない、というものでした。

テストステロンとは別に、ロンドンのタクシードライバーでは、PET、MRIで調べた、記憶の中枢である、右側・中後部の海馬のサイズが、経験年数に比例して増大しています。一方、バスのドライバーではこのような関係はなく、空間認知能の特殊な例として、ロンドンのような込み入った複雑な道路を覚えるタクシードライバーの経験がこの差をもたらすと結論されています。遺伝子のみで表現型が決定されるのではなく、タクシードライバーを職業とする後天性の要因が、海馬の大きさを決定するのは、後で述べる神経の可塑性を示す実例の一つといえます。

神経科学では、脳機能の性差の生物学的基盤が重視されるようになってきました。この空間認知能の性差、テストステロンとの関係は、自然選択の問題にとどまらず、長寿社会においてアルツハイマー認知症が女性に多く、男性には少ないという現象にも関係するように思えます。

第4章 脳の進化と発生

　ここでのちに第7章で出てくる、記憶、言語、認識の障害の説明で参考にするため、ヒト脳発生や再生に関わる最近の知見を紹介しておきます。

ヒト脳発生の特徴・FOXP2言語遺伝子

　言うまでもなくヒトを他の霊長類から区別するのは脳の出来上がり方です。ヒトの二万数千個に上る遺伝子は脳の発生過程で九五％が発現し、まさに遺伝子進化はヒト脳のためにあったといっても過言ではありません。このように遺伝子の発現が脳に多いことは、遺伝子発現で支障を生じて起こる脳の先天性疾患の種類が他の臓器よりも群を抜いて多いことにも反映されています。

　ヒト脳の発生は、次の五つの特徴が挙げられ（Gilbert SF）、さらにこの貴重な脳を維持するには非常にコストが高くかかり、寸時もエネルギー供給には断絶が許されません。

⑴胎児期の脳の神経細胞の新生は生まれた後も続く

生後、サルでは神経細胞の増殖は停止しますが、ヒトではさらに約二年間にわたって旺盛に増殖が続きます。神経細胞本体とそれから出る神経突起、出力を担当する軸索と入力を司る樹状突起をまとめてニューロンと称します。さらに神経突起と樹状突起の接合部がシナプスです（図４—１）。生下時、サル、ヒトとも脳と身体の重量比は同じですが、成熟時、ヒト脳はサル脳の三・五倍になります。

神経細胞レベルではシナプス形成がさかんに起こり、軸索やミエリン蛋白質が合成されて神経回路が成熟し、記憶の獲得や知能指数が高くなる素地を作ります。このように胎児期に引き続き生後も起こる旺盛な神経細胞の新生は、九ヶ月の妊娠期間が二一ヶ月に延長した勘定で、これは産婦の狭い産道に対して、大きすぎる胎児脳、頭のサイズ、肺の成熟度との不適合が起こらないよう、進化の途上で九ヶ月に出産するよう妥協が成立してきたためと考えられます。

⑵大脳から視床と視床下部へ神経細胞の移動が起こる

神経細胞はサルではそれが新生された大脳皮質にとどまりますが、ヒトでは前頭葉皮質から中継点としてはたらく視床と視床下部へ移動が起こり、両者の間の連絡網を形成します。この神経細胞の移動には、後に述べるＦＯＸＰ２遺伝子が関与しています。

図4－1　神経細胞（ニューロン）

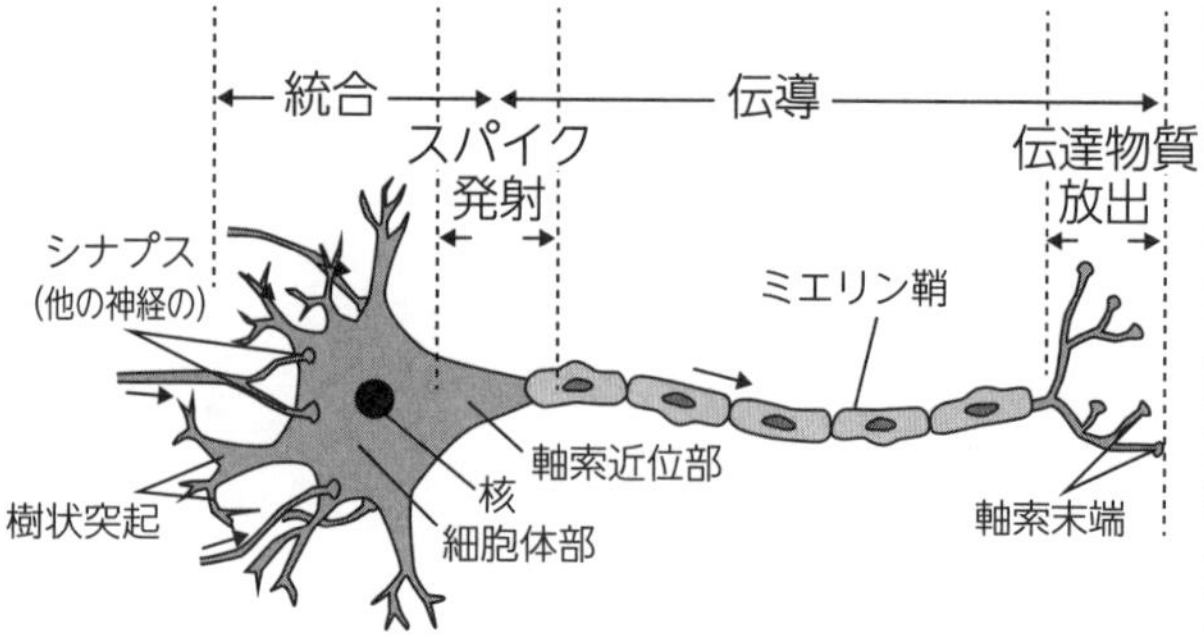

神経細胞は細胞本体、樹状突起、軸索から成る。これをニューロンと総称する。細胞本体または樹状突起は他の神経細胞からの樹状突起や軸索末端と“シナプス”といわれる接合部を作る。軸索は、髄鞘といわれるコレステロールの豊富なミエリン蛋白質を含むシュワン細胞で被覆されている有髄線維と、覆われていない無髄線維の、二つの種類がある。軸索近位部ではスパイク・活動電位を生じ軸索を伝わっていく。活動電位はシュワン細胞同士の切れ目で跳躍伝導が起こり、伝導が速くなる。軸索の中には微小管という鉄道のレール相当の線維状蛋白質があり、その上を分子モーター蛋白質が、細胞本体で作った膜、蛋白質、受容体（神経伝達物質がはたらく相手の蛋白質）、メッセンジャーRNAなどを末端まで輸送し、末端からは不要になった代謝産物を細胞本体へ逆送する。

⑶ヒト脳では蛋白合成が多様で非常に活発である

前に述べたようにチンパンジーとヒトではＤＮＡが九九％同じです。事実、肝臓や腎臓、脾臓、胃腸のような単純な臓器では、ＤＮＡ由来の蛋白質の種類も少なくチンパンジーとヒトであまり違いはありません。

それに対して脳においては発現する蛋白質は、全遺伝子の九五％に由来し、非常に多様です。また脳で作られる蛋白質の量はヒトではチンパンジーの五倍に上ります。ＤＮＡは両者の間で九九％同じでも、全ＤＮＡ中のエキソンは一・五％前後で、遺伝子を形成するエキソン同士では相違があります。もう一つ、両者間の質・量的相違は、制御遺伝子といわれる他の遺伝子の発現を制御する遺伝子の違いにも由来します。

⑷成人に向けて脳の成熟は持続する

脳の神経細胞の成熟は、新生児の時代に終わるのではなく、思春期に向けてなお成熟を続け、またその成熟は脳の領域で少しずつ異なります。ミエリンという蛋白質はコレステロールを多く含み、髄鞘を電気的に絶縁するはたらきがあります。

他の臓器では、肝臓で合成され血流で輸送されたコレステロールを利用していますが、脳のミエリンの材料のコレステロールは脳のオリゴデンドログリア細胞が自前で合成しています。髄鞘のミエリン化は脳の活動に不可欠ですが、前頭葉のミエリン化は思春期に至るまでその速度に非常に個人差がみられます。(1)から(4)までの脳の発生が意味するのは、胎児期ばかりでなく、誕生後も赤ちゃんの脳の能力の発達には環境つまり適当な栄養と教育が非常に大切であることを示します。

脳は血流がもたらす物質をすべて受け入れるのではなく、脳血液関門 blood brain barrier が選択しています。卵巣、睾丸、副腎皮質において、肝臓由来のコレステロールから合成されるエストロジェン・プロゲステロン・テストステロンなどの性ホルモンは脳血液関門を通過し、神経細胞に直接はたらくとされています。一方、オリゴデンドログリアで合成された自前のコレステロールは神経細胞やグリア細胞で利用され、これら性ホルモンの前駆体である、プレグネノロンが合成され、それからさらに性ホルモンが合成されていることがわかってきました。これら神経細胞ないしグリア細胞で作られるステロイドホルモンを神経ステロイド・ニューロステロイドといっています。ニューロステロイドは神経細胞自身で合成されるので、血流で運ばれてくる性ホルモンより、細胞内濃度が高く、細胞内で重要なはたらきをしていると考えられています。ニューロステロイドは細胞内受容体に結合し、樹状突起伸長（図4―1）、シナプス（図4―2）の形成の誘導、NMDA受容体を介する信号を増強し、長期増強（LTP long term potentiation）（図6―1）を強めて記憶・学習を制御していることが確かめられています。

(5)FOXP〝2〟という言語に不可欠な遺伝子が重要なはたらきを持っている

図４－２　シナプス

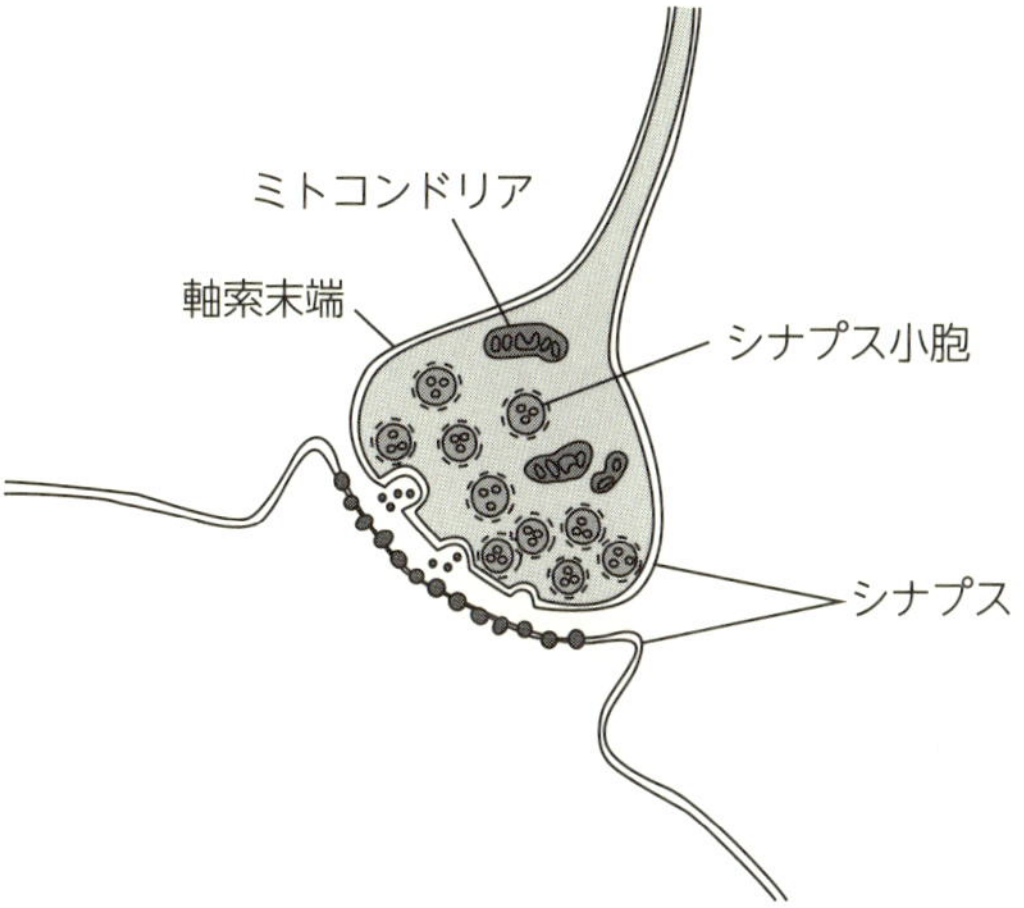

刺激されたシナプスではシナプス小胞に含まれる神経伝達物質がシナプス間隙に分泌され、それがシナプス後膜の受容体を刺激して興奮が伝えられる。シナプスは神経細胞一つ当たり10～20万個ある。シナプスは常にできたり消失したりする。大幅にシナプス消失が起こるのをプルーニング・刈り込みといい、プルーニングは脳の発生成長の中途、思春期に大幅に起こる。この時期に生涯にわたる性向、興味の中心、趣味性などが決まり、統合失調症ではプルーニングが過剰に起こって発症するのではないかといわれている。

ＦＯＸＰ遺伝子ファミリー由来の蛋白質、ＦＯＸＰ蛋白はＤＮＡの二重螺旋の溝にはまり込み、ＤＮＡをＲＮＡに写し取る〝転写〟という大事なはたらきをしています。このＦＯＸＰ遺伝子はハエにもあり、この遺伝子が突然変異を起こすとハエの頭部からフォークリフトのフォーク、さすまたのようなものが生えてくるのでフォークヘッド遺伝子とも呼んでいます。

ＦＯＸＰ2の〝下流の遺伝子〟

ＦＯＸＰは転写するはたらきの遺伝子ですから、転写されるＤＮＡはＦＯＸＰ遺伝子自身ではなく、他の遺伝子（群）になります。当然それらの遺伝子のはたらきも、言語と前頭葉の言語野、線条体、小脳の発生・成長に関わっていると考えられます。これを転写の〝下流の遺伝子〟の問題といっています。ＦＯＸＰにはＦＯＸＰ1、2、3、4というサブファミリーがあり、これらの〝下流〟にはＦＯＸＰ全体としてはさらに多様な遺伝子を生むものと想像されます。

言語はヒトが文化を創る上で欠かせない道具です。発語には咽喉と口の微妙な制御が必要です。文字や文章をうまく書けず、話が聞き取りにくく、会話があまり必要でない仕事についている珍しいＫＥ家系三代の研究から、ＦＯＸＰ遺伝子のサブファミリーＦＯＸＰ〝2〟遺伝子が言語能力の発達に欠かせないことがわかりました。このＫＥ家系ではＦＯＸＰ〝2〟遺伝子は一個だけ変異があります。ＫＥ家系の脳をＰＥＴ（ポジトロン断層法）とｆＭＲＩ（機能的核磁気共鳴画像法）で調べると、言語中枢の前頭葉ブローカ野と脳の基底核の一つである線条体の活動が少なく、また線条体は発達が悪かったのです。

報酬系の中枢〝線条体〟

線条体は被殻と尾状核の二つから成りますが、もともとは一つのものでした。線条体の中を内包という大脳皮質と基底核、脳幹、脊髄などとの間を連絡する神経線維が層をなして貫通するため、被殻と尾状核に分かれています。線条体は、ｆＭＲＩを使用した研究によれば、被験者に金銭的報酬を与えた場合と、社会的報酬、つまり名誉など周囲から認められる動機を与えた場合、ともに活性化することがわかりました。この場合、後者のほうが活性化の程度が高かったのです。私たちの脳は現在のような経済主体の社会になる前から進化していたわけですから、その中で何らかの行動を動機付ける要素が必要だったはずです。それは他人に認められたいという欲求や社会への奉仕の精神が、私たちを動かしてきた原動力になっているように思われます。人類の誕生以来生き残ってきたわれわれの祖先はお互いの意思疎通の能力とともに、心の共感能力、他人のために役立つことをしたいという奉仕の精神が、共同で生き延びるための欠かせぬ因子であったと思われます。この大学共同利用機関法人自然科学研究機構生理学研究所で行われたIzumaらの研究が発表された〝Neuron〟という雑誌には、〝愛Love は金 Money よりも強し〟という意見が読者から寄せられています。脳科学ではこのように線条体活性化を経由する原因結果の系を〝報酬系〟といっています。

私どもが三〇年前に調べた結果によれば、ヒト線条体には、神経伝達物質やホルモンが細胞膜に作用したとき、それに対応して増加する細胞内二次メッセンジャー・サイクリックAMPが賦活するサイクリックAMP依存性キナーゼという酵素がたいへん豊富にあります。このキナーゼは測定に実際に用いるぐらい〝リンカーヒストン〟を好んでリン酸化します。最近の研究によれば、この酵素は細胞核の〝リンカーヒストン〟をリン酸化し、DNA転写開始に関わります。これは言語や気概、感動といった豊かな可塑性を必要とする線条体を代謝の面から強くバックアップしているといえます。

文化の創造に欠かせぬ言語のはたらきとFOXP2

言語が、文化を創る上で欠かせないのは、情報を管理する際、言語というはたらきが記憶や概念を整理し、保管し、引き出す上でたいへん役に立っているからです。大脳だけでも一〇の一〇乗（一〇〇億）個以上に上る神経細胞数とその相互の情報網（シナプスにして神経細胞一個当たり一〇の五乗個、一〇万個以上）にしても、この言語という道具なくしては、脳の複雑なはたらきを発揮させるには負担が重いのです。言語の獲得は、情報管理を容易にして脳の能力を飛躍的に増大させ、ヒトを特徴付ける文化の成立を可能にしてきました。

聾唖の人は、幼時以後に言語を習得すると、初めて過去現在という時間感覚や、あたかも混沌の世界から秩序ある世界に生まれ変わったような体験を持ちます。このような例から言語はわれわれの情報処理能力に欠かせない手法であることがよくわかります。言語の創造は脳の情報処理能力を飛躍的に増加させたので、それまで情報処理能力の向上に対して脳の重量の増加で対処してきたヒト脳の進化は停止し、現在のヒトの脳の重量に落ち着いたとされています。

さらに文字や記号の創造は、言語のはたらきをいっそう拡張し、ヒト神経細胞の情報処理能力は生後獲得するそれら文字や記号をもととした文化の成立によって一段とアップするに至ります。ここに量子力学、宇宙論という一般の人には直感的には理解が難しい虚数$\sqrt{-1}$が闊歩する異次元の世界にまでわれわれの情報処理能力は及ぶことになるのです。

ＦＯＸＰ２遺伝子は、ハエやマウスも持っている極めて古い遺伝子で、鳥がさえずる能力にも関わっています。リスやネズミなどの齧歯類、霊長類、ヒトの間ではＦＯＸＰ２のフォークヘッドドメインのアミノ酸配列は全く同じです。ＦＯＸＰ２遺伝子は長い年代にわたって変異が極端に少ない事実（分子進化速度が極めて遅い→高い機能的制約を意味する）、ＫＥ家系にみられるようにたった一個のアミノ酸置換が言語障害を起こすこと、ＦＯＸＰ蛋白がＤＮＡ転写のはたらきを持つことから機能的制約が最高度であることがうかがえます。事実このＦＯＸＰ遺伝子が変異

図4－3　霊長類の系統樹とFOXP2蛋白質の非同義置換と同義置換（Enard/MacAndrew）

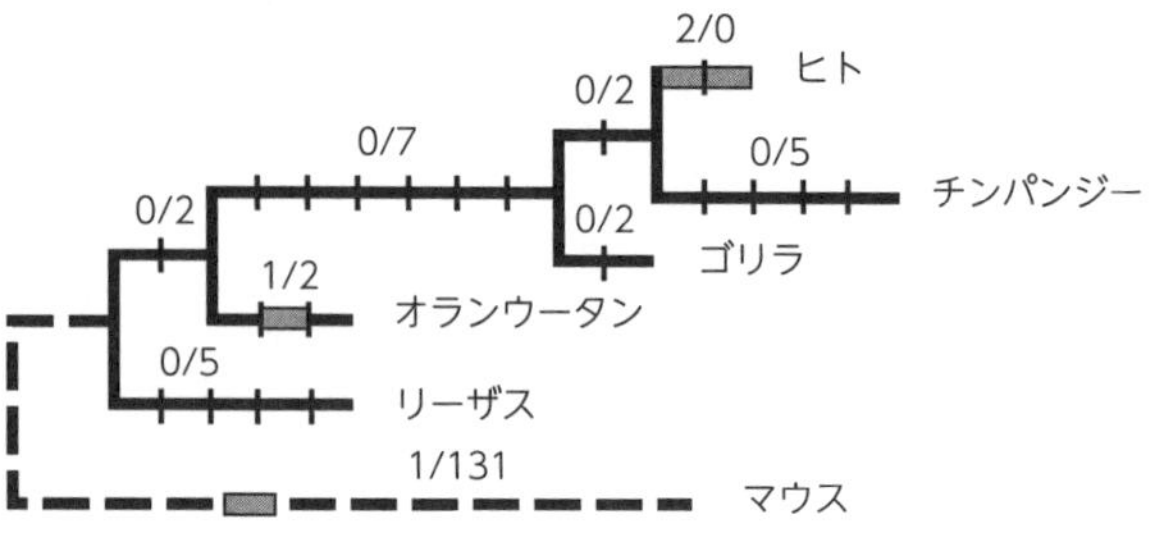

霊長類の系統樹とFOXP2蛋白質の非同義置換（幅が広い灰色：アミノ酸が変わる）、同義置換（黒：アミノ酸は不変）を示したもので、分子/分母は、非同義置換回数/同義置換回数（分子時計参照）。チンパンジーとヒトではアミノ酸置換は2回しか起こっていない。

を起こすと、転写が管理されなくなり、脳以外の臓器にも発生成長に障害が起こり、がんが生じる一因としても研究されています。

チンパンジーとゴリラではFOXP2遺伝子は一致しているので、五〇〇万年前のチンパンジーとヒトが分かれた時の共通祖先もおそらく同じFOXP2遺伝子を持っていたと考えられます。次にチンパンジー、ゴリラとマウスのFOXP2遺伝子を調べると、前二者とマウスではFOXP2蛋白の七一五個のアミノ酸のうちたった一個のアミノ酸だけが違っていました（図4—3）。哺乳類の共通祖先は七〇〇〇万年前の恐竜の時代に生まれ、チンパンジーとヒトとの分岐が起こる五〇〇万年前までの六五〇〇万年間にＦＯＸＰ２遺伝子はたった一回しか変異しなかった勘定になります。さらにチンパンジーとヒトのＦＯＸＰ２蛋白の違いは、二個のアミノ酸変異であることがわかりました。

神経細胞も再生する

従来脳の神経細胞はいったん成熟すると新しい神経細胞は生じないと信じられてきました。しかし、最近脳の神経細胞が新生していることが判明しました。ブロモキシルユリジンという、チミン（Ｔ）に似た塩基をマウスに注射し、細胞分裂の際に起こるＤＮＡへの取り込みをみてみると、新しい神経細胞が生じていました。つまり成熟した実験動物でも神経細胞は再生することが確認されました。また同じく白血病の患者さんに承諾を得て輸血の際にブロモキシルユリジンを注射し、死後脳を調べますと、脳室の内面にわずかですが神経細胞が新生していることがわかりました。また小脳の歯状核では神経細胞が生後も新しく置き換わっていると考えられています。このことは将来、中枢神経系の再生医療が不可能ではないことを示唆します。

脳の代謝――高い維持費と安全性確保

１０６ページ以降の(1)から(5)までに述べたように、脳は進化・発生・成長のコストが非常に高くついています。このようにしてできた脳は大量のブドウ糖をぜいたくに消費します。脳は体重の三〜五％の重量ながら全身の二〇％の血流を消費し、神経細胞の可塑性を支えるため、もっぱらブドウ糖しか利用しません。脳では他の臓器と違って脂肪を利用できず、またグリコーゲンという形でのエネルギーの貯蔵が利きません。低血糖となってブドウ糖が供給されないと脳の神経細胞は損なわれ、また血流途絶が起こると三分と持ちこたえられません。

ｆＭＲＩ（機能的核磁気共鳴画像法）は脳の局所的活動を測ることができます。神経細胞が活動すると、細胞本体やシナプスでブドウ糖が取り込まれ酸化されます。神経細胞周囲の毛細血管は拡張し、血流が増加し、赤血球の中にある酸化ヘモグロビンは酸素を放出して還元ヘモグロビンに変わります。こうして生じた還元ヘモグロビンは磁場を乱すので、これをｆＭＲＩは探知し、脳の局所の活動状況が把握できます。痛みを伴わずに脳の局所の活動を測れるため、脳科学の進展において強力な道具になりました。

脳幹には呼吸、循環の中枢があり、いったん緩急ある場合はそれに対処するよう、自律神経とカテコラミンという心収縮を強め血圧を上げる作用のあるホルモンを総動員して、心臓、血管、呼吸を賦活するようフィードバックします。脳幹への血流は脳の底部にある動脈が吻合しあって輪をなし、一本ぐらい詰まっても、バイパスする血流で補えるよう信頼性を確保しています。脳への血流やブドウ糖補給が遮断された場合、大脳に比べて脳幹は最後まで生き残るよう頑丈にできています。脳幹の死は個体の死と同義です。医師が臨終を診断する場合、脳幹には網膜に光が当たると瞳孔が収縮する反射中枢があるので、その消失をもって死と診断する徴候の一つとしています。

脳には前述のごとく、脳血液関門 blood brain barrier があって血液成分の通過を選択しています。脳は頭蓋骨によって保護されている上、頭蓋骨と脳の間には硬膜、軟膜、クモ膜の三層の膜があり、そのうち軟膜とクモ膜の間に脳脊髄液が溜まっていて、脳は水の中に浮かびショックに耐えられるようになっています。

脳血液関門は大分子を通過させないので薬物は脳に到達しにくいのですが、同時に免疫細胞も通過させないので、異組織を移植しても排除されない利点があります。この利点を生かしてパーキンソン病ではドーパミンという神経伝達物質を分泌する副腎髄質の移植が治療として試みられたことがあります。

■転落事故を防ごう

頸動脈は頸の中ほどで脳に向かう内頸動脈と、顔面、頭蓋骨、頭皮を養う外頸動脈に分かれます。この分岐部は少し膨らんでいて「頸動脈洞」といっています。ここには血圧を感知する圧受容体（センサー）があり、自律神経を介する反射により血圧は一定に保たれています。これを「頸動脈洞反射」といっています。頸を後ろに反らせると、頸動脈洞は伸展され、センサーは血圧が上がったと錯覚し、頸動脈洞反射により血圧は下がります。

平地での生活では顔を上へ向ける動作は少なく、この頸動脈洞反射が問題になることはあまりありません。しかし高所で作業をしようと梯子や脚立に上り、上を向いて電球を取り替えようとしたり、樹木の剪定などをしたとき、この頸動脈洞反射のため血圧が下がり、めまいや時には失神が起こることがあります。脚立に上って上を向いて行う仕事では、転落事故から骨折や、運の悪い場合、頸髄損傷・四肢麻痺となることがあります。この転落事故の予防には、頸動脈洞反射があることをわきまえ、高齢者は高所で上を向く作業を敬遠するか、高い脚立を使い、前や横を向いて作業をするにかぎります。

■起立性低血圧

立位では、血液は重力により下方へ移動しようとし、血圧は下がり、脳への血流は少なくなりがちです。頸動脈洞反射は、下肢や内臓の血管の緊張を高め、血圧を下がらないようにし、脳の血流を保ちます。加齢にしたがい、この頸動脈洞反射は鈍化し、起立時に血圧は下がり、めまいやふらふら感が起こりやすくなります。これを「起立性低血圧」といいます。普通の人でいちばん起立性低血圧を経験するのは、直立不動の姿勢を続ける場合、例えば朝礼で立ち続けるとか、本屋で長い間書棚に向かっている場合です。起立性低血圧の診断は、仰臥位と立位で血圧を測り、最高血圧で三〇㎜Hg以上の差があれば起立性低血圧と診断します。

起立性低血圧は食後に起こりやすく、また高血圧の方、降圧剤を服用している方、糖尿病性神経症で起こりやすくなります。めまいなどで血圧が結果的に下がる薬の処方を受けていたり、点滴を受けている場合も起立性低血圧が起こり、脳貧血から転倒して、思わぬ結果に至ることがあります。また起立性低血圧で発症する神経疾患もあるので、受診したほうがよいことがあります。

起立性低血圧や脳貧血発作を防止するには、第二の心臓・レッグパンピングを利用する、つまり足踏みをしたり、カフェインが含まれているコーヒーを食後に飲むことが勧められています。

末梢終端変異の法則

個体発生では臓器・組織の発生には順番があり、進化で変化を受けるのは遅く発生する臓器・組織です。末梢の組織・臓器は個体発生上では遅く形成されるので、進化でも変化を受けやすく、これを進化生物学者レヴィントンは、「末梢終端変異の法則 Law of Distal-Terminal Transformation」と名付けています。つまり進化・発生では根本は変化しにくく、枝は変化しやすいという現象を言い表していて、第2章の終わりで述べた、系統発生における分子進化の上に立てた推論と同じになります。

脳と心臓はエントロピー増大に強い

先に老化の三つの機序の一つに物質の勝手な振る舞いを挙げ、生殖後に遺伝子制御が弱くなり、この性質があらわになると述べました。系統発生および個体発生を通じて、繰り返し試練を経てきた臓器や組織は堅牢に違いなく、ランダムな崩壊・エントロピー増大に強いはずです。事実加齢でみられる諸臓器の萎縮は、自然選択圧が高くかかり機能的制約が強い中心の臓器、いわゆる分裂終了細胞（発生成長の後、分裂を中止する細胞、つまり細胞周期でG０期にとどまる細胞）で構成される脳と心臓で軽微です。

脳の中でも萎縮に差がある

このように老化しにくい脳の中でも、長年の系統進化の中で他の哺乳類と共通した部分、つまり脳幹、基底核、小脳はいっそう老化しにくいと推定されます。一方、系統発生では新しい大脳皮質系の中でも古い起源として網膜に映った像が投射される後頭葉は老化しにくく、比較的新しい前頭葉、側頭葉、頭頂葉、海馬、視床皮質系は老化しやすいことが考えられます。事実、加齢でみられる脳の各部分の萎縮はこの原則に沿って起こります。

結晶性知能は加齢で向上する

心理学では、知能を流動性知能と結晶性知能とに分けています。流動性知能とは、獲得した知識とは別に論理的に問題を解く能力をいい、問題の基礎にあるパターンや相互関係を把握し論理を立てて、それを応用し問題を解決する能力です。この流動性知能は数学、物理学、工学、生物学など科学や技術の発明発見には欠かせません。

流動性知能は若い時に最高に達します。数学者や物理学者が新しい発見をするのはほとんど若い時にかぎられるのはこのためです。流動性知能は大脳の前頭前野の後側部と前部帯状回、それに注意能力とか短期記憶の中枢が関わっているとされます。流動性知能は頭部外傷で傷つきやすいことが認められます。

一方、結晶性知能は、既に得た知識、技術、経験を生かして問題を解決する能力をいいます。結晶性知能は記憶、知識など獲得した長期記憶にある情報の上に活動する神経的精神的なシステムです。結晶性知能は人格的な深み、知識の広さ、語彙の豊かさを反映し、言語や数字、音符、記号を使って推論し統合する能力をいい、流動性知能との相互作用から生まれる文化的経験や教養を意味します。結晶性知能は年齢とともに上昇してゆき、神経の可塑性が深く関わっています。小説家や作曲家が高齢になっても作品を生み続け円熟味を増すのは加齢にしたがって増強される結晶性知能の裏付けがあるからです。

神経の可塑性

結晶性知能はシナプスによる神経網によって支えられています。神経系は一般に外界の刺激に対して絶えず柔軟に機能的、構造的な変化を起こし、これに「神経の可塑性」という名を付けています。神経の可塑性は、

①脳が発生・成長していくとき

②老化や障害を受けたとき

③記憶や学習能力などの基盤

としてみられます。③は主にシナプスの伝達効率の変化、シナプスの生成、消滅、つまりシナプスが柔軟に数や形を変化させているために生じる能力です(図4―2)。結晶性知能が加齢にしたがい増強されるのは、このような生理的機序が裏打ちしているからです。この可塑性は脳が糖しか利用しない代謝上の特異性と深く結びついています。つまり、なぜ脳は糖しか利用しないかへの答えになります。

シナプスが記憶や学習で変化し新しいシナプスが作られたり消失したりする、つまり、可塑性を持っているという考えは古くからありました。種々の状況で新しいシナプスができる発芽という現象が次々と見いだされ、考えられていたよりも広範に海馬や小脳、脳幹部に起こることがわかってきました。これらの研究は主に電子顕微鏡を使い、発芽を促す方法は入力の一部の損傷を

加えることです。それによれば損傷後、発芽線維の発達の程度は動物が若いほど著しく、注目すべきは老化に際しても発芽能力は程度こそ低いが保たれていて、可塑性が加齢で消失することはないのです。

脳の発生、成長、障害、記憶や学習を通じて、脳の可塑性がいかに優れたものであるかは、厚みが通常四～五㎝ある大脳皮質が、数㎜ととても薄いことが後でわかった英国の大学生についての記事がたいへん印象的です。彼は数学で賞をとり、知能指数ＩＱが一二六で全く普通の生活を送っていましたが、後でＣＴ検査をしたところ、前記のごとく大脳皮質がペラペラに薄いことがわかり、その原因は子どもの頃に水頭症という脳室に髄液が溜まる病気になったためでした。雑誌「サイエンス」に載ったこの記事の標題は「あなたの大脳は本当に必要か」という衝撃的なものでした。ちなみに知能指数一二〇～一四〇の出現率は全体の一〇％に相当し、最優秀知能に属しています。この英国の大学生はそうざらには居ない秀才であるということになります。もちろん大人が突然このような状態になればとても生きていけません。しかし子どもの時から少しずつ大脳皮質が欠けていった結果、大脳皮質以外の大脳基底核や小脳などが欠けた大脳皮質のはたらきを代行することをこの大学生の例は示しています。つまり脳には、驚くべき可塑性があって、大きな部分がごっそりと欠けてしまっても、残りの部分が新しいはたらきを獲得できるのです。

第Ⅱ部　認知症、脳科学、長寿社会

第５章　ハンチントン病

ハンチントン病は一八七二年に米国の医師ジョージ・ハンチントンによって報告され、運動調節障害、認知障害、痴呆を来す病気です。ＤＮＡの三連の塩基ＣＡＧ反復が四番染色体に起こり優性遺伝します。症状はＣＡＧの繰り返しの長さに応じて早期に発症し、かつ重症になります。日本やアジアでは数が少ないのですが、欧米では罹る人が多いことからこの病気を含む先天性の病気の理解の普及や研究を進める組織が設立されています。

ハンチントン病は、発症年齢が平均四〇歳と、遺伝子の受け継ぎが起こる生殖を終えた時期に、原因遺伝子が発現します。つまり、老化の進化説の項で説明したごとく、不利な遺伝子でも後生殖期に発現する場合は、自然選択圧が弱く、その受け継ぎが起こるため、老化を来す機序となる典型的事例です。一九九三年以降ハンチントン病の発症の機序が解明されており、アルツハイマー認知症を理解する上でも参考になるので記しておきます（La Spada ARらによる）。

ハンチントン遺伝子

ＤＮＡのＣＡＧの繰り返しは誰でも持っていて、これをハンチントン遺伝子（HTT）といいます。通常は繰り返しが二八回以下ですが、三六〜四〇回以上になると発病し、その重症度は繰り返しの数に比例します。ＣＴＧ反復病と同じく系代伸長と表現促進現象 Anticipation がみられます。ＣＡＧはグルタミンというアミノ酸を指定していて、グルタミンが多数連なったポリグルタミン・ハンチントン蛋白質（Htt）ができてきます。ハンチントン遺伝子はすべての哺乳類に発現し、特に脳と睾丸に強く発現しますが、ヒトにおけるこの遺伝子の役割はまだよくわかっていません。しかしハンチントン遺伝子が欠損した動物は生まれてくる前に死んでしまうので、生存に必要なことは確かです。ハンチントン蛋白質は細胞の自然の消失を防ぎ、神経細胞を保護し、神経細胞の新生、細胞内小胞輸送、シナプス伝導、神経細胞における転写を制御します。

ＣＡＧ反復が、ある閾値を超えると、変異ハンチントン蛋白質（mHtt mutant Htt）を生じます。変異ハンチントン蛋白質はグルタミンが三一四四個連なったポリグルタミンで、線条体を最初に侵し、次第に他の部分に病変が及びます。変異ハンチントン蛋白質が切断されると多数のハンチントン蛋白質が生じ、これがいろいろな蛋白質と結合し、さらにハンチントン蛋白質同士は水素結合で凝集するので結合された蛋白質もそれにつれて凝集し、はたらかなくなります。凝集した蛋白質はさらに集まって塊となり細胞内に封入体を作ります。過剰に凝集した蛋白質は物理的に軸索や樹状突起に蓄積し、それらのはたらきを妨げます。このようにして異常に凝集した蛋白質が細胞内に溜まってしまい、それを処理する蛋白分解酵素自体も凝集してはたらかなくなり、神経細胞死が起こるとされています。

ＣＲＥＢ（cyclic-AMP response element-binding）結合蛋白は転写因子の一種で、ＤＮＡに結合しているヒストンをアセチル化しＤＮＡ転写を活性化します。ＣＲＥＢ結合蛋白は一八個のグルタミンを含み、このポリグルタミン部分は遊離したハンチントン蛋白質と反応し、結果としてＣＲＥＢ結合蛋白は本来はたらく場所である核の傍から細胞質へと引き離されてしまいます。ハンチントン蛋白質はこのＣＲＥＢの転写因子ドメインに結合してその転写活性を阻害します。病気で亡くなった方の脳ではＣＲＥＢ結合蛋白が非常に低下しています。動物にＣＲＥＢ結合蛋白を過剰発現させると死亡率が減ります。

脳には脳血液関門があり、白血球が入ってこないようになっています。白血球の代わりに脳内で免疫を担っているのがグリア細胞の一種ミクログリアです。ミクログリアはハンチントン病に深く関わっていることがわかりました。正常ではミクログリアは不活性の休止状態にあります。しかしいったん神経系に障害が起こると活性化して障害因子または防御因子を放出します。どちらに転ぶかは、周囲に活性酸素、グルタミン、蛋白分解酵素、毒性のあるサイトカインがあれば障害的に、一方、成長因子や防御的サイトカインがあれば防御的にはたらきます。このミクログリアのはたらきに両面性があるのはＴＧＦβの項（第２章参照）で述べた拮抗的多面発現性と同じと見なすことができます。またミクログリアが神経細胞に障害的にはたらく現象は、神経系の老化や退行性変化が神経細胞の「周辺の細胞や組織から」起こるという仮説に合います。

ミクログリア活性化はハンチントン病で亡くなられた方の線条体と大脳皮質に認められます。活性化したミクログリアは脳のイメージング検査でとらえることができます。ハンチントン病遺伝子キャリアーではまだ無症状の時期から活性化がみられ、その強さは発症までの時間と逆比例することがわかりました。また血液と脳脊髄液では炎症性蛋白が陽性でミクログリア活性化がうかがえます。

ハンチントン病の症状

ハンチントン病では大脳の基底核が侵され、運動や立ち居振る舞いが障害され、それらは「周囲を認識して行動するシステム」の障害と考えられています。基底核のうちでも線条体がまず侵され、黒質、大脳皮質のコラム円柱のうち三、五、六の神経細胞層、海馬、小脳、視床下部、視床の一部に及びます。運動は大脳から基底核への抑制がとれて始まるので、運動がぎごちなくなり意図しないのに運動が始まり、運動が目標点に至らなかったり、目標を過ぎたりしてハンチントン病に特徴的な舞踏病といわれる不随意運動・運動失調を呈します。精神運動性機能も障害されて身体が不安定になり異常な表情がみられ、吸う、嚥下する（ものを飲み込む）、話すといったはたらきが障害されます。

認知障害は進行性で、計画を立てる、その場に応じた対応、抽象的思考、規則に従うことなどが困難になります。他人の表情から不賛成の意向を推し量れなくなります。進行すると記憶障害が現れ、自身に関するエピソード記憶、手続き記憶、作業記憶など短期記憶から長期記憶に至るまで障害が及びます。記憶障害は進行すると痴呆に至ります。精神症状としては過剰の興奮性、無表情、不安、うつ、強迫観念などがみられ、アルコール中毒、賭博にふける、性への自制の消失がみられます。ハンチントン病の予防として遺伝子診断と対処についての相談、発症してからは上記の症状に対する対症療法と家族を含めてのケアが行われます。

■飲酒と脳梗塞

アルコールを飲むと尿がたくさん出ることは誰でも経験します。そのため飲酒では水分が十分に補給されているものと勘違いしがちです。しかし実際は、飲酒ではアルコール自体の利尿作用のため、飲んだ分以上に尿となって水分が排泄され、血液は濃縮し、脱水が起こります。脱水・

血液濃縮は、脳動脈硬化が進んでいる方で、血液が固まるか固まらないか微妙なバランスを保っている場合、血液凝固を促すようにはたらきます。脳の動脈硬化で動脈の内腔が狭くなっているところへ血の塊が付いて詰まってしまうのを、脳血栓症または脳梗塞といっています。

そういうわけで、飲酒した日の深夜や翌朝に脳梗塞が発症することがあります。これを避けるためには、めまいや一過性の手足のしびれなどの症状があるときは、まず飲酒を慎み、受診することが勧められます。また飲酒の際は水をなるべくたくさん飲むのが賢明です。

第6章
アルツハイマー認知症の病理と研究の現況

認知症を来す病気は、アルツハイマー病のほか、脳血管性認知症といわれる多発性脳梗塞、脳出血、また嗜銀顆粒性認知症、パーキンソン病の一種である、びまん性レビー小体病、皮質基底核変性症、進行性核上麻痺、前頭側頭認知症があります。それぞれ臨床的に違いがあり、進行も早く終末像に至るものから温和にとどまり、さほど問題にならないものまであります。その点、認知障害全部をアルツハイマー認知症という病名でくくって烙印を押してしまうのは誤りです。認知障害が起こったら専門家、専門の病院を受診することが大切です。ここでは典型的で重い病気のアルツハイマー認知症について述べます。

アルツハイマー認知症の病理

アルツハイマー病という名前は、最初の症例の臨床所見と病理所見を精細に記述したアロイス・アルツハイマー（一八六四～一九一五）の名をとって、上司にあたるエミール・クレペリンが精神医学教科書の中で命名したことに始まります。アロイス・アルツハイマーはアウグステ・Dという五一歳の初老期の女性が高齢者と同じ認知障害を示すことを初診時から不思議に思い、学術的に重要な症例になると気付いていました。アウグステ・Dの症状には記憶力の低下、時間空間の認識障害（失見当識）、嫉妬妄想、理解力の低下、失書、錯語、保続（同じことを続ける）がみられました。物の名前を読み上げた直後にすべての名前を忘れ、文章は意味をなさないアクセントで読み、書字では個々の音節を何度も繰り返し書き、錯語的表現、医師や介護者に対する異常な抵抗がみられました。アウグステ・Dは四年の経過後、褥瘡（床ずれ）に伴う敗血症で死亡します。

アウグステ・Dの脳の病理所見では神経細胞の大幅な減少を伴う大脳皮質の萎縮、神経細胞では特異な〝神経原線維変化〟が増加して細胞核が消失し、細線維の束のみが残った「細胞のなきがら」の像が大脳皮質の四分の一から三分の一にみられ、線維性グリア細胞の増殖、白血球に相当するミクログリアの増殖、大脳皮質全体の粟粒大の「老人斑」の増加が認められました。

今日アルツハイマー認知症にみられる病理所見は、高齢期のアルツハイマー型認知症にせよ、中年発症のアルツハイマー病にせよ、アロイス・アルツハイマーが記述した病理像と全く同じです。また病理組織像からだけでは老年認知症と中年に発症するアルツハイマー病との鑑別はできず、これらは連続した病気とされています。

日本では一九六〇年代まではアルツハイマー認知症は少なく脳血管性認知症が多かったのですが、最近は他の先進国と同じくアルツハイマー認知症が多くなってきました。アルツハイマー認知症は加齢とともに著明に増える特徴があり、罹患患者は世界で三〇〇〇～四〇〇〇万人、日本では現在約三〇〇万人と推定され、長寿社会で生じる最も困った問題の一つです。

なぜアルツハイマー認知症は加齢とともに増えるのか

説明としては、ハンチントン病にみられる系代伸長と表現促進現象 Anticipation のようなメカニズム、それに加齢に伴う他の危険因子の増加によると考えられます。加えてアルツハイマー認知症の侵す領域は進化上新しく、老化に対して脆弱であることが挙げられます。超高齢になるとアルツハイマー認知症は減ってくるので、これも説明する必要があります。これには超高齢になると自然選択圧がはたらかないとか、特に選ばれた人が残ったためなどといわれます。しかし何よりアルツハイマー認知症を決定付けるのは、この病気が後生殖期に発病し、不都合な遺伝子に原因するが、自然選択を受けないために生じる病気であるという事実です。そのため、原因が確定されても治療はハンチントン病でもわかるようにたいへんな難関であることが予想されます。

脳の老化とアルツハイマー認知症

高齢者アルツハイマー認知症の特徴は、脳梗塞など他の病気と重なる病変が多いことが挙げられます。視床や線条体など基底核に梗塞が発生すると症状が変わり、認知症の進行に影響します。さらに老化としての変化と病気そのものとの境界が近づき、臨床症状と病理所見の乖離が起こってくることが特徴として挙げられます。

アルツハイマー病のほか、中年に発症する認知症の一種に前頭側頭認知症という病気があります。この病気は行動異常や人格変化で発症し、記憶障害は後になって起こります。万引きや家宅侵入で警察沙汰となり、よく調べてみたらこの病気と判明することがしばしばあります。しかし早期に発見されても本人に病識がなくて治療を嫌がり、加えて本人の周囲や上司の決断がなく事故や不名誉な事件を起こすことがあります。

アルツハイマー認知症の病変の形態学的特徴は、アウグステ・Dの脳が示した老人斑、神経原線維、神経細胞の脱落の三つです。前の二つの老人斑と神経原線維変化はどちらもある程度年をとると、誰の脳に現われてもおかしくない形態学的所見です。つまりそれ自体は病的とはいえません。これががんの場合はがん細胞が一個でもみつかればがんと診断するのですが、それはがん細胞は病的だからです。

ここで認知症の臨床症状と病理所見について検討してみましょう。実はアルツハイマー認知症の神経原線維変化と老人斑の程度は必ずしも臨床的な認知症の症状とは並行しないのです。これに関連して前東京都老人総合研究所神経病理部水谷俊雄部長は健常脳とアルツハイマー病の脳の差を健常者の脳の萎縮という加齢変化の視点から追求しています。両者の間の決定的相違は萎縮のパターン、つまり神経細胞の脱落の仕方にありました。健常者の大脳、小脳、脳幹の萎縮の度合いを調べると発生で早く完成する脳幹と小脳は萎縮が軽く、それに引き換え大脳は萎縮が著しく、中でも発生学的に最も新しい前頭葉の萎縮が強く、一方発生学的に古い後頭葉は萎縮が軽いのです。このことはエントロピー増大に強い中枢の臓器という項で指摘した原則に沿っています。

ここで脳のはたらきと部位との関係について、おおまかに話しておきます。脳は脊髄の前身の神経管の末端が大きくなってできた器官です。脊髄につながるところに脳幹があり、呼吸と循環の中枢があります。その外側に海馬、扁桃核、視床、線条体（被殻＋尾状核）などの基底核があり、さらにその外側には大脳皮質があります。脳幹の後ろ、大脳の後ろ下側には小脳があります。

進化の歴史を反映する脳の発生

進化の歴史からいうと、原始哺乳類は恐竜の祖先と同じ原始爬虫類から進化を始めました。しかし進化のスピード差から恐竜の後塵を拝するようになり、一億六五〇〇万年にわたる恐竜全盛期には恐竜が眠っている夜のうちに活動せざるを得なくなります。その結果、脳の進化に採用してきた視覚を経由する路線をいったん脇に置き、嗅覚や聴覚を頼りとして、嗅脳や聴覚皮質を進化の路線とするようになります。

六五〇〇万年前、メキシコ・ユカタン半島北端に直径一〇㎞の小惑星が秒速三〇㎞以上で衝突し、超巨大津波が大陸を襲い、分厚い粉塵が長期間成層圏を漂い日光を遮り、地球は氷河時代に突入し、食物網の最上位にあった恐竜は絶滅します。恐竜の絶滅後生じたニッチ（生態的空地）に生き延びてきた哺乳類が進出し、今日の全盛期を迎えます。

進化でいったん採用した路線は個体発生においても踏襲されます。ヒトの認知・記憶・知能といった能力は、恐竜全盛期に採用した嗅脳相当の海馬、その周辺の神経核、および前頭葉・側頭葉、つまり、系統発生・個体発生上では新しい脳に頼っているので、老化を来しやすいのです。一方視覚に関わる大脳の後頭葉は前頭・側頭葉より進化上古いため老化に際して萎縮が軽いのです。ちなみに外界から受ける刺激の中でも視覚から入る刺激がいかに強いかは、開眼、光刺激で脳全体の活性化が脳波でみられること、感受性の高い子どもが光刺激の強いテレビやゲームで時にけいれん発作を起こすこと、死体や血を見ると気分が悪くなる人がいることなどから、もっともとうなずけます。

脳における機能の分業

海馬は外界からの刺激、経験、学習で得た記憶をまずここで蓄え、一部を大脳皮質へ送って固定化します。情動や身体感覚を担っているのは扁桃核です。情動は泣く、笑う、怖がるといった人間の心の身体的反応です。情動は生物としてのより根源的な反応で、この情動に個々人の経験や感じ方が加わって、各人の主観的な感情になります。人間の行動や意思の中枢は線条体を含む大脳基底核で、やる気や行動規範を担っています。人が何か行動を起こそうとするとき、価値に基づいて意思を決定し、行動を選択するのはこの部分です。小脳は運動を調節するはたらきを持ち、空間でバランスを微妙に取らなければならない鳥では著しく発達しています。そのほか小脳は扁桃核とつながり、感情系と運動系を結び付けるはたらきをしています。

情動の中枢・扁桃核

扁桃核は情動反応の処理とその記憶において中心的な役割を演じています。周囲の神経核と連絡して、交感神経の活性化、反射亢進、恐怖の表情の信号発信、神経伝達物質放出の信号発信をしています。恐怖などの強い情動は繰り返されるうちに、神経細胞の活動電位が高止まりする現象、長期増強（ＬＴＰ long term potentiation）（図６―１）によって長期記憶化されます。ｆＭＲＩによりヒトの扁桃核は精神状態に強く関わることがわかってきました。仏僧が瞑想に入ると

図6－1　長期増強

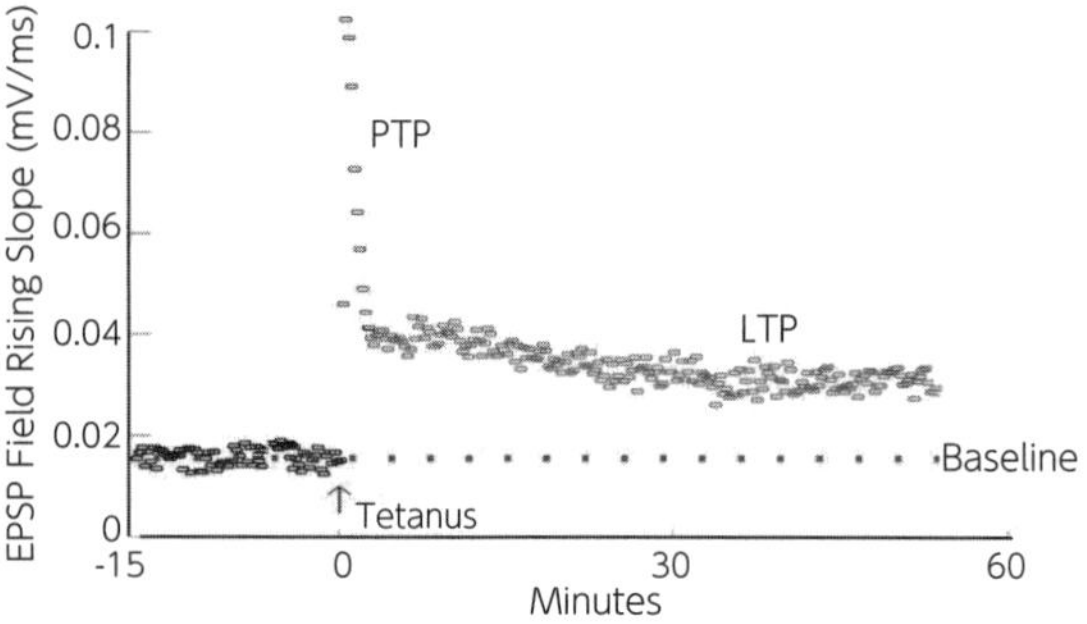

刺激が加えられると活動電位（PTP）が生じる。続いて刺激が加えられると活動電位は高止まりし（LTP)、これを長期増強といい、短期記憶が長期記憶に変換される機序と考えられている。

（The GNU Free Documentation License による）

扁桃核を含む大脳側頭葉の島部が活動するのが認められます。

芸術家は一般人に比べて扁桃核が大きく、θ波という長い波長の脳波を生じ、波に同期したニューロン活動は側頭葉皮質のシナプスの可塑性を強めます。これはエピソード記憶と意味記憶（言語性知能）を強めると考えられています。社会的活動家は扁桃核が大きく、社会的連絡網において他人の顔を覚え協力的であるなど、感情的な知能が優れていることに相応します。一方うつの人が恐怖感を覚える場合、この扁桃核の過剰な活動がみられ、抗うつ薬で正常化します。双極性障害（躁うつ病）では扁桃核と海馬が小さく、自閉症の研究では扁桃核との関係が指摘されています。ホモセクシュアルではヘテロセクシュアルに比べて、左右の扁桃核のサイズ、活動度が異なることが報告されています。

プラトンの心の考え方

プラトン（ＢＣ四二七〜三四七）は自らの哲学に従い、心の座を三つに分けています。彼は人間を三種類に分類し、第一は金銭によって買い得る快楽を欲する人、第二は戦士のように名誉を欲する人、第三は知恵や知識を欲する人です。これを人間の心に当てはめれば食や性といった欲望的部分、情熱や闘争といった気概的部分、それに知を求める理性的部分になります。プラトンはそれぞれを脳脊髄の異なった部分に割り当て、しかも階層性があると考えていました。プラトンによれば完全な幾何学的図形は球であり、その球形をした頭がわれわれの身体の上にあるのならば、そこに宿るものは最も崇高な知性でなくて何であろうかというわけです。先にＦＯＸＰ２の項で述べた、報酬系といわれる線条体を含めて上記の海馬、扁桃核の脳のはたらきへの関与は一九九五年頃からさかんになった脳科学の進歩で明らかになりました。それは図らずもプラトンの心の考え方を裏書きしているように思えます。

精神疾患は脳科学の格好の研究対象ですが、プラトンが考えた心の座で最上位の〝知能〟は統合失調症や双極性障害（躁うつ病）を克服することができます。その例としては、統合失調症を高い漢文の素養で克服し数々の傑作を残した夏目漱石や、双極性障害を利用して詩作、小説に活かした斎藤茂吉、北杜夫の例が挙げられます。

ちなみに精神病研究の究極の目標で動物実験ができない統合失調症は、古い脳と新しい脳との相克、調和の乱れから生じると考えられています。統合失調症の患者さんは言い知れぬ強い恐怖に苛まれることがあり、また「自明性の喪失」、すなわち普通の人が当たり前にできたり感じられることが、そうはいかず、その点が生きづらさの中心となっています。この点で、統合失調症と共通していると指摘されているアスペルガー症候群の子どもたちにも、言い知れぬ強い恐怖感の訴えがみられます。精神科医や発達障害の子どもたちを扱う先生方のうちには、この恐怖感は、恐竜全盛時代に哺乳類の先祖が味わってきた恐怖感が刷り込まれ、フラッシュバックが起こると直感される方々がいます。

■統合失調症と加齢

統合失調症は若壮年期に発病し、脳の発生・成長と密接に関連する病気です。統合失調症を長く診ている精神科医は、多彩な症状を呈したり、かたくなに周囲を拒絶し続けたりする患者も、長期の経過をみていると、多くの場合、症状が改善するのを経験します。統合失調症は高齢になると、一般に幻覚・妄想も含めて症状は軽減、消失の傾向を示し、精神状態が落ち着いてきます。この症状の鎮静化に注目した研究では、病前性格と病的過程の相克という見方から、ある時期に人格が再統合されるため、病像として改善すると指摘しています。鎮静化は必ずしも老化とは関係なく、若年者にも起こる現象であることも特記すべきです。

典型的な若壮年発症の統合失調症とは別に、老年期になって初めて統合失調症のような状態を呈する場合があります。多くは隠れていた統合失調症が何らかの機会に明らかになる場合か、またはもともとあった性格異常が顕著になる場合です。

■乱数の想起と脳の秩序

統合失調症では任意に乱数を言ってもらう検査があります。具体的には〇～九の一桁の数をできるだけ「でたらめ」に一分間書いてもらいます（乱数はそれまでの数列から次の数が予測できないものをいいます。乱数はサイコロを投げても作れますが、コンピュータではある方程式を使って、つまり「秩序」から乱数表を生成させます）。病状が悪化すると数字が偏り、乱数が書けなくなります。カオス理論では単純な方程式（秩序）の初期値をわずかに変えるだけで「周期的変動」や「カオス」が生じます。「脳の秩序」が保たれていないと、逆に乱数の想起ができない現象は、このカオス理論によく合います。

進化上新しい脳から始まるアルツハイマー認知症の病変

アルツハイマー認知症で起こる病変は、記憶、言語、知能などヒトを特徴付ける、進化上新しい部分とそれに接続する古い部分に系統的に起こります。部位でいうと大脳新皮質連合野、マイネルト基底核、海馬、海馬と新皮質を結ぶ側頭葉の嗅内皮質、中隔、それに扁桃核に相当し、これらの部位にはアルツハイマー病ばかりでなく、認知症を起こしてくる前頭側頭認知症、ダウン症でも共通して病変がみられます。

大脳皮質に起こるコラム円柱神経細胞の層状脱落

大脳皮質では六つの神経細胞が縦に連なった単位で発生します。これをコラム円柱といい、機能的にも一連の単位としてはたらきます。高齢健常者の萎縮がみられる大脳皮質では表面積は減少していきます。しかしこの六つの神経細胞層からなるコラム円柱は保たれ、厚みは変わりません。高齢健常者ではコラム円柱単位に神経細胞の消失が起こりますが、残ったコラム円柱が機能を保って障害を来さないと考えられます。一方、認知症の脳では、重量は多くの場合健常者の脳と同じですが、大脳皮質のコラム円柱の六層のうちの第二、第三層の神経細胞の層状脱落が起こり、コラム円柱としての機能の障害がうかがえます。また、広範に脳の萎縮がみられる「アルツハイマー病」ではこの層状脱落が大脳皮質に広く観察されるのに対し、「アルツハイマー型老年認知症」では、この層状脱落が側頭葉の最内側にある「海馬傍回や、内側後頭側頭回の皮質にかぎられる」点が異なります。この章のはじめに述べたごとく、高齢になってから発症するアルツハイマー型認知症と中年発症のアルツハイマー病は、現在同じと一括されていますが、病気という観点から、この考え方に以前から疑問を持つ臨床医や神経病理の研究者も居り、事実このように病変の広がりには差がみられ、かつのちに述べるように臨床診断と病理診断を突き合わせたとき、このように両者を区別する見方は依然として有用なのです。

このような大脳皮質の神経細胞の層状脱落に相当する変化は、海馬や扁桃核など神経細胞が集合した神経核にもアンバランスな神経細胞の脱落としてみられます。

脳の量子力学的研究（量子場理論）の成果によると、脳の記憶の実体は水双極子（一対の電荷の正負の異なる要素）の凝集したもので、一つの神経細胞より大きく、いくつかの細胞にまたがっているとされ、記憶の永続性、連想性、想起性という特徴がコラム円柱に基づくとされています。層状の神経細胞の脱落がなく、コラム円柱が高齢健常者で保たれていることは、加齢において脳のはたらきを保つためには重要な所見です。

コラム円柱神経細胞の層状脱落がアルツハイマー認知症の中核をなす病変である、という考え方は神経細胞が病的な死を遂げた場合にみられる変化でも確かめられます。皮膚でいうと火傷や怪我の跡、瘢痕に相当する変化が、神経細胞が脱落した跡にみられます。傷をアストログリア細胞が修復した跡には線維性グリア細胞や白血球相当のミクログリアの増殖がみられます。アストログリアは、脳にもともとある細胞で神経細胞の代謝や免疫のはたらきがあり、中でも重要なのは傷の修復です。アストログリアは、脳の病気ではさかんに突起を伸ばしてグリア線維を作っていますが、健常高齢者では何も反応しない静止状態にとどまります。

高齢になれば誰でもアルツハイマー認知症になるのか？

加齢にしたがう老人斑および神経原線維変化の出現頻度を統計的に調べると、加齢と関係なく老人斑・神経原線維変化は全くみられない例が非常に多く、海馬や海馬傍回といったこれらの変化が最も出現しやすいところでも、また視覚刺激が投射される後頭葉の鳥距皮質のように出現自体が極めて稀なところでも同じでした。老人斑・神経原線維変化の分布は、ゼロの例が断然多く右下がりに加速度的に頻度が減少していくパターンでした。水谷俊雄博士の著書『脳の老化とアルツハイマー病』にあるこの分布図をみると、ちょうどべき乗分布［$y=ax^{-n}$］に該当すると思われます。さらに老人斑・神経原線維変化は八〇歳代が最高で一〇〇歳代ではやや低下していました。

一方、よく知られているように、高齢になるにつれ、脳の神経細胞の総数は減っていきます。この場合、全体としての神経細胞数の分布は正規分布を示します。アルツハイマー認知症に起こる神経細胞数の減少は、「量的」にはこの分布の中に含まれるのですが、前述のごとく、神経細胞の層状脱落という「質的変化」が起こっていることが、病気の本質なのです。

つまるところ、老人斑および神経原線維変化の出現頻度はべき乗分布を示し、ゼロの例が断然多く、誰でも年をとれば認知症になるかというと、そうではないのです。

水谷博士は大脳皮質神経細胞の層状脱落という変化を重視したアルツハイマー認知症の診断基準を作ります。これにしたがうと病理診断の臨床診断との一致率は九〇％以上になりました（第13章で述べるごとく、臨床診断正診率は、理論的に八五％が限界と統計学者が指摘しているので、非常に優れた一致率です）。その診断基準は、大脳皮質で神経原線維変化、老人斑が正常の上限を超えて多数出現していること、記憶に重要な役割を果たす左右の側頭葉内側部海馬傍回、内側後頭側頭回に神経細胞の層状脱落があることです。

この条件を満たす患者さんは生前典型的な認知症の症状を呈しているのが常です。一方、神経細胞の脱落がない患者さんの四分の一は生前認知症の症状がありましたが、残り四分の三は全く認知症の症状がなかったのです。また逆にアルツハイマー認知症と臨床診断されたものの、海馬のごく限られた場所に神経原線維変化が出現、老人斑は正常上限を超えない程度、皮質神経細胞の層状脱落はないという一群も見つかりました。

つまるところ、臨床と病理が全く一致するかといえばそうではなく、まだまだ難問が横たわっています。しかしここに解明の鍵があるともいえるのです。若年発症の認知症では臨床経過も病理所見も典型的で、その解釈はすっきりしていますが、高年発症の認知症では老年性変化と病気本来の病理的変化の境目がどんどん狭まり、上述のような境界に属すると思われる例が増えているのです。

アルツハイマー認知症にかぎらず他の病気、例えば動脈硬化やがんにおいても、臨床経過と病理所見を対比してきた私を含む臨床家が不思議に思うことは、患者さんが亡くなられ死後の病理所見を前にした場合、なるほど進んだ病気があるから死は当然としても、生前の患者さんのはたらきは病理所見を超えると思えるほどよかった、と感じることです。

ナン・スタディ

ナン・スタディは、一八三三年に創設されたノートルダム教育修道女会というローマカトリック教会に属する国際的修道女会の協力を得て、一九八六年に始められたアルツハイマー認知症を主とした追跡研究です。修道女は入会する前の教育の記録があり、入会してからは厳格で禁欲的な同一のライフスタイル、医療管理も同一であり、疫学研究にはたいへん理想的な対象です。ナン・スタディは詳細な個人の情報、危険因子の重さ、加齢との関係、死後の脳の解剖と併せた貴重な研究結果が報告されています。高齢になるほど認知症の発症は従来の疫学的調査と同じく増加しますが、九〇歳以上では発症は減少に転じ、一〇〇歳以上では脳梗塞、認知症を含む脳の病気が少なくなります。危険因子の影響は従来の報告と同じですが、アポE4遺伝子多型が二つ重なっていても発症しない例がみられます。そのほか認知症の危険因子としては、動脈硬化促進因子である血中ホモシスティン濃度の高値、次に述べる入信時に書いた自伝の言語学的意味密度の低値が関係していました。

文章の言語学的意味密度とは、言語処理能力を反映し、通常その人の教育程度、全般的知識、語彙、読解力と関係します。ただし修道女は高学歴の人が多く、この場合教育レベルとは関係しませんでした。入会した平均二二歳の時の自伝の言語学的意味密度が実に五八年後における認知症になる、ならないを予測できることになります。この結果から、幼時からの本の読み聞かせなどによる、言語能力の発達は認知症への抵抗力をつけ、この病気になりにくい素質を育てるように思えます。

老人斑と神経原線維変化の研究

一九九〇年代から老人斑と神経原線維変化について分子レベルの研究がたいへん進みました。老人斑、神経原線維変化は、ともに蛋白質の異常な凝集が起きて神経細胞の内外に溜まってしまう病変です。この変化は蛋白質の異常により起こります。

老人斑は大脳皮質の神経細胞のシナプスの跡にできます。細かい糸くずが円形に集まった構造

図6－2　老人斑と神経原線維変化

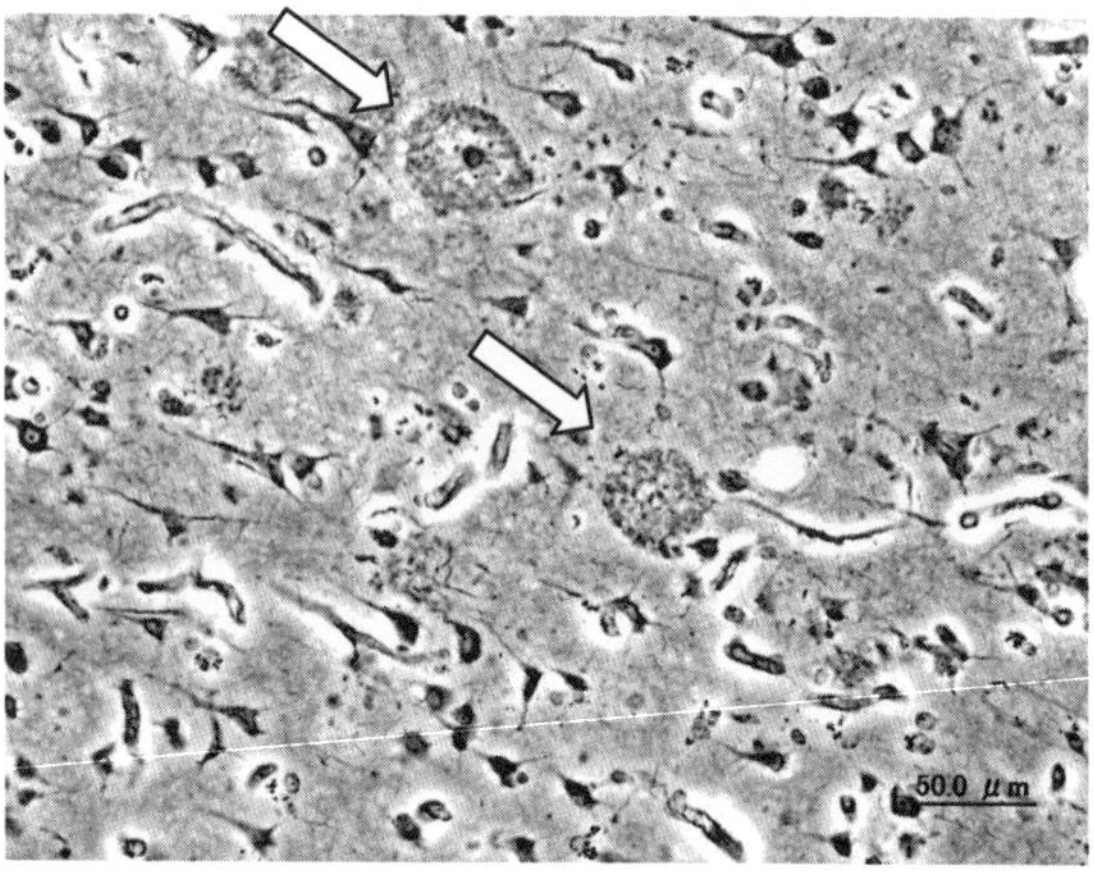

矢印で記した「しみ」のような像が老人斑。上の老人斑は芯を認める。散在するオタマジャクシのような格好の像が神経原線維。

を示し、典型的な老人斑では中央に丸い、銀によく染まる（嗜銀性）塊があり、芯と呼んでいます。芯はアミロイドベータ（Aβ）という物質で、電子顕微鏡では直径八～九nm（ナノメートル）の線維です（図6―2）。

アルツハイマー認知症の遺伝子の研究には、少数ながら見つかってきたある家系に濃厚に起こる家族性アルツハイマー病が非常に参考になります。具体的には、次に述べる老人斑形成に関わるアミロイド前駆蛋白質（APP Amyloid Precursor Protein）およびAPP分解に関わるセクレターゼと、プレセニリン神経原線維変化のもとになるタウ蛋白、それにアポEリポ蛋白遺伝子多型が話題の

図6－3　アミロイド前駆蛋白質からＡβを生じるメカニズム

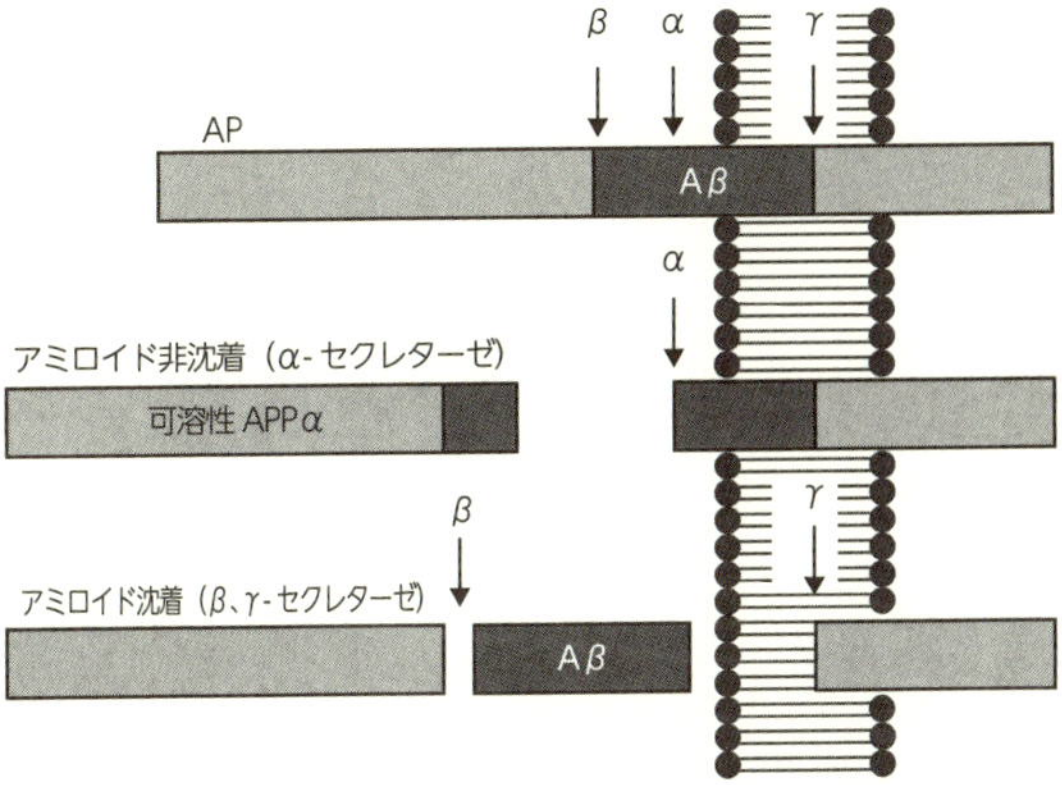

アミロイド前駆蛋白質（APP Amyloid Precursor Protein）のαセクレターゼによる切断は可溶性のAPPαをもたらすが、βセクレターゼ、次いでγセクレターゼによって切断を受けるとアミロイドベータＡβが細胞膜の外側に沈着する。細胞膜（数珠と髯の二重層）との位置関係に注意。

中心です。

Ａβには Ａβ40とＡβ42の二種類があり、Ａβ42のほうが老人斑を作りやすく、次に述べるダウン症ではＡβ40より先に増加してきます。Ａβは細胞膜を貫通して存在するアミロイド前駆蛋白質が異常に分解されて生じます。アミロイド前駆蛋白質のはたらきは神経細胞の成長に関わっているとされ、α、β、γセクレターゼという酵素がこのＡＰＰの分解に関わっています。γセクレターゼの一族のプレセニリン1および2は家族性アルツハイマー病で変異が認められ、ＡＰＰ切断に関係し、Ａβ42をもたらします（図6―3）。

アミロイド前駆蛋白質ＡＰＰの遺伝

子は、二一番染色体および一四番染色体上に位置し、ダウン症ではこの二一番染色体が二本の代わりに三本あります。ダウン症では四〇歳前に老人斑が生じてアルツハイマー病を発症します。これに関連して、アルツハイマー認知症の家系ではダウン症の頻度が一般人口に比べて多いと報告されています。

老人斑はシナプスの跡、主に細胞の外にできるのに対し、神経原線維変化は神経細胞内部にできる嗜銀性（銀によく染まる）構造物です（図6―2）。電子顕微鏡の下では異常な二本の螺旋状線維（PHF Paired Helical Filament）として認められます。PHFは極めて水に溶けにくく精製して研究するのにたいへん難渋しました。PHFの研究が進んだのは井原康夫教授のグループがダウン症の脳にPHFの抗体をかけてみたら、抗体と激しく反応する成分を発見したことに始まります。これは分子量約五万でタウと呼ばれる蛋白質であることがわかりました。

タウのはたらき

微小管は細胞内蛋白質輸送の線路に相当します。微小管の連絡網は植物から動物に至るあらゆる細胞に存在しますが、タウは神経細胞にしかなく、しかも大部分は軸索近位部（図4―1参照）に分布しています。ここでタウは〝遊離した短い微小管〟に結合し、遊離した短い微小管はナトリウムやカリウムイオンを出し入れするイオンチャンネル蛋白質の開放に関わり、神経細胞の興奮

図6－4　軸索近位部における、タウと遊離微小管、膜との関係

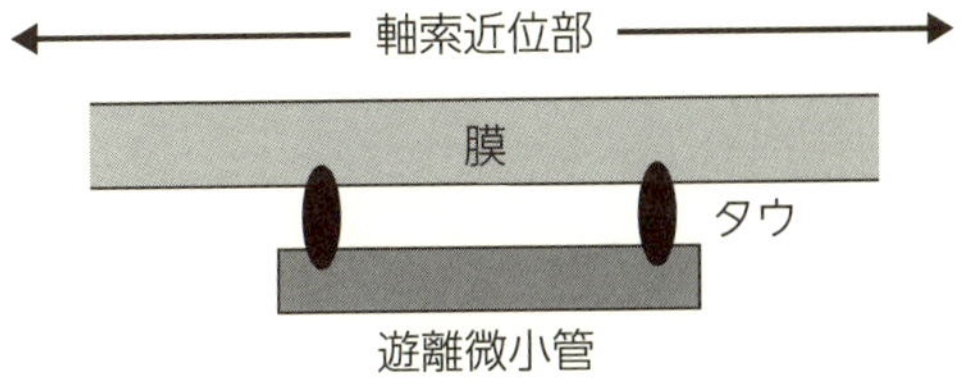

強い陰性電荷を帯びた遊離微小管はタウと結合して安定化し、タウはさらに膜と結合し、イオンチャンネル開放活動を緩和する。

性を制御していると考えられています（図6―4）。刺激が伝わり、軸索近位部で膜電位が閾値を超えて生じる活動電位を適当に制御するのが、タウと遊離微小管の役目と考えられています。膜に結合したタウは、遊離微小管の陰性荷電を中和し、ナトリウム・カリウムチャンネルの過分極を防ぎ、チャンネル開放活動を緩和します。

軸索は、タウリン酸化が起こらないよう脱リン酸化活性を持っています。一方、神経細胞本体や樹状突起にはタウの分布は非常に少なく、またタウリン酸化を防ぐ脱リン酸化活性も低いのです。遊離したリン酸化タウは樹状突起・軸索近位部に認められ、遊離したリン酸化タウが軸索近位部に由来する考えを支持します。タウは五つのチロジン残基を持っており、胎児ではタウのリン酸化がみられ、タウリン酸化が発生成長においては正常なはたらきを持っていることを意味します。

元来、タウは非常に水に溶けやすいのですが、なぜＰＨＦを形成して不溶化するのかが問題です。ＰＨＦ・タウはリン酸化される主要なセリン・スレオニン残基が一〇ヶ所あります。タウ蛋白リン酸化酵素（ＴＰＫⅠ、Ⅱ）は、このうち八つの残基をリン酸化しますが、この部位のリン酸化は微小管との結合に影響します。一方、微小管自体が何らかの原因で減ってしまうとタウの微小管と結合する部位がむき出しになってタウ同士で重合する可能性もあります。八つのセリン・スレオニン残基のうち二つの残基はＴＰＫⅠ、Ⅱで特異的にリン酸化され、実際アルツハイマー脳の神経原線維ではこの部分がリン酸化を受けています。この一方アミロイドベータ・Ａβ42は、酸素からＡＴＰを合成するミトコンドリアのエネルギー合成回路のピルビン酸脱水素酵素・ＰＤＨのリン酸化を招いてその活性を妨げ、エネルギー源としてのＡＴＰ産生を障害し、神経伝達物質アセチルコリンを減少させ、ＴＰＫⅠの合成増加を通じて過剰のタウリン酸化を促し、タウと微小管との結合を阻害します。Ａβは普通毒性がないのですが、その溶液を半日ほど撹拌する（液体の中で揺する）と、凝集してアミロスフェロイドという非常に細胞毒性の強い楕円体を形成し、これがアルツハイマー脳では増加しているのが認められます。一連のアルツハイマー病の病因としての老人斑と神経原線維変化がいかに生じ、神経細胞死を来すかは、その相互関係を含めて解明されつつあるといえます。

タウが異常沈着する病気をまとめてタウパチーといっています。抗タウ抗体免疫染色で検出すると、アルツハイマー認知症のほか、前頭側頭認知症、進行性核上麻痺、皮質基底核変性症、嗜銀顆粒性認知症に異常沈着したタウを認め、認知症を来すこれらの疾患の共通項であることが認められます。また慢性的に脳に外傷が加わるボクサーやフットボールプレイヤーでは挫傷部位である大脳皮質表層、前頭側頭葉、脳溝、血管周囲にＰＨＦ沈着、半数以上にアミロイドベータ沈着、老人斑を認めます。

分子モータースーパーファミリー

神経細胞のいちばんの特徴は、多数の樹状突起と一本の長い軸索があり、神経細胞一個あたり一〇～二〇万個のシナプスを通じて相互に豊富な連絡網を形成していることです。神経線維の長さは一ｍ余になることがあります。神経細胞においては、蛋白質合成のかなりの部分は神経細胞本体で行われ、軸索、樹状突起、シナプスへ向けて輸送されます。微小管という線路の上を、社会における鉄道のように、細胞本体で製造された膜小体、蛋白質、メッセンジャーＲＮＡは、それぞれ特異的に担がれるキネシンとダイニンという〝分子モーター蛋白〟により、ＡＴＰ（アデノシン三リン酸）をエネルギー源として運搬されます。これら分子モーターは本来の輸送のはたらきばかりでなく、その遺伝子自体が信号伝達機構に組み入れられて脳の配線、神経細胞の可塑性、アポトーシス、高次脳機能、がん化の抑制、発生するとき身体の左右方向の決定など、神経系の発生成長に関わり、アルツハイマー病、ハンチントン病にも関係していることがわかってきました。

アポトーシスはプログラムされた細胞死で、細胞が丸くなり、核が凝集し、ＤＮＡがヌクレオゾーム単位に断片化する過程をとって細胞が消えていきます。アポトーシスはいったん作られた組織・細胞を用が済んだらリサイクルするシステムといえ、オタマジャクシのカエルへの変態はその一つの例です。がん化した細胞もこの機序で取り除かれます。免疫系や神経系の発生成長に際してはアポトーシスがふんだんにみられます。これは免疫ダーウィニズム、神経ダーウィニズム相当といえます。

この分子モーター蛋白質による輸送の様子は、下村脩博士が発見した緑色蛍光蛋白（ＧＦＰ green fluorescent protein）を付けたキネシンが軸索の中を動いていく様子でよくわかります。それによると輸送は順行、逆行の両者があり、またその速度も急行、鈍行といろいろです。キネシンとダイニンは筋肉の収縮の項（第２章参照）で述べたミオシンと同じように二つの頭がありブラウン運動することによってその頭が交代に微小管と結合し、ＡＴＰによってその結合が解かれ、歩くように次の微小管に結合し移動します。一部のキネシンは一本足ですが、分子の一部がもう一つの足の役目をしていると考えられるふしがあります。微小管はその基本要素であるチュブリン蛋白が正負の電荷の極性を持つので、一部を除いてキネシンの移動に方向性を与えます。

キネシンの一族の中には、その遺伝子の欠損したマウスを作ると、シナプス形成が不十分で生後一ヶ月で死亡する種類のものがあります。一方過剰発現させると記憶学習能力を向上させることができます。ハンチントン遺伝子（HTT）の輸送やリン酸化はキネシンと関係しています。アミロイド前駆蛋白質APPもキネシンにより軸索輸送されるので多数の研究がなされていますが、アルツハイマー認知症との関係についてはまだ一定の結論が得られていません。

認知症の危険因子・アポリポ蛋白E

ナン・スタディでは、アルツハイマー認知症になりやすい危険因子として、血中ホモシステイン濃度、入信時に書いた自伝の言語学的意味密度の低値が有意でした。現在知られている認知症の危険因子は、

①動脈硬化の危険因子、つまり脂質異常、高血圧、糖尿病、肥満、全身性の炎症、前述の高ホモシステイン血症、喫煙

②頭部外傷

です。それらに増して危険因子としてのデータが確かなのが

③アポリポ蛋白E（アポE）の遺伝子多型

です。

遺伝子多型とは、遺伝子を決めるDNAのセットにおいてATGCの非同義置換が起こり、一部のアミノ酸が異なる蛋白質を生じる場合をいっています。非同義置換で起こるアミノ酸の違いは、生じる変異蛋白質にかかっている機能的制約によって、生存できない場合から優れた系統が生まれる過程の一つになるなど、いろいろな程度の影響をもたらします。遺伝子多型という場合は、ほぼ同じ機能ながら、生じる蛋白質のはたらきが微妙に異なる状態をいっています。この微妙なはたらきの差は、アポEリポ蛋白遺伝子多型の場合、認知症になりやすいかどうかに影響しています。生殖期以前にこの遺伝子多型の影響が出る場合は、自然選択がかかって有利なものが残り、不利なものは淘汰されますが、生殖期以降に影響が出る場合は、不利な遺伝子多型でも子孫に伝わります。DNA二重螺旋では、両親からDNA単鎖を一本ずつもらう勘定になりますから、非同義置換では単鎖DNAの片方または両方に起こる二つの場合を生じます。

アポリポ蛋白のはたらき

アポリポ蛋白は、疎水性のコレステロールなどの脂質を包み込み、アポリポ蛋白の表面にある親水性のアミノ酸を介して水に溶けて脂質を輸送します。細胞膜にはアポリポ蛋白の受容体があり、輸送されてきたアポリポ蛋白・コレステロール複合体をとらえ、細胞内へ取り込むはたらきをしています。アポリポ蛋白・受容体・輸送される脂質は各々特化した組み合わせを持っています。

アポEのはたらき

アポリポ蛋白の一種、アポリポ蛋白Ｅ（アポＥ）は、肝臓により全体の四分の三が合成され、腸から吸収された中性脂肪やコレステロールを肝臓へ輸送し、他方、全身に分布するマクロファージ（大食細胞）もアポＥを合成してアポＥ・ＨＤＬ（高比重リポ蛋白・善玉コレステロール）複合体を作り、末梢から肝臓へコレステロールを逆輸送しています。アポＥの脂質輸送能は動物実験から抜群に高いことが確かめられています。この優れた脂質輸送能、およびアポＥ・ＨＤＬ複合体がL-アルギニン：ＮＯ（一酸化窒素）経路経由で動脈硬化のきっかけとなる血小板凝集（第13章のコラム「血のかたまりやすさと動脈硬化」参照）を強力に阻害する能力の二点から、アポＥは動脈硬化に強く関わっていると予想されます。アポＥは主にＥ2、3、4の三つの遺伝子多型があり、両親から一つずつ受け取る結果、三×二＝六通りの組み合わせがあります。この遺伝子多型の中ではアポＥ3の頻度が最も高く、標準的とされています。

アポＥリポ蛋白遺伝子は一九番染色体上に存在します。家族性アルツハイマー認知症ではこのアポＥ4保持家系と、二一番染色体・一四番染色体に位置するアミロイド前駆蛋白質ＡＰＰ変異の家系が重なっている場合が認められます。

脳のコレステロール代謝とアポE

脳のコレステロールは、全身のコレステロールの量のほぼ八〇%を占めます。生後まもない時期を除いて、脳のコレステロールは脳自身のオリゴデンドログリアなどグリア細胞により合成されます。脳のコレステロールの収支は輸出超過で、アポEとの複合体は脳脊髄液経由でおよそ一〜二㎎/日、24S—ヒドロキシコレステロールの形では四〜六㎎/日の速度で脳血液関門を通過して、血中に流出します。ちなみに脳の24S—ヒドロキシコレステロール濃度は、他の臓器の三〇〜一五〇〇倍に上ります。

肝臓には、アポリポ蛋白Eの受容体があり、この受容体への親和性は、アポEの多型によって異なり、アポE4・脂質の複合体は、アポE2、アポE3との脂質複合体に比べて早く血中から除かれるので、アポE4保持者では血中、脳脊髄液、脳内のアポE濃度は低くなります。アポE4は動脈硬化を促進するようにはたらきます。疫学上、アポE4の頻度はEUにおいては北から南に向かって低下し、心血管疾患の頻度の低下傾向と一致します。アポE多型は民族差があり、分岐年代が推定可能など進化の跡が認められますが、なぜ分布が変わってきたかは根拠が定まっていません。

表6－1　アポEリポ蛋白対立遺伝子ε2、ε3、ε4の家族性アルツハイマー認知症および正常対照での分布(Strittmatter WJ, et al. 1993)

家族性アルツハイマー認知症166染色体、正常対照182染色体についての統計

アポE遺伝子	ε2	ε3	ε4
正常	10%	73%	16%
認知症	4%	44%	52%

認知症ではアポE4ε4（allele 対立遺伝子：2本鎖DNAの一方にある遺伝子）を持つ人の割合が正常に比べて多く、アポE2ε2では少ない。アポE対立遺伝子εでは2ヶ所でアミノ酸残基非同義置換（システイン cys またはアルギニン arg）が起こり、主に3種類の対立遺伝子ε2（cys-cys になる)、ε3（cys-arg)、ε4（arg-arg）を生じる。子どもは、両親からそれぞれDNA単鎖上にあるε2、3、4遺伝子を1組ずつ受け取り、表6−2に示すように6種類（2/2、2/3、3/3、2/4、3/4、4/4）のアポE遺伝子多型を生じる。4/4ではアポE4ε4が2/4、3/4に比べて2倍量生じる。

アポE遺伝子多型と認知症

アポE遺伝子多型を一般人での分布と家族性アルツハイマー認知症での分布で比べると、アポE4ε4対立遺伝子・allele（表6—1）を持っていると認知症になりやすく、ε2ではなりにくい傾向があるといえます。

さらに高齢発症に限定した家族性・孤発性アルツハイマー認知症の家系全員のアポE遺伝子多型の調査をみると、アポE4の影響はさらに著明です（表6—2）。

表6—2は家族性・孤発

表6－2　高齢アルツハイマー認知症家系におけるアポE遺伝子多型の分布（Corder EH, et al. 1993）

発症年齢68～84歳、家族性46家系を含み、90%以上の病理解剖率をもって確かめられた症例

アポE多型	2/2	2/3	3/3	2/4	3/4	4/4	計
人数	0	16	77	5	113	23	234
認知症の占める%	0	18.8	20.8	20.0	47.8	91.3	40.6

経過をみると、アポE4ホモ（4/4）では80歳までに100%近く認知症になる。一方アポE2、3でも発症がみられる。発病するかしないかは確率的な問題で、アポE4があるからといって全員認知症になるわけではない。

性を問わず、高齢発症アルツハイマー認知症の「家系全員」の高齢者を調べたもので、家族性アルツハイマー認知症では八〇%、孤発性では六四%の例がアポE4遺伝子を一つ以上持っています。全体としてみると、アルツハイマー認知症ではアポE4保持者が半分以上を占めます（アポE4を二つ持っている人の分だけ人数が減ります）。なお、この家系全員の調査で、認知症を発症していない人のアポE4保持率は三一%です。ちなみにアポE多型は民族差があるので、他の報告での数字をみると、正常者のアポE4保持率は一〇～一六%、アルツハイマー認知症では一九～四二%に上っています。

アポE4を持っている人は、脳の外傷からの回復が遅い、サッカー、ボクシングなど接触するスポーツで後遺症が多い、高齢運転者では交通事故が多い、八〇歳以上でIQが低いといわれており、一方

逆にアポＥ２は一〇〇歳以上の長寿者に多い、八〇歳以上の高齢者で知的機能が高いともいわれています。なおアポＥ２では有利なことばかりでなく、五％以下の人で稀な脂質異常症を来すことがあり、アミロイド血管症が起こりやすく、これから脳出血を起こした場合、出血のサイズが大きくなる事実が認められます。

なぜアポＥ４は認知症の危険因子になるのか？

脳には、血中で脂質の輸送に関わっているアポＡ１、アポＢ、アポＣ１がなく、脳内のコレステロール輸送は、アポＥが担っています。アポＥはアストロサイトで合成されます。脳アストロサイトによるアポＥの合成は、肝臓での合成の三分の一に相当する量に上ります。アポＥは神経細胞のシナプスの可塑性と密接に関連していて、障害を受けた末梢神経や神経細胞の残骸からコレステロールを回収する役割を果たし、アポＥ２、３のアルツハイマー脳では海馬、海馬傍回の神経細胞の喪失を補うべく、歯状核などに旺盛な再生活動がみられるのに対し、アポＥ４アルツハイマー脳では、そのような動きはみられません。

アポＥ４では一一二番目のアミノ酸残基がアポＥ３のシステインからアルギニンに換わっているのですが、脂質と強く結合する部位からは離れているので物理化学的に脂質結合能は不変とされています。アルツハイマー脳では、アポＥがアミロイドベータを伴って血管周囲のアストロサイトに存在します。アポE2、3、4とアミロイドベータとの親和性には違いがあるとみられますが、まだ一致した実験結果が得られていません。

アポE・アミロイドベータ複合体は多様性があり、そのため、測定法によって結果に差が生じると考えられ、アミロイドベータが少数重合したオリゴマー・oAβを測定すると、アポE4との関係が明確になるとの報告があります。いずれにしても、アポEは細胞外に生じるアミロイドベータの処理に関与していると考えられ、ここにアポE4のはたらきが影響し、認知症発症の危険因子となっていると推定されています。

高脂血症治療薬スタチンは認知症の予防になるのか?

神経細胞の中へのコレステロール輸送は神経細胞膜にあるアポE受容体を経由して行われます。アポE受容体はLDLコレステロール・悪玉コレステロールを輸送するLDL受容体と同じファミリーです。高LDLコレステロール血症では、コレステロール合成を制御するHMGコエンザイム還元酵素の阻害薬「スタチン」が、血清LDLコレステロールを下げ、冠動脈硬化に対して効果があるので、臨床上汎用されています。アポE受容体はLDLコレステロール受容体と同じファミリーなので、スタチン服用がアルツハイマー認知症の予防に役立っているのではないか、と大規模調査が行われましたが、直接の効果はないと判断されました。

アルツハイマー認知症は、今まで見てきたように、複数の染色体にわたって存在する遺伝子由来の蛋白質の異常蓄積とその処理の不具合に起因し、前章で述べたハンチントン病のようなCAG反復の過剰という単独の引き金に起因するのではなく、複合した病態と思われ、多源的病因を考えるのが順当と思われます。

大事なことは、アルツハイマー認知症、ハンチントン病ともに後生殖期に発病するので、それらの遺伝的素因に対し、自然選択圧は全くはたらかず、自然はこれら素因を放置してきたといえます。

■高齢者の運転免許

高齢者が運転する自動車での事故が増えています。認知症と思われる高齢運転者が高速道路の出口から入ってしまい、逆走して大事故に至る例があります。認知症が社会化したため、運転免許試験の前に認知能低下を探知する予備検査が施行されるようになりました。

これとは別に、視覚で認識してから反応行動に至るまでの時間を単純反応時間と称します。野球選手イチローの高打率は、この単純反応時間が極めて短く、バットのスイングスピードが速いことと併せて、反応時間にして四〇ミリセカンドの余裕があることによります。ガリレオの数式、落下距離＝$0.5gt^2$（g：重力加速度、t：秒）を使い、落下する物差しをつかむ距離に換算でき、反応時間を簡単に測定できます。これが四五㎝を超えると、高齢者マークになります。

オートマチック車を運転する高齢ドライバーが駐車場で柵や壁に激突する事故も増えています。意図した方向とは逆にギアが入っているのにアクセルをふかし、逆方向への急発進に直ちに対応できないためです。実はオートマチック車は右足一つで発進するので、右足がいったん間違いを犯すと容易に事故に至りやすく、人間工学的に問題を内蔵しています。その点マニュアルシフトでは左足のクラッチ操作を伴うので、想定外の逆方向急発進にも対応しやすくなっています。このオートマチック車の欠点に対応するため、高齢者運転免許更新の予備検査では、障害物を乗り越えさせ、すぐにアクセルからブレーキに踏み替える操作が追加されました。

アルツハイマー認知症に似た病理所見を呈する封入体筋ジストロフィー

最近、南カリフォルニア大学神経筋疾患センターのアスカナスらは、アルツハイマー認知症に似た病変が骨格筋に起こる家族性または孤発性封入体筋ジストロフィーを報告しています。この病気は女性より男性に多く、五〇歳を過ぎてから骨格筋の細胞に進行性の空胞（封入体）が生じ、筋線維が破壊され筋無力症を呈するものの、未だ治療法がありません。筋線維にはアミロイドベータ、Aβ42、スレオニン残基とセリン残基がリン酸化されたタウ・PHFの沈着が認められます。孤発性ではアポEが空胞内に生じ、一方、遺伝性では空胞内PHFの近傍にアポEが認められ、アポEのメッセンジャーRNAが大食細胞（マクロファージ）に貪食されています。これらの病変は今まで説明してきたアルツハイマー認知症の脳の神経細胞に起こる病変に酷似しています。

頭蓋骨の中にあって、近づきにくく症状も間接的に把握せざるを得ない脳と違って、近づきやすい骨格筋にアルツハイマー脳の病変が起こっているので、病気の過程を精密かつ容易に把握・研究できます。また患者さんに治療を施した時、筋力の測定に始まり、無痛性の種々の検査、筋生検によって、治療の有効性をたやすく、正確に判定することができます。今後この封入体筋ジストロフィーを利用して、アルツハイマー認知症の研究がより容易に進展すると思われます。

アルツハイマー認知症に酷似した病気が骨格筋に起こることから予想されるように、封入体筋ジストロフィーは骨ページェット病（破骨細胞活性が亢進し、局所の骨のカルシウムが抜ける）や前頭側頭認知症も合併し、全身病の一部として現れることがあります。これらの病気では共通してヴァロシン含有蛋白（VCP valosin containing protein。細胞の中にあってATPを結合し、脂質二重層からなる小胞体において蛋白の輸送・融合にあずかる酵素で、ユビキチンを経由する蛋白分解経路にも関わり、家族性筋萎縮性側索硬化症も関係する）遺伝子の変異が原因とされています。

最後に、女性であることが認知症の危険因子になることが一般の疫学調査や家族性認知症の調査の結果、認められます。女性は生命表が作成されるようになった近代では長生きなので、なおさらこれは困った問題ですが、なぜそうなるかについては確固たる定説がありません。

第7章　アルツハイマー認知症の症状、ケア、予防、治療

認知症は以前痴呆症という名前があてられていました。痴呆症の「痴」は文字どおり知の病気を意味します。認知症では、主に側頭葉内側部海馬傍回、内側後頭側頭回、場合によって視床皮質系、前頭葉、頭頂葉までが障害され、ヒトを特徴付けている記憶、認知、言語、行儀作法、意欲、性格、思考、判断といった知的活動全般にわたって知の障害が進行します。認知症の症状はケアする上で便利な分類もされています。ここでは知のはたらきの面から認知症の症状を述べていきます。

アルツハイマー認知症の病悩期間

アルツハイマー認知症を発病してから死亡するまでの経過年数は、患者さんが受けるケアの良

し悪しによって異なりますが、平均値ないし中央値で八〜一一年と報告されています。六五歳以前に発症した場合は病状が重く、病悩期間は短く、分散（ひろがり）が小さく、その後の発症の場合は分散が大きく、平均寿命前後の高齢になってから発症した場合は、他の病気も合併してくるため、病悩期間は短縮し、分散も再び小さくなります。いずれにしても、たいへん長いことに変わりはなく、家族を含む社会には重い負担となります。

アルツハイマー認知症の症状

アルツハイマー認知症の経過はケアの良し悪し、治療薬によって多少の症状の緩解をみますが、進行性を特徴とし、病期は一般に三期に分けられています。初期には記憶障害、時間空間の認識障害（失見当識）、自発性減退などが二〜四年続き、続いて進行性痴呆、失語、失行、失認および何らかの神経学的徴候、末期には高度の痴呆、表情の喪失、手の代わりに何でも口唇を使う傾向、けいれん発作が出現します。

(1) 記憶障害

記憶には〝記銘〟という覚え込む過程、それを覚えておく〝保持〟過程およびこれを再生する〝想起〟と呼ばれる三つの過程があります。保持がうまくいかないと〝忘却〟が起こります。ドイツの心理学者ヘルマン・エビングハウスは〝忘却曲線〟といわれる有名な曲線を実験で求めています。実験は覚え込んだ出来事をどのくらい覚えているかを調べたもので、二〇分後には半分近く忘れ、翌日には三分の二を忘れてしまいますが、その後曲線は緩やかになり、一ヶ月後には五分の一ぐらい記憶しています。すなわち、この五分の一ぐらいはなかなか忘れないで長期記憶として残ります。

アルツハイマー認知症では短期記憶の障害に始まり、次第に長期記憶に障害が及びます。短期記憶は、海馬における長期増強によって長期記憶化されます。この最初の段階が障害され、次第に長期記憶に障害が及びます。短期記憶の障害は新しいことを覚えることが難しくなり、少し進むと大きな行為すら忘れてしまいます。

これは海馬を切除した、ある患者さんでみられた症状と同じです。この方はある時点以前の記憶は保たれていましたが、切除術以後、短期記憶は全く失われてしまいました。食事をしたばかりなのに「まだご飯を食べていない」と言ったり、定年退職したのに「会社へ行く」と言って鞄を持って出かけます。同じ買い物を何回もする結果、家の中に同じ品物が異常に溜まります。蓄積された今までの記憶は過去にさかのぼって失われていきます。その人にとって現在とは、いちばん最後に残った記憶の時点になります。

⑵認知障害・見当識障害

視覚・触覚・聴覚などすべての知覚は、外部環境に存在する価値や情報を積極的に探索する作業です。人間や動物は無意識のうちに外界を認識していますが、知覚は外界の単なるコピーではなく、外界の変化の中から探索によって価値や情報という既に脳に蓄積され利用することができる心像と照合する行為です。例えばコーヒーカップはどのような用をし、どのような角度から見てもコーヒーカップには変わりないなどです。コーヒーカップばかりでなく自分自身も外界との相対関係において認識しています。

生まれた時から眼が見えず、成長してから開眼手術を受けた人は、すぐに物が見えるわけではなく、見えるのは混沌とした世界です。きちんと見ることができるには、物の輪郭や角を見つけて他のものから区別することを学習しなくてはなりません。このようにして育てられた心像を探索するシステムが脳の中にないと視覚は活用されず、元の聴覚や触覚の世界に戻ってしまう場合があります。言語や発語は最も精緻なシステムで、言語を理解することは単なる記号解読ではなく、脳が訓練されていて、言語の内容が心像として脳に蓄積されていないと活用できません。

これら知覚体験の基礎となる心像が、アルツハイマー認知症では障害されるので認知障害・見当識障害（いつ、どこにいるか認識できない状態）が起こります。認知障害・見当識障害は自分のいる場所、今の時間、自分に親しい人の順に出現します。迷子になって警察から連絡を受けたり、人物に対する錯覚、誤認が起こり、進行すると家族の顔もわからなくなります。認知障害が高度になると、鏡の中の自分すらわからず、自分の像に話しかけたりします。

徘徊は認知障害、見当識障害による誤った目的、動機と、歩行による心身のストレス解消の欲求から起こります。例えば自分の家にいるのに「家に帰る」、成長したわが子が目の前にいるのに「子どもを捜してくる」などです。

(3)知能障害

知能には言語性知能と動作性知能があります。言語性知能は言語を通して理解したり学んだりする能力です。アルツハイマー認知症では、知覚体験の心像の蓄積に供される言語が障害され、情報処理能力は格段に低下します。

動作性知能は、食事、排泄、着替え、入浴、睡眠、休息といった日常の生活動作と、買い物、楽器を弾く、車の運転、電話など道具を使う動作とに分けています。この二つの能力があれば、通常の生活は経済の裏打ちがあればできます。動作性知能は、次に述べる手続き記憶を基にしています。

(4)手続き記憶とその障害

食事、排泄、着替え、入浴、睡眠、休息といった生活動作は、空腹、排尿したい、眠い、疲れた、といった視床下部で知覚される臓器感覚を、身に付けた行儀、手続き作法で解決する過程です。ヒトは誕生してからこの感覚や欲求を満たす作法を身に付けていきます。過去に身に付けた習慣や行儀作法は、赤ん坊のときから基本的長期記憶として大切にしまわれ、これを手続き記憶と名付けています。

手続き作法が崩れると、尿便失禁、弄便、過食、不潔な状態など、一般の価値観や常識とかけ離れた行動をすることになるので、周囲は困惑したり、不快感、嫌悪感を抱くようになります。本人を難詰しても理解できないばかりか、かえって混乱を加速します。

(5)意欲の低下と性格の変化

アルツハイマー認知症は、失行、失認の上に精神症状が重なって独特の症状と経過を示します。その人が長年にわたって築き上げてきた個性的、理性的な知的能力が鈍ります。関心、志向、努力、配慮が鈍化し、その人の理想、道徳、価値観の変化にまで及びます。個性、人柄、自分自身といったものの崩壊、活力の低下、情緒的温かさ、ユーモア、思いやりの喪失がみられます。失行、失認が始まるとだいたい家族が医療を求めてきますが、尋ねてみるとこの意欲低下や無関心が多くの場合すでに先行しています。

(6)思考、判断の障害

認知能力、情報処理能力が障害されることにより、思考、判断力が障害されてきます。昔の記憶は保たれていますが、新しい記憶が障害されるため事実でない話、作話が起こります。これをコルサコフ症候群といっています。これは嘘をつこうとしているのではなく、本人は事実と信じているので面倒です。「嫁がごはんを食べさせてくれない」「家族が自分のものを盗んだ」などという言動が生じて家族やケアする人々に困惑を引き起こします。

アルツハイマー認知症のケア

アルツハイマー認知症では、ヒトを特徴付ける知のはたらきが障害されるため、家族を含む社会に負担がたいへん重くかかります。アルツハイマー認知症は要介護期間が長い特徴があり、その介護は寝たきりの人の介護よりたいへんです。

ケアでは患者の置かれている世界を理解し、その世界と現実のギャップを感じさせないように対応します。間違いをただすのではなく、本人が落ち着くようにすることが大切です。認識力や知能が失われていく中で、人が持っている自我や意思疎通の願いは保たれているので、付き添うとか寄り添う心がけが必要です。また失行、失認の時期を過ぎると次第に筋肉の緊張が亢進し、歩行がぎごちなく不安定になります。作法が保たれた時期を過ぎ、欲求だけになった時期では見守りながら満足感を満たすようにし、全面的に介助します。さらに病状が進行すると、欲求自体が失われ、刺激に対する反応もなくなります。精神症状が出る時期、身体的症状合併期を経て終末期に至ります。終末期には顔の表情が失われます。これはおそらく、感情の中枢である扁桃核と大脳皮質の表情筋を制御する領域の神経細胞の障害に基づくと思われます。

アルツハイマー認知症は廃用症候群といわれる一連の症状、すなわち不使用により関節が硬くなる、筋肉が萎縮する、痴呆がひどくなる、便秘、褥瘡（床ずれ）など一連の症候群が起こりやすく、ケアは難しいのが常です。廃用症候群は病気本来の症状に加わり病者とケアをする人をいっそう苦しめます。アルツハイマー認知症は医師だけでは対応できない病気です。医療機関を受診するのは手始めに過ぎず、いかに福祉サービスを利用していくかが鍵となります。

アルツハイマー認知症の家族のケア

アルツハイマー認知症の家族のケアは、終末医療やがんなどの病気の際にも参考になるので記しておきます。アルツハイマー認知症ではケアを担当する家族には物理的、社会的、心理的に大きな負担が生じます。日常の家庭活動は低下し、物事をするのに時間がかかり、失行に由来する孤独感、隔離感、崩れた家庭に対する親類の非難、精神的健康度の低下、うつ、不安、悲しみ、過敏、疲労感、怒り、罪悪感が生じます。アルツハイマー認知症では終末までの年月が長く、波があり、ストレスが大きく、早く終わればいいという思いが生じます。心理的喪失感から自殺、特に患者を殺して自分も死のうという気持ちが容易に生じ、不幸にして実行されたり悲劇に終わる例があります。

アルツハイマー認知症では、患者さん自身に記憶障害に始まり人格の変化に至るまでの精神的喪失が現実に起こっているので、家族には複雑で過酷な現実の悲嘆が生じます。家族の顔を見ても誰かわからない相貌失認に直面すれば、家族は共通の思い出、病人に注ぎ込んだ愛情が失われたと感じ、また故意と思われる行動を伴う不信や嫉妬の感情がぶつけられれば相互の信頼関係は失われます。このような家族の反応は、否定、過剰反応、怒り、罪悪感、受容（受け入れる）といったプロセスを踏んでいて、キューブラー・ロスが指摘した死にゆく人の死の受容の過程に似ています。

悲嘆は、愛する人の死、喪失に対する正常な反応、愛の代償です。失われる病人に向かう衝動を他に振り替える戦いです。アルツハイマー認知症の場合は、病人とのやりとりができない状態、相手の不在が死の前から起こり、別れ、小さな死（フランス語では別れを小さな死といっています）が現実に起こっています。愛する人はもはや彼や彼女自身ではありません。

家族のケアには、問題を解決する実務的マネージャーと心理的支えの両方が必要です。支援するケアマネージャーは、ボランティア、福祉の支援を組織し、自治体に援助を申請し、薬剤の知識があったほうがよく、家族の受ける心理的負担を理解し、喪失、怒り、悲嘆を受容できるよう図ります。特にアルツハイマー認知症の家族のケアでは、認知症の症状の意味や内容、由来を家族に理解させることが肝要です。家族は自分が十分ケアできないにもかかわらず、助けてもらう罪悪感から入院や施設入所に反対したり、批判的になることもあります。こういう現象に注意し、なだめたりすることも必要です。時には悲嘆が先行し、病者を感情的にも日常生活上でも放棄してしまうことがあります。病者に過剰に入れ込まないで、適切に関わるよう仕向けることも必要です。どの病気にも共通しますが、ケアする家族には息抜きが必要です。適宜その機会を作ってあげることが長続きする秘訣です。

介護と遺産相続

アルツハイマー認知症や脳血管障害で長い間にわたって在宅介護を受けた方が亡くなられた後、遺産相続に際しては、残された家族間にしばしば相克がみられます。多くの場合、ケアに携わった家族の苦労がケアに携わらなかった家族に理解されないことが、この原因としてみられます。ケアが介護者にもたらす負担は、しばしば介護殺人や無理心中をもたらすほど強いものですが、子どもたちの間でさえ無理解がみられます。子どもたちに限らず、不幸にしてそのような事件になった場合、それを裁く検察官や裁判官自身にも長期間在宅介護の経験がないと、被告の追い詰められた心理的身体的状況を理解することは困難ともいえます。

相続は遺言があれば参考になりますが、遺言がない場合は残された家族間の相続をめぐっての争いになり、しこりとなって残りやすく、亡くなった被介護者の意図にも添わず、よいことではありません。これを防止するためには、子どもが集まりケアについて話し合う場を設け、家族全員がケアに関わるようにし、苦労を分かち合うことがまず必要です。外国や遠方に住みケアに関われない家族にも連絡を取り、事前に話し合うことが望まれます。その上で、相続は、まず介護の負担量に応じて配分し、その後で相続人に平等に分けるなど工夫することが、残された者が仲良く暮らしていけるためには望ましいと思います。

一般に相続の相談をする場合、介護の労力と介護者の負担の程度をどれぐらいに評価するかで、もめがちです。要介護度、原疾患によりますが、第三者に自宅で介護を二四時間にわたって依頼した場合、介護保険が払う費用のほか、日本人の平均給与の二倍程度、年間七〇〇～八〇〇万円前後かかります。家族が介護に加わればこの額は減りますが、第三者による介護が高額につくことに間違いありません。このためもあって、介護施設入所の順番待ちが長くなっていることは認識していただきたいと思います。

総じて嫁の立場は弱く、夫の両親を長く在宅介護しても、夫が死亡していれば遺産相続からは除外され、介護の場であった家も出て行かざるを得ない事例が少なからずみられます。心ある血縁者あるいはケアを受けている賢明な被介護者にみられるように、介護している嫁に養子手続をして相続権を与えておく、または遺言などでそれに相当する配慮が行きわたるとよいと考えます。

今日の社会は、労働者とその家族が育った土地から企業を中心とした土地に移動する結果、農業社会における三世代同居が主だった時代と比べて核家族が普通となり、家族の介護力はたいへん衰えました。要介護という社会問題が浮上し社会の重大懸案になったからには、要介護に関わる制度を広く見直す必要があります。長い要介護期間は本人のせいではなく、もちろん家族の故でもありません。それは社会が豊かになり教育が普及し長寿になったための副産物といえ、本来は家族のみが負担すべき性質のものではありません。ですから介護保険や国民皆保険医療制度が作られてきたのです。

一方、もう一歩進めれば長く介護や医療のお世話になった方は社会に負担をかけたわけですから、残された遺産を介護に貢献のなかった遠い血縁者までもが受け取る制度は時代にそぐわなくなりつつあり、遺産の一部は社会に還元されるべきとか、血縁中心の現在の相続制度は見直されるべきと考える方が増えるものと思います。

他方、相続税は現在でもたいへん高く、日本では三代続けて相続が起こると遺産はほぼなくなるといわれます。相続税を払うために宅地が細分化され、由緒ある町並みが失われていく風景は珍しくありません。原因の一つは、三大都市圏といわれる過度の集中化によって土地が高騰し、均等に人口が分散している欧米で形成されている知価社会、頭脳の産物を重視する社会になっていないことにあると思えます。

相続税の問題は、長期的には日本を担う中産階級をどのように維持し育てるか、町並みや旧家など文化的価値を後世にどのように伝えるかという問題にもなります。日本では欧米のように故人が寄付制度を効果的に用いて、その人の名前を掲げた立派な病院を残したり、あるいは研究機関を設立して社会に還元できる税制にはなっていません。長寿化は次に来る少子化と並んで政治家のみでなく、皆が考えるべき重要な多くの法律問題をもたらします。

アルツハイマー認知症の予防と治療

アルツハイマー認知症の予防と治療には、

①症状全体に対する対症療法、つまりケア
②神経伝達物質の補充
③危険因子を修正して予防する
④疾患自体の病理変化を防ぐ

の四つがあります。

神経伝達物質の補充として、伝達物質アセチルコリンの分解を遅くする薬が使われています。もう一つアセチルコリンが低下してくる際、溜まってくる神経伝達物質の一つであるグルタミン酸と拮抗させるＮＭＤＡ型グルタミン酸受容体阻害薬があります。いずれも一時的に病勢の進行を緩めたり、症状が少し改善することはありますが、神経細胞本体の脱落が進行するため、効果は長くは続きません。

リウマチの薬として使う非ステロイド性抗炎症剤ＮＳＡＩＤの一つ、イブプロフェンを服用している人はアルツハイマー認知症が少ない事実が認められます。これはおそらくハンチントン病でみられるように、脳内で白血球としてはたらき、炎症を起こすミクログリアの活性を緩和するはたらきによると思われます。

危険因子を修正する方法は、喫煙、低身体活動、低教育水準、高血圧、糖尿病、肥満、うつといった危険因子を減らすことです。アポE４の危険因子は変えられないとして、他の危険因子を減らせばどれぐらいアルツハイマー認知症にならないで済むのでしょうか。若い時に秀才だった人でもアルツハイマー認知症に罹る例はありますが、脳をよく使う人はアルツハイマー認知症に抵抗性や余裕があると考えられています。事実、高等教育を受け、よく脳を使っていた人がアルツハイマー認知症に罹った場合、死後の脳の病変は、生前の活動の水準からの予測とは反対にたいへん進行していることが多いといわれます。したがって個々人の脳を使う努力と前述の危険因子を避ける努力は払う価値があると考えられます。

世界でのアルツハイマー病患者は約三三九〇万人と推定され、その危険因子として、修正可能な上記七つの因子が関与しているとみられる症例は最大で全世界の症例の半数に上り、これら七因子すべての影響を二五％減らせれば三〇〇万人のアルツハイマー病を予防できると試算されています。また運動はアルツハイマー認知症の予防になるという報告もあります。

アルツハイマー認知症に対する先制医療、ADNI

神経細胞脱落を防ぐことを目的とした先制医療の治験が進行中です。他の病気と同じく、アルツハイマー認知症でも病理変化は症状発現以前に存在するのが常と考えられています。先制医療は、認知障害を来す前または認知障害が起こったらすぐにアルツハイマー病かどうかを確かめて治療する方法です。このためには極めて早期に病気の人を見つけることが必要です。

アルツハイマー認知症の一つのモデルにあたるダウン症ではアミロイド沈着の老人斑がまず先行し、次にタウや神経原線維の沈着、それから認知障害が現れます。それにならってアルツハイマー認知症で起こるアミロイド沈着をアミロイドPET画像法でとらえて病気に罹っているかどうかをまず検出し、その後MRIによる海馬のサイズ、アポE、髄液中のプレセニリン濃度、それに認知障害の程度を指標として、抗アミロイド薬を使う、ADNI Alzheimer Dementia Neuroimaging Initiativeと名付けられた治験が進行中です。この治験のアミロイドPETでは、正常対照者では陽性率二四%、軽度認知障害では六七%、アルツハイマー認知症では九五%が陽性でした。日本でもこの治験は進行中です。

しかしこうした先制医療には二つの問題点が指摘されています。一つは高齢者の持つ多病の特徴から、生きている間にアルツハイマー病を発症せず、他の病気で亡くなる確率が高い点。言い換えれば、副作用を起こすリスクを冒してせっかく治療を始めても、無駄になってしまう可能性があるのです。二つ目は治験期間が一〇～二〇年と長期にわたるため、上述の諸指標から一〇〇%確実にアルツハイマー病の発症を予測することができるかという難しい問題を抱えています。

■せん妄

せん妄は、意識が混濁し、虫などが見えたり（幻視）、そこにいない人の声が聞こえる（幻聴）状態です。時間・場所の認識がおかしくなり、せん妄状態で徘徊することもあります。多くは脳梗塞や認知症の患者さんに起こりますが、アルコール依存症、重い病気の末期、また全く健康だった高齢者にも起こります。せん妄が出やすいのは、急に入院したり、手術の後、集中治療室という今まで経験しなかった環境に突然置かれた場合です。時には何日も眠れず、昼夜が逆転した後に起こり、持続します。治療は夜よく眠れるようにし、適当な睡眠薬・鎮静薬を使い、家族に一緒に泊まってもらうと落ち着くケースもあります。

第8章 音楽、言語と脳

哺乳類の祖先は、恐竜が天下を制覇していた間は、夜間に嗅覚と聴覚、それに触覚を頼りとして生存し進化してきました。嗅覚は匂いという物質情報を入力媒体とするのに対し、視覚・聴覚はともに光と音という周波数情報を入力媒体として発達してきた感覚機能です。周波数情報は遠方の情報の受信が可能で、認知の多様性を増すことになります。また哺乳類の胎児は、子宮内という視覚のない世界を経るため、視覚に劣らず聴覚が入力回路になっていることがうなずけます。さらに生後は聴覚を視覚と強く連合させて判断できるよう大脳聴覚皮質・側頭葉を進化させてきたといえます。

モーツァルト効果

音楽と脳の関係は、モーツァルト効果といって、音楽、特にモーツァルトの作品にみられる分厚い和音を用いた音楽が、幼児教育に始まり、果ては認知症の治療に効果があるのではないかと探求された歴史があります。ヒト脳にかぎらず、麹の醸成にはモーツァルトの音楽は著効があると複数の酒造家が認め、かつ実用に供しています。お母さんの胎内にいる赤ちゃんにモーツァルト、ヴィヴァルディ、レゲエなど一つの曲を定期的に外から聞かせ、一歳になったときに胎内にいたときと同じか、対照として違った音楽を、左右二つのスピーカーから交互に流し、赤ちゃんが見る方向で胎内にいたとき音楽を認識し覚えているかどうかを調べる研究では、明らかに赤ちゃんは胎内にいるときから、音楽を認識し記憶していると結論されています。

音楽の起源

民族音楽学者小泉文夫は〝人と意思疎通を図る〟〝愛を伝える〟〝労働のかけ声〟といった音楽の起源について、それが過去のものでなく、〝どれもが今日の生活の中にも未だに存在し、本質的なところではあまり変わりない〟と述べています。フィリピン・イゴロット族のかすかな鼻笛は恋人や死者のために演奏され、みんなに聞かせるためではなく、自分の心にある気持ちを特定の人に伝える音楽です。一方、社会的な統制が強く、その日に首狩りに出かけるかどうかの決定を歌で占う台湾・ブヌン族の場合は、長老が出した音に順次音を合わせてゆき、うまくハーモニーが合えば出かけ、合わない日は止めています。そのハーモニーは見事な純正調です。ハーモニーが合っていないときは人々の気持ちが合っていないときであり、そういうときに出かけても逆に相手に首を狩られてしまいます。音に命がかかっているため、彼らがリズム、メロディー、ハーモニーも整った合唱曲を持っているのは不思議ではありません。事実ギリシャにおいて、音楽は、純正調や、後年に現れるフーガやカノンなど、数学的な調和を持っていることから、文化として今日の自然科学相当に分類されていたのです。

音楽はほとんどすべての脳の領域を動員する

脳科学では、言語の分野でＦＯＸＰ２遺伝子の発見に代表される画期的な進展がみられました。音楽の分野では新しい遺伝子の発見に相当する新知見はありませんが、音楽が、脳のほとんど全部を巻き込む包括的活動であることが確かめられ、言語と双璧をなす人間の文化活動であることを確認する知見がありました。音楽の録音・編集・営業を経験したのちに認知神経科学者となったダニエル・レヴィティンは、経歴の示すとおり、音楽を介して脳の不思議に迫るのではなく、あくまで音楽の魅力は疑いないものとして、音楽の不思議を解明するため脳のはたらきに注目するという姿勢をとっています。

音楽は〝組織化されたサウンド〟であると定義されます。何より音楽に特徴的なのは〝心〟です。大半の人が音楽に求めているのは〝心の経験〟です。音楽を聴いて楽しむこと、音楽に関する記憶、それに人がどういうふうに音楽と関わっているかも音楽的な心や音楽的個性の持ち主の一面となっています。技術は大切ですが、私たちは演奏家の弾き間違いを見つけようとして演奏を調べているわけではありません。トップクラスの音楽家をみても、音楽家というのはただ優れた技術を持っているだけではないことがわかります。

認知科学者は〝心〟を、私たち一人ひとりの一部でそれぞれの思考、希望、願望、記憶、信念、経験を具現するものと定義します。脳で起こる活動が〝心の中身〟を生み出します。感動で涙が出るのは悲しいからではなく美しいものに心を揺さぶられるからです。

現在、音楽は巨大産業の一角を占めています。もちろん小泉文夫が指摘したごとく、人間が進化し発達する過程で、音楽は言葉に劣らぬ役割を果たしてきたと思われます。一方、五万年前や一〇万年前の音楽は、クラシックでいえばパレストリーナからバッハを経てショスタコーヴィチに至る作曲家の作品とは、全く別物だったに違いありません。現在の脳科学の成果が示すところは、音楽の領域は脳全体にわたって分散しており、音楽を聴く、歌う、演奏する、作曲するという行為にはこれまで確認されている脳の領域ほとんどすべてが参加し、進化的にも新旧の組織がほとんどすべて動員されている事実です。

音楽では基本的な要素である音が組み合わさって、互いのつながりが生じると、拍子、調性Key、メロディー、ハーモニーといったもっと高いレベルの概念が生まれます。音は鼓膜、次に内耳の受容体・有毛細胞で電気的エネルギーに変換され、脳に入った後、前記のそれぞれの要素に分解され、並行処理を受けた後、再び統合されます。

音楽を聴くと、脳では、まず皮質下の構造（蝸牛神経核、脳幹、小脳）から両側の聴覚皮質が活性化、次にブロードマン44野、47野などの前頭葉が活性化、ここでは音楽の構造と期待を処理し、そしてこれらの処理を経た後、覚醒、快楽、オピオイド（モルヒネ様物質）の伝達とドーパミン（神経伝達物質の一つ）を生成する中脳辺縁系が続き、報酬系である線条体の側坐核の活性化で終わります。その間、小脳と大脳基底核はずっと活動を続け、おそらくリズムと拍子の処理をしているとみられます。音楽での報酬と補強に関わるのは、線条体の側坐核内でのドーパミンレベルの上昇と、前頭葉と辺縁系につながって感情を制御する小脳のはたらきです。このように脳は大規模な並列装置で、はたらきは全体にわたって広く分散し、かつ統合する能力が特徴です。

音楽は、音として言語の特徴を一部真似ていますが、何かを意味したり、何か特別のものを指しているわけではありません。また言語と同じ神経領域を呼び覚ましますが、言語よりずっと動機付け、報酬、感情に関わる原始的な構造の脳に深く入り込んでゆきます。以前よく聴いた音楽の冒頭の数小節で、もう脳内のシステムは神経発振機を同調させて次の拍を予測し始めます。

言語処理は主に左半球に局在していますが、音の抑揚、アクセント、音の高さなど話し言葉の一部は右半球で処理されています。さらに誠意ある言葉、皮肉を込めた言葉を区別する力は、まとめて韻律と呼ばれる右半球局在の非言語的合図に頼っています。音楽は、言語とは逆の非対称を示し、処理は主に右半球に局在し、加えて左半球も加わっていることがわかりました。

音楽の構造を追う時に活動することがわかった左半球の領域は、耳の不自由な人が手話で会話する時に活動する領域と全く同じでした。つまりその領域は単に和音の進行の意味を処理したり、会話が意味をなすかどうかを検討するだけでなく、視覚的な認識と手話が伝える言葉の視覚的構造に反応し、それら全体の時間経過をまとめて処理していることになります。それぞれ左、右半球の障害を受けた患者さんたちの例を研究すると、音楽と言語は一部の神経回路は共有していますが、全く同じ神経構造は利用していません。

認知科学からみた音楽家の能力

音楽のテクニックだけでなく感情に訴える面において、なぜある音楽家が他の音楽家を上回るのでしょうか。これは大きな謎ですが、解答に近づく方法はある程度推定できます。ピアニストのアルフレッド・ブレンデルは、演奏会で考えているのは一つの経験を作り上げることで、楽譜のことは頭にないと語っています。スティーヴィー・ワンダーは、歌う時には作曲した時と同じ気持ち、同じ「心のありよう」に自分を持っていくようにしているそうです。これは神経科学からは納得できる話で、曲を思い出すには以前その曲を耳にしたときに活性化したニューロンをその時の状態に戻す必要があります。特定のパターンをもう一度活性化するわけです。これは前頭葉にある集中と計画の中枢が神経オーケストラの中の海馬、扁桃核、側頭葉のニューロンを動員することです。

運動と脳と音楽はつながりがあります。脳幹と小脳から前頭葉へと続く経路が感覚的経験、調整された音楽的運動を組み合わせて「均質な織物」を織り上げる力があり、その結果「芸術で表現される人間の最高の力」が生まれます。音楽が身ぶりと音のやりとりを通して感情を伝える役割を果たすのなら、音楽家は脳の状態を、表現したい感情に持っていく必要があります。音楽の専門的技術にはいろいろなものがありますが、聴き手にすべてを忘れさせて引き込む力もやはり特別な能力です。

文化としての音楽と言語

脳科学の進歩により、音楽は言語と同じ神経領域を呼び覚ますものの、言語よりもずっと動機付け、報酬、感情に関わる原始的な脳の構造に入り込んでゆくことが明らかになりました。このことは文化としての音楽と言語が相互に影響を及ぼしながら、あるいは対決しながら深化してきたことを予想させます。言葉にはその言葉を話す民族の精神的な構造が反映しています。このことはその民族の音楽についてもそっくり当てはまります。ここで文化としての音楽と言語の相互関係についてみてみましょう。

ギリシャ出身の音楽学者ゲオルギアーデスは言語と音楽の関係を古い歴史を持つミサにおいて詳細に分析しています。言語と音楽が合一する傾向は初期キリスト教の典礼の中、つまり聖書とともに認められ、その言語は散文の形でした。そこでは音楽的に固定された朗唱が要求され、これが西洋音楽の誕生の瞬間でした。

その後、音楽と言葉との間に絶えざる対決が開始され、この対決こそが西洋音楽の歴史の真髄をなしています。一七世紀ハインリヒ・シュッツの時代まで音楽の主な課題は、言語をいかにして音楽化するかでしたが、バッハが出現するに及んで事態は一変します。純粋な器楽音楽が独自の興隆を示し精神の新領域を開拓していき、音楽と言語の新しい関係を築きます。

典礼文の言語は最初ギリシャ語で三世紀以後ラテン語にとって代わられますが、典礼文が原則的に散文であることは変わらず、散文はミサの核心をなす聖餐の神秘性を含みます。典礼に使われる文章は音声化されることによって言葉の今一つの側面、すなわち神聖な面が前景に出ます。

宗教改革とともに音楽の歴史的中心は、ラテン語に曲をつけた典礼ミサからドイツ語という精神の下での自由な作曲へと変わります。カトリックのミサでは聖変化(Wandlung パンと葡萄酒・

キリストの犠牲の象徴）の間に挿入的な語句が司祭によって語られます。しかし、この挿入的な語句は音楽ミサの一部ではなく、曲はつけられていません。ところがハインリヒ・シュッツは新教の教会のためにミサを書いたので、この挿入句につけた作曲を彼の「一二曲の宗教歌」の中に収めています。このようなことが可能であったのは、彼が、ルターが宗教改革において重視した日常に使われる現在性や意味内容といった特徴を持つドイツ語を、ラテン語に代わって、用いたからにほかなりません。シュッツはこのようにして、現在的なものや音楽の意味を、また内面的情熱やほとばしり出る感動すらも音楽の上で実現できたのです。

バッハ以降音楽による言葉の実現に代わって、言語の背後にあり作曲家によって見いだされる意味が音楽の対象になります。言語は音楽の目標ではなく手段、単なる指標になります。バッハ・ライプツィヒ時代初期の最高傑作・マタイ受難曲では、イエスが十字架上で息絶えたのち、敵対するユダヤの祭司長、律法学者、長老たちによる八声部のコラール「他人を救いておのれを救い得ず、イスラエルの王よ、今十字架より降りたらお前を信じよう」という嘲罵の言葉は、実は受難曲冒頭第一曲・八声部の合唱の上に載ってソプラノによって歌われる「おお神の子羊、咎なくて十字架に架けられ――」の賛美の旋律で歌われます。つまりイエスに敵対するユダヤ人たちは不信の言葉を口にしながら、音楽の上では神の子羊であるイエスが咎なくして十字架に架けられていることを告白させられています。さらにこのコラールの最終小節では、八声部から一気にユニゾン・斉唱で「彼は言っていたではないか、私は神の子である」とユダヤ民衆をして唱えさせています。バッハはあえて言葉と音楽を乖離させ、最後に両者を融合させて、超自然つまり神の意思・意識としての深層心理を表現しています。

バッハが晩年に完成させたロ短調ミサでは、さらに言語と音楽の分離、音楽の器楽化があらわです。先行するヴィヴァルディのグローリア・Et in terra pax omnibus においては、弦楽器で〝伴奏〟される下降分散和音を、バッハは「Et incarnatus est……：聖霊により、みからだをおとめマリアより受けてひととなりて世に来たまう」にそのまま〝主旋律〟として合唱に歌わせています。Et incarnatus est は、昔から信徒たちがひざまずいて祈る習わしから、質素な音と生の言葉のゆっくりした歌唱が用いられてきたのですが、バッハは分散和音という器楽的音型の歌唱をもってテキストにある意味とその特有の内容を表現しています。このように音楽に自立的姿勢をとらせた上、さらにバッハはミサの各楽章を番号付きの楽段に分割してしまいます。この区分によりバッハはテキストを独自の方法で解釈したわけで、区分されたテキスト・Crucifix, Et resurrexit などの各段落は、それぞれ固有の音楽的根本性格を獲得することになります。このように音楽と言語の分離が可能になったのはバッハに先行する時代の変化のおかげなのです。以後、器楽伴奏の声楽は、無伴奏の歌唱、ア・カペラ以上に人間表現としての音楽の追求する理想を実現するものになります。バッハ以後、音楽は再び世俗的な演奏の悦びと宗教的な厳粛さの融合となり、精神性は深化してゆきます。その後の器楽の発展のうちに今日われわれが享受しているフーガ、ソナタ、リード、シンフォニー、室内楽の分野が新たに生まれてきたのです。

しかし音楽はクラシック音楽に限っても、そもそも不確実な聴覚が頼りである上に、具体性のない抽象的な音の運動の、しかも素早い一過性の表出を、おまけに演奏家という他者の手に委ねるなどして、実に微妙な綱渡りを経て聞き手に伝達されます。それが音楽の運命であり、その新しい未知の美に人々がなじむには、文学や美術の場合よりはどうしても年月がかかります。

作曲家柴田南雄によれば、われわれ日本人の音感覚の諸特性は、キリスト教と合理主義の下で培われてきた西洋のそれとはひどく異質なものであり、仏教伝来以前の日本列島に渡来した人たちの原音楽文化を深層に、それに大陸からの仏教文化とともに入った音楽、音楽感覚、音楽観を基層にしたもので、それが江戸時代を経て今日なお日本人の音に対する感覚世界の基調をなしています。日本人においては、西洋音楽の楽しみ方、解釈、理解、鑑賞、評論、創作のいずれをとっても西洋人のそれとははなはだしく異質です。西洋音楽自身が、純粋な音楽創造の時代を二〇世紀半ばに終え、その後、非西欧諸民族の音楽文化、音楽観、音楽語法、民族楽器とその演奏法の中に身を沈め、いわば世界音楽といった形に変身しつつあります。このような西洋音楽の変遷について、音楽史家ヨアヒム・モーザーは中世多声音楽、ルネサンス多声音楽、バロック音楽、古典派・ロマン派の音楽と、ほぼ二〇〇年ごとに起こっていると指摘しています。

脳の病気の音楽療法

今まで述べてきた音楽に関する歴史と認知科学の成果を知れば、脳の病気に対する音楽療法の効用と限界も明らかです。音楽は言語と同じ神経領域を呼び覚ましますが、音楽の場合は言語よりずっと動機付け、報酬、感情に関わる原始的な脳の構造に入り込んでゆき、新旧のほとんど全部の脳の領域に及びます。このことは進化的に古く、老化に強い領域を活かせる点において音楽療法の効果が期待できます。またその効果は以前に聴いた音楽、自身で演奏した音楽が脳にあらかじめ収められているという条件がつきます。

認知症や脳血管障害の患者さんでは知能障害や言語障害があっても、何らかの音楽の経験がある場合、その音楽の能力は知能や言語よりも保存され、昔聴いた音楽を聴かせると気分の安定に役立つことを経験します。この意味でモーツァルト効果は存在し、脳の病気の治療に役立つといってよいのです。反対に、かつて音楽の経験のあった方に音楽を聴かせても効果がない場合は、脳の障害は既に広範囲に及んでいると結論されます。

第9章

少子化を招く長寿社会

先進国から発展途上国を含む六〇ヶ国の一二〇項目の指標を用いて、平均寿命に対する貢献度を調べると、平均寿命の延長に貢献する因子は、一番目は社会の豊かさ、つまり国内総生産（GDP）、エネルギー消費量および摂取カロリーが挙げられ、二番目が教育水準と情報の豊かさ、つまりその国の教育文化費、新聞発行部数、就学率でした。三番目は脳卒中や心疾患などの生活習慣病、四番目が医師の数や病床数など医療のレベルでした。

二番目の教育水準の向上つまり就学率の上昇や高等教育の普及は、社会の豊かさとあいまって男女同権、女性の社会進出を招きます。女性は経済的に自立し、結婚年齢は遅くなります。日本においても現在は女性の大半が大学を出て、社会でそれなりの経験を積み、社会的に安定した状態になってから結婚を考えるようになりました。そのため二〇代後半以降での結婚が増え、初産が高年齢化します。三〇歳過ぎての初産ですと、出産できる年齢を逆算すると子どもはせいぜい二人になります。二〇〇〇年における二五～二九歳女性の未婚率は五四％で、また男女とも生涯未婚率はこの二〇年の間、急速に上がっています。このようにして高齢化とともに少子化がどの先進国でも起こり、先進国に追いつこうとしている中国、インドでも目立つようになりました。

少子化は、実は高齢化以上に深刻な社会的影響をもたらします。一九九二年経済企画庁は「国民生活白書」の副題として「少子社会の到来、その影響と対応」を掲げ、少子化という言葉が浸透するきっかけとなりました。

人口問題の特質

言うまでもなく人口は国力の源泉です。人口の大きさは経済活動の担い手、市場の大きさを決め、雇用、社会保障、教育など国の重要政策の対象となります。もう一つ、年齢別人口構成は寿命と出生率から正確に予測することができ、将来にわたる政策判断の手がかりになります。日本は人口減少時代に突入し、人口構成は高齢化し、幼少年が減り、少子高齢は日常の風景になりました。二〇一二年一月の国立社会保障・人口問題研究所の報告では、日本の総人口は二〇一〇年一億二八〇六万人から、二〇三〇年一億一六六〇万人、二〇四八年は九九一三万人、二〇六〇年には八六七四万人と推計され、五〇年間に人口はマイナス四一三二万人、三二・三％の減少の見通しです。

　この数字は何でもなく見えますが、意味するものは読者人口から現在二割過剰といわれる新聞社にとってさらに三割の淘汰を迫られる勘定になり、いかに人口の減少が破壊的であるかショックを受けない人はいないと思います。いわんや全体の経済活動、雇用、社会保障、教育といった国の重要事項が危機に瀕するのは明らかです。

人口転換

　多産多死社会から少産少死社会への移行を人口転換 Demographic Transition と名付けています。二〇世紀前半、人口学者は人口転換の原因を社会経済的変化に基づくとする人口転換学説を提唱します。英国では人口転換が最も早く始まり、多産多死、多産中死、中産中死を経て一九三〇年代に少産少死に到達します。この人口転換は一九六〇年代後半から東アジア、中国、ラテンアメリカ、インドでも起こり始め、二〇〇七年時点で先進国、途上国を含む世界人口の四三％の国々で、出生率は人口置き換え水準以下にまで低下しました。この点、人口転換理論は変化を予見したわけです。しかしどのような社会経済的条件が整ったときにどのような速度で出生率の低下が起こるのか、さらに少産少死の均衡に入った後どうなるかについては不明確のまま残されました。事実EUでは人口置き換え水準以下に低下した出生率は半永久的に停滞し続け、これを〝第二の人口転換〟といいます。これを説明するべく、第二の人口転換理論が試みられています。第一の人口転換期と決定的に異なるのは、二〇世紀以降に起きた脱工業化、脱物質社会、いわゆる知価社会といわれる価値観の変化です。

第一の人口転換では、家族、配偶者、そして子孫に対する利他的関心が支配的でしたが、第二の人口転換では、性的行動、異性との同居、結婚・離婚、出産に関する行動が伝統的な規範・道徳に拘束されなくなり、個人の権利の獲得と自己実現が最も重要な価値観として強調されています。そこでは家族や子どもに対する考え方が変わり、晩婚、非婚、同棲、婚外出産、離婚という形態が認知され、家族のあり方が根本的に変わったと指摘しています。しかし価値観の変換、文化的要因それ自身だけで出生率低下、人口転換を牽引するには不十分で、説得力が足りないというのが現在までの大方の意見です。

日本の場合、これからどうなるのでしょうか。日本では出生率の人口置き換え水準以下という状況は同じですが、価値観の転換、家族のあり方はさほど変わらず、他方若い男性のひきこもり、パラサイト・シングル、フリーター、ニートといった人々の存在が少子化の原因として目立つようです。

人口はヒトの生物学的生殖活動が基礎にあり、それに時代の社会的、経済的、文化的、政治的状況が劣らず決定的な因子になります。これは歴史人口学という、データを得るにもたいへん苦労を要し、諸科学の成果を結集し、かつ深い考察を要する学問の分野です。そこでは狩猟採集、農耕の始まり、気候変動、火山の噴火、地震、津波などの天災、飢饉、疫病の流行、戦争、産業革命、政治体制、婚姻制度、好不況などから、人口調節としての間引き、堕胎、人工中絶、姥捨て山、避妊法の普及など、経済的、文化的、技術的な背景を考慮しなければなりません。

二〇〇六年の人口推計によれば二〇二五年までの人口減少はまだ緩やかで、その影響も軽いと考えられ、これが回復不可能と予測される超少子化のブラックホールに落ち込む前の残された最後の機会といわれます。現在既に少子化を認めるか、それを否定して出生率を引き上げるかというような段階は過ぎ、人口の減少は確実に起こっています。

人口学的贈り物・人口ボーナス

国が発展し、人口が増えていくとき、就業人口が特別に多くなる時期があり、この就業人口の全人口に対する割合が特別に多くなる現象をDemographic Window、日本語では人口学的贈り物・人口ボーナスといっています。典型的な場合、この人口ボーナスは三〇年から四〇年続きます。一方、少子化が起こって人口が減っていく場合は就業人口が減ってゆき、これを人口学的重荷・人口オーナスといっています。人口ボーナスの経年的推移は出生率と年齢別人口構成から自動的に決まり、始まる時期と終わる時期つまり持続期間も出生率から予測できます。出生率が下がっていくと、人口ピラミッドの幼若年層が縮み、当初人口ボーナスは拡大します。その後、人口の高齢化が進み被扶養者が増え人口ボーナスは消えます。人口ボーナスの定義はいろいろありますが、国連は一五歳以下の人口が三〇％以下かつ六五歳以上が一五％以下と定義しています。

日本の人口ボーナスは一九五〇年から始まって一九九〇年で終わりました。ＥＵは一九五〇年から二〇〇〇年まで、中国では一九六五年から始まり二〇一五年まで続くとみられ、インドは一九七〇年から始まり二〇三五年まで続くとみられています。大部分のアフリカ諸国の人口ボーナスの始まる時期は二〇四五年以降になると考えられています。

人口ボーナスは社会の経済と密接に結びついています。人口ボーナス期に入ると被扶養者人口が減り、経済成長とあいまって、貯蓄が増え、教育など人への投資が増えます。しかし男女平等などが達成されていなかったり、高失業率の下では人口ボーナスの経済効果は限られたものになります。一方、少子化が起こって人口ボーナス期が終わると、経済は失速、マンパワーが減り、貯蓄が減り、資本が不足するなど負の衝撃をもたらします。

人口ボーナス期の段階での公共投資は経済発展の強力な推進力になります。しかしいったん人口オーナス期にかかり、不況が訪れると、もはや公共投資は人口ボーナス期ほど有効でない、というよりむしろ国の借金を増やすばかりで、いっそう国民に負担を強いるようになります。全人口に対する就業者の割合と、経済活性度としての株価との関係をみると、巨視的にはきれいな平行関係がみられます。これからの日本には、国民の幸福度を指標とした価値観への転換が必要に思えます。

世帯構造の変化

核家族化は必然的に単独所帯を増加させます。単独所帯は若者が家族を形成するまでの過渡的形態ではなくなっています。核家族化によってそのライフサイクルの最終段階としての高齢者所帯の増加が、近年最も著しい世帯構造の変化です。このことは高齢者の生活保障には大きな問題となります。三世代同居が困難になった現在、伝統的な直系家族の中で老親扶養や介護を行うことも困難になっています。

第10章 女性の健康と少子化

少子化をもたらす初産年齢の上昇と出産回数の減少は、女性にとっては重大な健康への影響があると武谷雄二博士は書かれています。長寿社会における少子化問題の底辺にあるのは、社会の圧力が起こしてくる女性の健康障害です。女性に負担が大きくかかり、これを軽減しないことには少子化の解決はほど遠いのです。少子化は、出産年齢の上昇によって、一人の女性が産む子どもの数が少なくなっているということの結果でした。妊娠出産を経験しないと、その間、常に月経を毎月経験することになります。妊娠や授乳の期間は月経がありませんから、出産数の多い昔の女性は月経を経験しない期間が長く、現在の女性と昔の女性の間には通算した月経期間に格段の差を生じます。これは単に子どもを作らないという結果にとどまらず、女性の病気を多くするようにはたらきます。

女性の体は女性ホルモンが出ることでいろいろ恩恵を受けています。しかし妊娠・出産を経験しないと、月経周期に伴う変化はかえって女性の身体を害するほうにはたらく傾向があります。具体的には子宮内膜症、子宮筋腫、乳がん、卵巣がんが増えてきます。子宮内膜症は本来子宮内にあり月経で剝脱する組織が卵巣や子宮の表面に発生して発育する病気です。月経と合わせてときどき出血し、卵巣の中に血液が溜まったり、骨盤の中の臓器が癒着する状態になります。この頻度は狭心症、心筋梗塞を併せた数と同じぐらい多い病気なのです。子宮内膜症がひどい場合は卵巣からの卵の移動に障害が出て不妊症になるとともに生理痛も強くなります。子どもが欲しくて病院に来院する方の五割くらいに子宮内膜症がみられ、年々増える傾向にあります。子どもを産まない結果、子宮内膜症に罹りやすくなり、そのためますます子どもができない悪循環に陥るのです。

私たちは過酷なストレス社会に生きています。過度のストレスは女性の生殖には禁物です。生殖においては、安心して生きていけるということが保証されてはじめて生殖機能が発現します。ストレスが高まると、真っ先に切り捨てられるのは生殖能です。

妊娠出産における高齢化の影響

加齢につれて妊娠出産能力は低下していきます。今、日本女性の平均閉経年齢は五一歳ぐらいですが、四〇歳を過ぎると子どもを作る能力は急激に低下します。加齢によって生殖能力が減るばかりでなく、母体年齢が高くなると、たとえ妊娠しても流産率も増えます。お産に至っても子どもの染色体異常、特にダウン症の子が生まれる率は四〇歳を境として急速に増加します。胎児が健常であるかを診断するため羊水を調べたりしますが、この種の胎児診断は倫理的にデリケートな問題を含んでいます。染色体異常もなく流産もしなかった、では後は「めでたし」か、というと母体の年齢の上昇とともに産科的な異常が増え、産科医の仕事はますますたいへんになっています。

加齢によって生殖能力が落ちた場合の不妊治療は体外受精などに頼ることになります。日本は世界でも体外受精によって生まれる率がたいへん高い国になっています。四〇代でも体外受精による妊娠は可能ですが、通常の成功率の三〇%に比べて一〇%ぐらいと著しく減ります。これは卵の質が落ちることが原因といわれています。また体外受精で妊娠した場合、約二〇%が多胎になり、多胎では早産による未熟児出産が多くなり、新生児医療の大きな負担になっています。

では、どうして加齢によって卵の質が悪くなるのでしょうか。卵巣の中の卵子数は二〇週の胎児の時がピークで六〇〇万個、あとは減衰の一途をたどります。新生児では既に二〇〇万個、思春期に卵巣がはたらきだし、妊娠が可能となった時の卵の数はピーク時の九五%減です。現代女性が三〇代後半から子どもを作ろうとするとピーク時の数%の卵しか残っていません。

産科医は、ヒトの発生は進化の過程を忠実にたどると考えています。生殖に関しても進化の過程をたどり、そのため卵の数のピークは胎年齢二〇週であり、この時期は大量に産卵する魚類などの生殖年齢に相当するのでしょう。しかし人間は社会的成熟を遂げるために、他の生物では生殖適齢期を終了した時期におもむろに生殖の営みを開始します。このようにもともと人間は生物学的にたいへん特殊な状況で子どもを産む仕組みを見いだしてきたにもかかわらず、最近さらに出産年齢の上昇によってその傾向が助長され、今まで述べてきたような無理が生じています。

乳がんはエストロジェンが関係し、分娩回数が多いとエストロジェンは減り、乳がんが少なくなります。卵巣がんの場合は、子どもを産んだことにより、発生する確率が半分になります。子どもを育てるのはたいへんですが、実は子どもを産むことから受ける恩恵、贈り物もたくさんあるのです。

老化の進化説では、性ホルモンが自己と生殖への資源の振り分けを決めていました。ここで視点を変えてエコロジーの立場からみると、人口の長寿化は過剰の自己投資、少子化は生殖への過小投資と解釈できます。つまり少子化は、自然に合わせて進化してきたヒトの生活史を無視した社会的資源の振り分けの失敗の産物ととらえられます。

女性は子どもを産みたがっている

日本産科婦人科学会で調査した結果、二〇代から三〇代半ばまでの女性では「絶対出産したい」「できれば出産したい」が七〇%を超えていました。「出産のつもりはない」という女性はほとんどいなかったのです。多くの女性は、二〇代でお産をしたい、遅くとも三〇代前半で産みたいと結婚前は思っています。ところが社会の現実は、八〇%の女性が「あまり育てやすくない」「育てやすくない」と答えているのです。

多くの女性は子どもを欲しており、子宝を犠牲にしてまでも自身のキャリアを追求したいと思う女性は稀であるということです。しかし、多くの女性は子どもを育てる環境が好ましくないと考えており、このことが少子化の大きな一因になっています。人生においては出産、育児が可能な時期は限られており、それを考慮した女性のキャリア・パスを社会全体が作っていくことが真の意味の男女平等、男女共同参画社会といえます。近代社会を生きる女性の避けられない健康上の諸問題に対し、それを手厚く支援してはじめて文明国家といえるのではないでしょうか。

第11章

老年学の倫理

元東京都老人総合研究所今堀和友所長は、「老年学の倫理 Bioethical Gerontology に向けて」と題する文中で、高齢化に対して生態学的圧力が加わり、他の動物が大発生した後に大死滅が起こる例と同じように、人間では少子化が起こるのではないかと述べています。エコロジーは生物間の均衡を示しますが、この生態学の原則を打ち破りつつあるのが人類です。この非合理性を正当化するために「ヒューマニズム」「ひとの命は地球より重い」という論理を掲げるのは人類のエゴです。ここで老年学の視点をあらためて明らかにする必要があり、それはいたずらに寿命を延ばすことではなく、「いかにして生産的な生活を送るか」にあるのでなければならず、これを「老年学の倫理」と呼んでいます。この視点から問題になるのは自分の細胞から自分自身の器官を作る科学技術が確立しつつあることです。iPS細胞（induced pluripotent stem cell　人工多能性幹細胞）やドリー羊はこれに該当し、そうなれば人の寿命はどこまで延びるか見当もつかなくなります。国連はクローン人間に関する研究を禁止しています。

作家はこうした科学技術の進み方に敏感で、例えば英国で育ち、英国人の感性を持ち、一九四五年以降英文学トップ五〇人に入るKAZUO ISHIGUROは、臓器移植用のクローン人間として生み育てられた子どもたちの運命について書いています。彼らは人生の苦楽を経験した後、素直に自分たちに課せられた運命に従う結末になっています。

To Peg, or not to Peg

言うまでもなく〝To Peg, or not to Peg〟はシェークスピアの戯曲「ハムレット」で主人公が独白する有名な台詞〝To be, or not to be, that is the question〟をもじったものです。日本では坪内逍遥により、「この世にある、世にあらぬ、それが疑問じゃ」の名訳をはじめとして数々の訳があります。シェークスピアが活躍した英国ルネッサンス期においては個性と名誉が重んじられました。ハムレットは己が王子なのか未熟な学びの徒であるのかに悩み、信念、恋愛、正義、良心といった問題に次々に直面し、後世に物語を伝える役のホレイショを除いては主な役柄が皆死んでしまう悲劇が書かれています。父デンマーク国王を毒殺し王位を簒奪した叔父と実母の結婚、真相を知り復讐のため狂気を装うハムレット、味方だった宰相を誤って刺殺したためハムレットを仇敵と恨む宰相の息子レアティーズ、宰相の娘でハムレットの恋人オフィーリアの水死、定まらぬ自身のアイデンティティー、自信喪失、裏切りなど葛藤の続く中、〝To be, or not to be〟に始まる長い独白は様々な解釈を生み、「ハムレット」は世界の文学の至宝にふさわしい作品として、言語・国・時代を問わず上演され続けています。

さて〝To Peg, or not to Peg〟での Peg とは Percutaneous Endoscopic Gastrostomy の略で、日本語では経皮的内視鏡的胃ろう造設術、略して〝胃ろう〟と称しています。わかりやすくいうと、胃ろうとは、おなかの表面から胃へと穴を開け、口と食道を経由しないで食物を直接胃の中へ送り込む方法です。胃ろうは患者さんの栄養状態がよければ比較的容易に施行することができ、食べられなくなった患者さんにとりあえずやっておこうと二〇〇〇年前後から急速に行われるようになりました。現在、日本では約五〇万人の方が胃ろうを受けていますが、実際に多く施行されるのは、アルツハイマー認知症や神経疾患の末期で脳障害が進行し、その表れとして嚥下（ものをのみ込む）障害が起こってきた方々です。しかしそうでなくても、入院した高齢者が入院の原因となった肺炎や胃腸炎が治っても、すぐに食欲が回復しない場合に胃ろうを勧められることがあります。医療保険では長期の在院期間は病院の収入減を招くことから、退院を早めるため胃ろうが勧められる動機の一つになっています。胃ろうをしなければ特別養護老人ホームで受け入れないとか、逆に特別養護老人ホームから病院に対して胃ろうをしてくださいと求められることもあるようになりました。

胃ろうは少数の患者さんには適応があります。大脳つまり知能はしっかりしていて、嚥下機能に限局して問題がある方々です。病気としては、喉頭がん、嚥下筋の麻痺を来した筋萎縮性側索硬化症、脳血管障害などです。

死期の迫った終末期の患者さんに胃ろうや経鼻経管栄養を行うかどうかについては詳細な研究があります。結論は「行わない」です。進行した終末期の患者さんにこれらを行うことは緩和ケアにならず、患者さんを苦しめるばかりです。消耗性疾患の末期や断食ではエネルギーは体脂肪の燃焼で得られ、水が生じるとともにケトン体が生じます。ケトン体には不快感を軽減するはたらきがあります。食欲がないところに食物を摂取すると吐き気を催し、血糖が上昇しケトン体は低下し不快感が増加します。

一方、進行したアルツハイマー認知症、パーキンソン病、脳血管障害に慢性的に長期間胃ろうを行うことについては議論が分かれます。不治の病における胃ろうや経鼻経管栄養の医学的性格は、
①胃ろうや経鼻経管栄養は食事介助という通常のケアとは違うリスクがある
②胃ろうは誤嚥性肺炎を予防しない
③嚥下の評価検査でも胃ろうの適応があるかどうかは決められない

④胃ろうを中止しても苦しい死にはならない

の四つです。最初に胃ろうを始めるかどうか、また既に行ってきた胃ろうを中止する上で、これらは参考になります。胃ろうをした場合としない場合の数多くの比較研究があり、それらをまとめた報告によれば、進行したアルツハイマー認知症の末期に胃ろうが栄養を改善し、誤嚥性肺炎を防ぎ、苦痛を和らげ、身体能力を改善する証拠はありません。

胃ろうの問題点は多岐にわたり、胃ろうを受けた方はいろいろなレベルで問題を生じます。第一に心に留めていただきたい事実として、われわれの摂取する栄養は、エコロジーの成立（第2章）の所以で述べた、捕食の延長にほかならないことです。ヒトは食物網（連鎖）の最上位に位置します。進化の末の生き物だからといって、生物の掟に反抗する権利はありません。生物学者にはもちろんこれは自明のことですから、胃ろうについて可否を議論しているありさまは理解できないといいます。野生の生物では子孫を残すことが最も切実な課題で、親の存続は生まれた子どもを一人前にする限りその意義が認められています。アルツハイマー認知症への胃ろうは過剰の自己投資、ヒトの自然歴に反した社会的資源の振り分けととらえられ、いいことがあるはずがありません。後のローマ大学生理学教授モレスホットは一八五〇年に著書『市民のための食物学』の中で有名な〝人とは、その人が口にする食物のことです〟という警句を記し、絶えざる改修作業・新陳代謝をしている人間は他の生き物のおかげを被っていることを認識し、尊重しなければいけないと記しています。

アルツハイマー認知症で胃ろうを受けた場合、嚥下障害は依然として残り、唾などの誤嚥は引き続き起こっていますから、誤嚥性肺炎を防げるわけではありません。食道は胃へと胸からおなかにかけて横隔膜を貫通します。この横隔膜貫通部が拡大し、胃の一部がおなかから胸のほうへせり出してくるのを横隔膜裂孔ヘルニア、略して裂孔ヘルニアといっています。裂孔ヘルニアは加齢とともに増加し、身体を前屈すると胃の内容が簡単に口のほうへ逆流する場合は裂孔ヘルニアが疑われます。胃ろうから注入した栄養分も裂孔ヘルニアのため食道へ逆流し、誤嚥性肺炎の原因になります。特に背中が曲がった女性では、おなかのスペースが小さく、裂孔ヘルニアのため胃ろうを最初から行わなかったり、行った後も注入量を減らさざるを得ないことがあります。

老化や病気は並行して全部の臓器に起こりますから、様々な病気や苦しみは栄養が確保されていても避けられません。意識がなく胃ろうを受けた方の死は予想が難しくなります。もちろんみとる医師は自然死に近づける努力をしますが、自然の叡智には程遠い成果しか得られません。

現在の医療の原則は治療の選択肢を理解した上での自己決定です。しかし選択肢を示されたかどうかを家族に尋ねてみても説明を受けていなかったとしばしば言われ、まして胃ろう設置後の経過や、その後起こってくる誤嚥性肺炎など予想される事態の説明はないのが通例です。病院で他の患者さんが胃ろうから栄養を受けている姿を見て「私はああいう姿にはなりたくない」と希望した高齢者が胃ろうを受けることになったり、栄養を注入される管の接続を手で遮って望まない意思を表すなど心の痛む事例を経験します。

胃ろうの推進者や一部の報道機関はしばしばこの非倫理性を正当化するため、老年学の倫理で指摘された「ヒューマニズム」「ひとの命は地球より重い」という論理を掲げてきます。医療の世界は、生物学のそれとは違い、報酬がついて回り、一つの案件に対して賛成反対が生じます。あるべき姿から離れて知らず知らずのうちに経済中心にかつ便宜的に医療や介護が動く傾向があります。

認知症の場合、胃ろうで栄養が確保されても、認知症病変は治るわけでなく、依然として神経細胞の脱落は進行し、一方身体は生き続ける状態になります。親族が認知症などの神経疾患で胃ろうを設けられるなど身近に胃ろうを経験された方々の大部分は、次の親族への胃ろうの実施に否定の回答をされます。尊厳とは程遠い胃ろうのもたらす終末像と、人間が本来持ちあわせている感受性からそのような判断に至るように思えます。

こうした社会的に重大な問題をはらむ場合、学会が機を失せずに動き、また個人自身が信念に基づいて社会的活動を始める例が欧米ではみられます。その跡は数々の研究論文や単行本、議会における証言、生命倫理に関する米国 The Hastings Center という研究機関の設立とその後の活動に明らかです。

「生命の神聖性と生命の質」の倫理

胃ろうの問題は〝生命の神聖性〟対〝生命の質〟の倫理の問題としてとらえられます。参考になるのは一九八三年レーガン政権下に起こったダウン症と先天性食道閉鎖の重荷を負った「ベビー・ドゥ」という重度の障害がある新生児に関わる一連の出来事です。「ベビー・ドゥ」に両親と医師が治療を控えた選択の報道に端を発して、延命医療というテーマについて「ワシントン・ポスト」「ニューヨーク・タイムス」・大統領府・行政機関と、「米国小児科医学会」「全米小児病院協会」「小児病院全米医療センター」の対決する構図となります。議会における小児医療重鎮の証言、裁判所の審理を経て〝生命の神聖性〟の倫理と〝生命の質〟の倫理のいずれかを選択しなければならなくなったとき、きっぱりと後者が選択されました。

残念ながら日本ではそうした歴史に乏しく、またその任にある老年病や長寿科学に関わる医療の専門家たちが危機を認識し、倫理的に対応する能力と気概が不足していました。最近ようやく胃ろうに関するガイドラインが設けられ、それがまたこの問題に対して表面的人道主義にこだわってきたジャーナリズムの注目を集めるようになりました。

一方、英文紙の記者であった会田薫子博士を筆頭とする死生学者や一般の方々が良識と信念を持ってこの問題に取り組むようになっています。会田博士が著した『延命医療と臨床現場――人工呼吸器と胃ろうの医療倫理学』では延命医療の定義、人工呼吸器中止に関する調査、胃ろうについての調査に始まって、医師の意識、治療中止基準や免責保障の欠如、医療資源の公平な配分、未熟な死生観、表面的人道主義を捨てがたい報道の問題、刑法学者の見解、一定時点における治療中止を要求してきた医療政策、終末期医療と日本社会について書かれています。特に最後の章では、延命医療の差し控え・中止と刑事免責問題、意思疎通の重要性、証拠に基づく物語性（情報共有―合意モデル）がこの問題の解決の道筋として示されています。

知の倫理と責任

生命科学の進歩がもたらした生命倫理の課題では人間の終末が扱われています。われわれが共通の祖先から進化し、文明・文化を築き自身の運命もある程度左右できるようになった現在、進化の倫理的な意味は参考になります。米国の有名な古生物学者ジョージ・シンプソンは著書『進化の意味』の中で〃知の倫理と責任〃を述べています。それらは知識、目的、選択、予測、価値判断といったヒトの特性は必然的に責任を生じる、知識の拡大は善である、人間の個人的責任は進化上の事実である、個人的責任は他人との関係における責任である、環境に対するヒトの特殊な適応の不可欠の部分である、生存、調和などの倫理的基準は相対的なものである、といった内容です。

つまり進化してきたわれわれには責任が生じる、教育をはじめとする情報の拡大・公開は善である、一人ひとりに個人的責任があり回避してはならない、環境つまり他の生き物に対する責任がある、勝手に自分たちのことを考えてはならない、の意と思います。胃ろうの問題も根本にこのような倫理的要請があることを考えなくてはなりません。それに反する行為は、フランスの作家シモーヌ・ド・ボーヴォワールが、老年期の否定的記述を容赦なく展開した著書『老い』において形容した〝文明の挫折〟にも描写されなかった気の毒な経過をPegされた方にもたらすことになります。

■誤嚥性肺炎について

ヒトの食道と気管が分岐するのど（喉頭）では、口から入る食物と鼻から入ってくる空気の通路が前後に交叉します。ものを飲み込む（嚥下）時は空気が通る通路は遮断されます。ヒトの喉頭は他の霊長類に比べて位置が下方に移動し、口腔から喉頭にかけての空間がたいへん広がり、話したり、歌うことができるようになりました。しかし、いったん喉頭の調節が障害されると、食物や唾液が気管に入ってしまう、誤嚥が起こるようになります。実は認知症を含むほとんどの神経疾患の末期には、この嚥下機能が障害され、誤嚥から誤嚥性肺炎が起こるようになり、大部分の神経疾患の患者さんは誤嚥性肺炎のため死亡するといっても過言ではありません。誤嚥性肺炎は、進化のおかげでヒトが言語・発声機能を獲得した利得に対するトレードオフ（負債）の面があります。

栄養状態が悪い高齢者に起こる誤嚥性肺炎では、細菌が抗生剤で死滅しても肺胞に溜まった膿を蛋白分解酵素で溶かして吸収する自浄能力がなくなっているため、炎症が中途半端にくすぶった状態として残ります。この段階では抗生剤をいくら使っても治りません。誤嚥性肺炎は端的にいえば不治の病で、生き物同士のエコロジーが細菌とヒトの間に起こったものともいえるのです。

誤嚥には、餅が喉頭上部にはまって窒息したり、吐物が気管内に入ってしまう大きな誤嚥から、微小な口内分泌物、食物残渣が気管に入る小さな誤嚥までいろいろな程度があります。気管・気管支の粘膜の細胞には、ゾウリムシと同じ繊毛が生えていて、常に繊毛運動で気管支内の異物は気管へ送り込まれ、喀痰として咳で排出されます。この結果、健康人では気管・気管支は無菌状態に保たれています。小さな誤嚥では、この繊毛運動と咳反射がはたらくため、誤嚥から肺炎に至らないようになっています。しかし、繰り返す誤嚥や、長年の喫煙のために繊毛を含む気管支粘膜が破壊されていると誤嚥性肺炎が起こってきます。

誤嚥性肺炎にはいくつかの予防策があります。第一は歯磨きの励行、口腔内の清潔保持です。そのほか、咳反射を強める降圧剤の一種アンギオテンシン変換酵素阻害薬の服用、赤唐辛子摂取や、黒胡椒油のトローチの服用があります。これらは咳反射を増強し、誤嚥性肺炎のリスクを減らします。

誤嚥性肺炎は高齢者の手術後や重症の病気のときも起こってきます。手術がうまくいったと喜ぶ関係者にはたいへん苦い出来事です。これを回避するため、手術後などは腹臥位療法といって患者さんを腹這いに寝かせ、嘔吐しても気管内に吐物が入らないようにする対策があります。ただしこれには病気の種類、患者さんの状態など、ある程度制約がつきますが、誤嚥性肺炎の予防には、たいへん有効であることが確認されています。

医療の文化的特徴と胃ろう

医療の文化的特徴は次の三点に要約されます（波平恵美子による）。

(1)医療は深く社会と関わっている

普遍的な関心を引く医療の話題、価値観の現れとして、治療は病人を超えて社会全体の問題である。高い価値ゆえに医療は免許制など社会の承認が必要である。移植、生殖医療など新しい医療の受け入れは社会の価値体系の変化を意味する。

(2)現代医療は他に類例をみない強力かつ特異な亜文化である

生死が国家制度に組み込まれ、かつ他の領域より高い統一性がある。社会の最も基本的な文化（価値体系・死生観・身体観）に関わる。文化全体とは異なる特異な価値観、特殊な考え方を特に医師が持っている。

(3)医療はイデオロギーの面がある

江戸末期の西洋医学弾圧、明治政府のドイツ医学採用と漢方の冷遇。生死に関わるためイデオロギーとして訴える力がどの領域よりも強い。つまり原理主義の影響が強く出やすい。

一般に一つの文化はその中に「サブカルチャー・亜文化」を含んでいると考えられます。例えば「琉球文化」は、日本語を共有し、大枠としては日本文化に入りますが、長い歴史の中では、日本の他の地域からは政治、経済、人的交流の上で比較的隔絶されていた一方、中国との接触が長かったため、特有の「亜文化」が発達しました。医療も主として医療に従事する人たちで形成され、医療従事者の増加、教育や養成の整備と拡充、医療費の肥大化で「医療文化」の存在は明らかです。

胃ろうの問題では医療の文化的特徴が端的に出てきます。中でも特異な価値観を持つ強力な亜文化、およびイデオロギーとして訴える力が、今日の胃ろうの繁殖を招いた大きな因子であったことは疑いありません。また日本のジャーナリズムはこの三点の医療の社会性が読者の関心を強く引くことから、胃ろうや経鼻経管栄養に象徴される延命医療についてもこれまで影響力を行使してきました。しかし表面的報道や自らが忌避する原理主義的な判断に終わり、背景を掘り下げても中途半端に終わり、建前や世間体を気にする医師自身を含む家族に象徴される今日の胃ろうの社会認識の片棒を担いだといわれても仕方がないと思います。

高齢者医療は、加齢を軸に胎児から高齢者まで連続・一貫した基本的理念に基づく医療の一部です。医療の実践には人類が得たヒューマニズムと冷徹なアートが要求され、老年医学は倫理的要請が高い分野です。胃ろうの問題は倫理的・道徳的な範疇に属し、非倫理性を、医師自身、法曹関係者、それに高齢者自身とその家族に認識してもらうことが肝要です。というのは、ひとたび認めてしまえば、人間は態度を変える倫理的義務を負うからです。

東日本大震災以降、胃ろうに対しては世情の微妙な変化が感じられます。多数の命が突然失われていく中、人命に関する医療資源の配分がこれでいいのだろうかというごく普通の感覚が戻ってきたように思います。もう一つは、胃ろうが非常に社会に広まった結果、多くの方が胃ろうを身近に経験されるようになり、メディアが以前より胃ろうについて報道する機会が増えたこと、また現場で胃ろうを受けた人々を診ている医師の中から反省を促す本が出版されるようになったことが特記されます。

天寿がん

最後に胃ろうには〝天寿がん〟概念が参考になるので記します。天寿がんの定義は「あまり苦痛もなく、家族から天寿と平穏な死を祝福された超高齢のがん」です。がんは加齢に伴う不可避のＤＮＡのエラー蓄積で起こるという認識、天寿を全うすることは喜ばしい、自然死の一つとして悪くない、準備期間がある、寝たきりや認知症で長い間迷惑をかけないという価値判断があります。がんの種類と部位は進行した噴門部（胃の入口）のがん、食道がん、肝門部を占めない肝がん（黄疸が出ない）が候補で、病者の美的感覚、〝心〟が条件に入ります。つまり消化管の入口に位置し経口摂取はできないがん、または黄疸という病苦はなく、症状のない大きながんで、緩やかにるいそう・衰弱が進行し「治療しない」のが最善の治療というものです（消化管の途中にがんができると、嘔吐や腸閉塞で、また胆汁の通る胆管が、がんで閉塞されると黄疸が出て、患者さんは苦痛が増えます）。

さらに天寿がんはそれを目標としてがんの経過を原発部位切除や緩和医療の進歩により天寿がんに近づける「亜天寿がん」の概念を導きます。つまるところ、天寿がん概念は、栄養を摂取できない状態でも、苦痛から解放され平穏で祝福された死を迎えられることを実例として示したものです。

私が胃ろうを受けた患者さんに接するとき、知能が障害されておらず意思疎通ができる方には違和感を覚えません。しかし知能が高度に障害され、意識がなく胃ろうを受けている方ではそこまで至る過程に問題があることが多く、家族との面接を早く行うようにし、今後の診療の参考にしています。なぜこのような配慮をするかは、今までの説明を読んでくだされればわかると思います。

第Ⅲ部　体内エコロジー、危機への処方箋

第12章 科学的モデルとは何か

私が科学的モデルに興味を持つようになったのは一九八三年、月刊誌「科学」(岩波書店刊)に掲載された米国の理論生物学者ロバート・ローゼンによる「科学的モデルとは何か」という論文を読んでからです。彼は科学的研究におけるモデルの役割について概観し、科学的モデルとは、現象から基本的機構だけを抽出したシステムによって現象の本質を明らかにするもの、と定義しています。彼のターゲットは生物ですが、物理、経済、社会、文明、宇宙あるいは量子の世界にもこの科学的モデルの概念は当てはまります。一般に生物のようにいろいろな要素がお互いに関係しあってまとまっている系を複雑系といっています。

$$y(t)=f\,[a, y(0)] \qquad \cdots\cdots\cdots(1)$$

y(*t*)：システムの時間 *t* における状態
y(0)：y(*t*) の材料・初期値・初期条件
a：y(*t*) の青写真・設計図
f：y(*t*) のはたらき・法則

現象はアリストテレスの因果律とニュートンの方程式で記述される

現象とはどういうものかをアリストテレス（前三八四〜三二二）が定義しています。彼は現象（例えば家）を質料因 material cause（木材）、形式因 formal cause（設計図）、作用因 efficient cause（大工のはたらき）、目的因 final cause（住むため）の四つに分け、これを現象についての因果律 causality といっています。

科学的モデルの歴史はギリシャの数学者ユークリッドの〝原論〟に始まり、ニュートンは〝プリンキピア〟でどのようなシステムでも数学的に表現できる方法を示します。ニュートンの万有引力の式を普遍的に通用するように書き換えると、四つの因果性のうち目的因を除いた三つが圧縮されて一つの方程式に入っています。すなわち、式(1)において、

①そのシステムがとりうるあらゆる状態の特性 y(0), y(1), y(2), y(3)……を記述する。つまり家が時間にしたがって次第に出来上がっていく姿を記録する、あるいは落下する物体の位置を時間軸で記録する

②状態間の遷り変わりを支配する法則 f を記述する。つまり大工たちが設計図にしたがって材料を組み立てるはたらき、あるいは物体にはたらく力

学的法則を示すことです。以後、科学的モデルでは世界を状態y(t)と、法則fの二つに分けるニュートン流の図式The Newtonian formalismでないものは存在しません。

相似性・アナロジー

相似性・アナロジーは数学上の共通の因果構造を利用します。モデルたちは現実の世界より研究が進み証明も容易な数学の世界に住んでいます。一方に属するものを他方に属するものに数学的構造を保存したまま写像できるとき、二つのものは相似する、アナロジーがあるとしています。一方における定理は他方における対応する定理に写像されます。数学の世界における論理は現実のシステムの論理に対応します。例えば工学実験では実物と縮尺モデルの関係になり、医学実験ではヒトとマウスの関係です。

複雑系

ニュートンの力学系では初期値さえ決まれば、その後の成り行きは完全に予測できる決定論的魅力を持っています。しかし生物は力学系と異なり物質が絶えず外界と交換される複雑系で、一つの粒子だけを追跡しても生物全体の動きは把握できません。しかし生物でも多重の部分的記述を得ることはできます。モデルでは単純なサブシステムの相互作用で説明を試みます。
ローゼンは、「生命とは何か」「なぜ生物は生きているのか」を追い求め、生物を要素に分解して理解してゆく要素還元主義といわれる手法では、複雑系の典型である生物を解明できず、すべてのシステムは還元された要素の集合とは異なる〝組織〟という性質を持ち、生物は材料の寄り集まりではなく、全体は部分の集合以上のものであると述べています。実際に生物の振る舞いは遺伝子だけで決定される前成的なものではなく、後成的 epigenetic にも決まり、これは生物学の歴史上、ポストDNAの問題、つまりDNAという設計図に基づく遺伝子発現以降の蛋白質の複雑な相互作用の問題です。事実、動物の振る舞いは考えていたより可塑性に富み（第2章転写因子、マイクロRNA、第3章ロンドンのタクシードライバーと海馬、第4章神経の可塑性の項参照）、遺伝子の変化なくして表現型が一〇世代以内の短期間に変わることがわかってきました。

予測性

量子力学においては、ニュートンの力学系とは異なり、粒子はとびとびの状態、あるいは波動の状態で存在することになり、予測は確率的にしかできなくなります。ニュートンの力学系では目的因が除外されています。同時に目的論に基づいたモデルや説明もすべて除外されています。しかし合目的性の議論は再評価されるべきで、目的論は必要と彼はいいます。事実ポストDNAや自然選択の問題はまさに合目的性を含みます。

複雑系に向かって

われわれはモデルを作り、それがどのように利用できるか試してみなければなりません。ある意味で、人間についても、その世界は彼自身が作ったモデルです。外からみる生物システムとわれわれ自身がその中に住んでいる社会とを比べ、アナロジーにより異なる経験でも役に立つか、生物学的データが社会の対応するデータに変換できるか研究できます。われわれは、生物進化の野外劇――何億年にもわたる複雑な問題解決の経験――が本来持っている教訓を読み取り、複雑な現在の問題に進化の教訓を応用できるかを学ばねばなりません。

複雑系の世界ではニュートン流の図式は失敗に終わることが明らかになるゆえ、目的因を考慮し、内部に予測性を含んだモデルが必要とローゼンは結論しています。

名付けは科学的モデルの課題

聖書の創世記では次のように述べられています。

「神は大地から、野に生きるすべての獣と、空に舞う鳥を創られ、アダムを連れてきて、彼が何と呼ぶかをご覧になった。そしてアダムがそれぞれの生き物を何と呼ぼうが、それ以来それが名前となった」

モデル作りの技術は、本当は〝名付け〟の技術です。これがアダムに課せられた仕事の一つでした。それは〝科学的モデルの課題〟とローゼンは述べています。

また数学者桜井進は「数学における模索とは答えを求めることと一般には思われているが、実はもっと大事なことがある。それは問題を見つけることである。……問題を発見し、問題を解く。その過程で〝新しい概念という果実〟を手に入れ、その概念に〝言葉〟が与えられる。次にその言葉のおかげで〝新天地への旅〟が可能になる」と述べています。

科学的モデルは科学の歴史的特徴を表している

近代は、神学から哲学が分離し、さらに哲学から自然科学が分離した上で、それぞれがお互いの守備範囲を確認した時代です。そのとき、科学の守備範囲は、現実との接触によって得られる「客観的な」事実のみに限られました。一方、哲学的構築は、そうした事実群から成立している自然科学的な知識の上に、主観的な作業によって築き上げられる、という知識の階層構造が存在しました。そして最後に神の啓示は、前二者の「人間的な」種類の知識とは別の源泉から、別の方法によって、人間存在の深奥を穿つものと規定されます。

そこでは科学は客観的な事実のみが守備範囲とされ、よって科学的モデルにみられるごとく「箇潔性」とか「定量性」、「数学的形式」が強く意識されるようになります。しかし、客観性を持っているからといって、科学がすべての偏見、先入観から自由で、没価値的・中立的性格を持つと考えるのは大きな間違いです。「知は力なり」です。必然的に科学の「知」は実践的な力を帯びてきます。科学が神学、哲学と離れて独立、自立したことは「科学の制度化 institutionalization」、言い換えれば、人間社会を動かすための欠くべからざる一部分としてはたらきはじめたことになります。制度化は具体的には科学の専門分化、職業化、産業化、社会体制化を意味します。

現在、日本の科学技術はすでに巨大な社会資源です。制度化した科学は、容赦なく国民を「巻き込んで」ゆき、量子力学の進歩は医学でのCTやMRIの実用化や、社会の産業構造の転換を招いています。国民が営々として築き上げてきた先進的科学の資産を生かすことが必要です。

制度化した科学を使いこなす

ここで神学という判定者に代わって科学の資産をいかに生かすかという点から、科学の歴史をさかのぼると、「合理論」と「経験論」の視点がみられます。前者はルネ・デカルト的であり、後者はフランシス・ベーコン的です。

合理とは、その理想形が数学的形式であり、概念あるいは言語で表現できることです。その典型は「機械」であり、煩雑な現実の背後にある確実な合理をみる視点は、ガリレオの「自然は数学の言語で書かれている」という標語に象徴され、基準は自然にあります。合理論は、実在から背後にある合理的知識を読み取る姿勢になるので、人間社会には目もくれず自然に没入する脱社会的・高踏的構図になります。

一方、経験論は人間自身の経験であり、知識ができるだけ「役立つ」のがいいという視点です。そのためには再現性があり、曖昧さがなく推論でき、使える範囲が広く、まとまりがあるほうがよく、普遍性と統一性が求められます。ポイントは自然という外界から、人間に基準を移したことです。経験論では、価値と基準の両者を人間のほうへ移しています。

「役立つ」ということは、途中の過程を毎回反復せず、思考を節約する便利なかたちが要求されます。人間の特徴は、多くの個人が情報でつながっている、つまり社会的存在であるということです。知識と個人との交流は一様ではありません。これを一様に近づける試みが教育であり、多くの個人とつながった知識のかたちを普遍性といいます。知識にはさらに安定性と透明性が求められます。安定性とはしょっちゅう改訂を要しないことであり、透明性ははっきりした輪郭があり、隠された設定条件がなく、すべての前提が見えていることです。さらに客観的であるために数学的形式で表されていたほうがよく、すなわち「役立つ」ということは普遍的、統一的、数学的といった特性を必然的に要請するので、それを「自然の美」に求める合理論と結果的には同じになります。

知識そのものは一緒でも、そのイメージは各々の科学論によって異なります。合理論では自然にあるものを発見、探索するので、眼前にある事実の背後に存在する「あの世」に入って知識を拾ってくる構図になります。それに対して経験論では、発見、発明、工作といった創造はすべて人間のなす業です。立派な業をなすためには、身体も脳も含めて人間を磨く必要がある、というのが西洋文明に受け継がれた「ギリシャ的」意味合いです。合理論では知識・発見は究極に達して終結しますが、経験論では芸術や工芸の創造のように終わりはありません。

巨大化した制度科学への「巻き込まれ」の悪しき典型として、二〇一一年三月一一日の東日本大震災に際して東京電力福島第一原子力発電所の電源ブラックアウト・原子炉メルトダウン・連鎖する水素爆発・深刻な放射能汚染に触れないわけにはいきません。同じ立地条件・地震強度・巨大津波の中にありながら、歴史的・鳥瞰図的・予測的思考をもって設計、具体的には高地への設置、頑丈な基礎、多重電源の確保がされていた東北電力女川原子力発電所は致命的損傷を免れました。「使いこなし」の差が巨大制度科学の挫折を防げたかどうかの差になっています。

制度化した科学に「巻き込まれる」を「使いこなす」に反転させる発想と、科学とはどういうものでどういう可能性があるかを普遍化する教育が必要であり、その結果、科学によって判断力をつけた市民が活動する社会が望まれます。

このことは医学においても同様で、要介護問題も体内エコロジーという言葉に象徴されるヒト老化の由縁を理解することが解決の糸口になると考えます。

第13章

病気の分布の研究――体内エコロジーの研究

私は東京大学医学部卒業後、米国空軍立川基地の病院でインターンを経た後、東大病院第三内科（沖中重雄教授）に入り、日本の老年学、老年医学の開祖尼子富士郎先生のおられる浴風会病院に勤務する機会がありました。米国タフツ大学ニューイングランドメディカルセンター循環器科研究室に心筋の核酸代謝の研究で留学した後、金沢大学教授から東京都養育院附属病院（後の東京都老人医療センター、現東京都健康長寿医療センター）院長に転じた村上元孝先生と東大の研究室の先輩蔵本築先生（後に院長）に勧められ、一九七二年から東京都養育院附属病院に勤務することになりました。

東京都養育院は、明治五年にロシア皇太子アレクセイの来朝の折、東京府が、浮浪者を今の文京区本郷の地に収容したのが始まりで、救貧・医療のために設立した施設です。経済活動、国際関係の仕事も活動分野とした渋沢栄一翁が、明治七年からは五七年間にわたって院長として活動しました。養育院は東京府病院（後の慈恵病院）、東京医学校（後の東京大学医学部）、松沢病院、多磨全生園に関係し、東京都養育院附属病院は一九七二年の開設と同時に一般にも開放され、老人ホーム、特別養護老人ホームの利用者も含めて診療するようになりました。

世界各国の老人病院の起源はほとんどが施療病院です。このことは養育院附属病院の外来に通院し、差額ベッド代のない病院に入院する患者さんは国民皆保険、現物給付（立て替えをしないで済む）、フリーアクセス（どの医療機関にかかってもよい）の下では流動性があり、その地域の高齢者をある程度代表することを意味します。不幸にして亡くなられた患者さんのカルテもその地域の高齢者を代表することになり、後に私の要介護期間の研究の背景になります。

私は臨床の傍ら、併設の老人総合研究所において、サイクリックAMP依存性キナーゼ、実験的心筋梗塞・再灌流（止まった血流を再び回復させる）における蛋白分解酵素阻害薬の効果、ダイブチリルサイクリックAMPの強心効果などの研究をしていました。本業の老年病の臨床の中で、オーストラリアの免疫学者サー・マクファーレン・バーネットの著書『寿命を決定するもの――老化の生物学』に出会います。バーネットは免疫的監視、つまり免疫が成熟する際、いったん作られたリンパ球のうち自身に合わないものは胸腺が淘汰してしまうというクローン選択説、つまり免疫ダーウィニズムで有名な研究者です。ちなみに胸腺は幼いときは大きいのですが、大人で

表13－1　先死期の長さ（Isaacs B, et al. 1971）

死亡年齢	男	女
65～74歳	84日	85日
75～84歳	181日	183日
85歳～	212日	349日

は跡形を残す程度に萎縮する臓器です。

バーネットは、高齢者は生前に必ず身体が不自由になり、他人の世話にならなければならない時が来ると述べていて、英国バーミンガム大学老年科のアイザックス教授の論文を引用しています。アイザックス教授はこの他人の世話になる時期を「先死期」と呼び、グラスゴー市の一九六八年の六五歳以上の高齢者七六〇七人につき、死亡する前、どのくらい他人の世話になったかを報告しています（表13―1）。

このデータをみてみると、先死期は高齢で死亡するほど長くなり、男性では六五歳から一〇年を経ると約二倍に、女性は六五歳から八五歳以上まで一〇年ごとにほぼ二倍ずつ増加する規則性があることがわかります。年月を経るうちに指数関数[$y=Aa^x$, $\log y=\log A+x\log a$, 一〇年ごとに $x=1,2,3$……]で増える現象を、これを指摘したゴンパーツの名をとって、ゴンパーツ則と通称しています。バーネットは「先死期は〝誰かがその人を助けなければならない状態〟であって、ここに〝老年というものの社会的意味〟が集中的にあらわれている。先死期への対処は、医学上はもっとも魅力のないものだが、しかしこれは、今や急速に〝実際問題としてもっとも普遍的な要求〟となりつつある」と述べています。

私は病気が一般にその病気特有の年齢分布をとること、そして高齢者が罹る病気の分布についても興味があったので、その分野の研究をすると同時にこの先死期、今日要介護といわれる問題について自分の勤める病院ではどうなっているかを死亡カルテで調べ始めました。

要介護の統計的研究について述べる前に、生命表と老年病を含む病気一般について行った研究を紹介しておきます。

生命表と病気の分布の研究

臨床家は以前から病気の年齢分布が病気に特有で年々不変であると経験しています。また少数ながら、数十年かけて分布が変わることがあることも経験しています。一般に死亡率、生存率、罹病期間、要介護期間などの時間的データを寿命データと称します。この寿命データを数量化すると分布の性質、その推移が把握しやすく、場合によってはデータが生じる機序を推定することができます。

「がん化の二ヒット説」を生んだポアソン分布

寿命データの解析から病因の解明に至った有名な例として、網膜芽細胞腫 RB retinoblastoma

の統計から、がん抑制遺伝子 RB gene を発見したケースが挙げられます。網膜芽細胞腫 RB は網膜の発生成長時にできてくるがんで、一万五〇〇〇人に一人の割合で発生し、家族性と孤発性があり、その割合は二・六対一です。母親が赤ちゃんの瞳孔の奥が異常に白いのに気付いて、しばしば発見されます。眼球内に腫瘍がとどまる場合は九〇%治ります。家族性 RB はポアソン分布をするため、一九七一年遺伝学者アルフレッド・クヌードソンは、四八例の症例をもとに、がん化が二回の突然変異・ヒットで起こるうちの一回目のヒットが家族性では既に起こっており二回目のヒットでがん化するのに対し、孤発性 RB では二回のヒットが必要なため、双方の経時的発生率が違うと指摘します。クヌードソンの説は「がん化の二ヒット説」といわれ、論文が発表されると、この責任遺伝子を発見する猛烈な競争が始まります。その結果、一三番染色体の q 14 に位置する RB がん抑制遺伝子が見つかりました。この遺伝子は転写因子を抑制することによって細胞周期（図3―1）を制御し、細胞を増殖させたり、止めたりしていることがわかりました。こうして RB gene は網膜芽細胞腫 RB ばかりでなく、多くのほかのがんにも関係していることが判明し、がんの治療に大きく貢献しました。

図13―1は先天性心室中隔欠損、連鎖球菌感染症から起こるリウマチ性心疾患、心筋梗塞の年齢別男女別死亡分布を示します。一見して、それぞれ特有の分布、つまり先天性心室中隔欠損では幼若年に漸減性に起こり、リウマチ性心疾患では全年代にわたり、心筋梗塞では老年に起こり、

図 13—1　心室中隔欠損、リウマチ性心疾患、心筋梗塞の年齢別男女別死亡分布

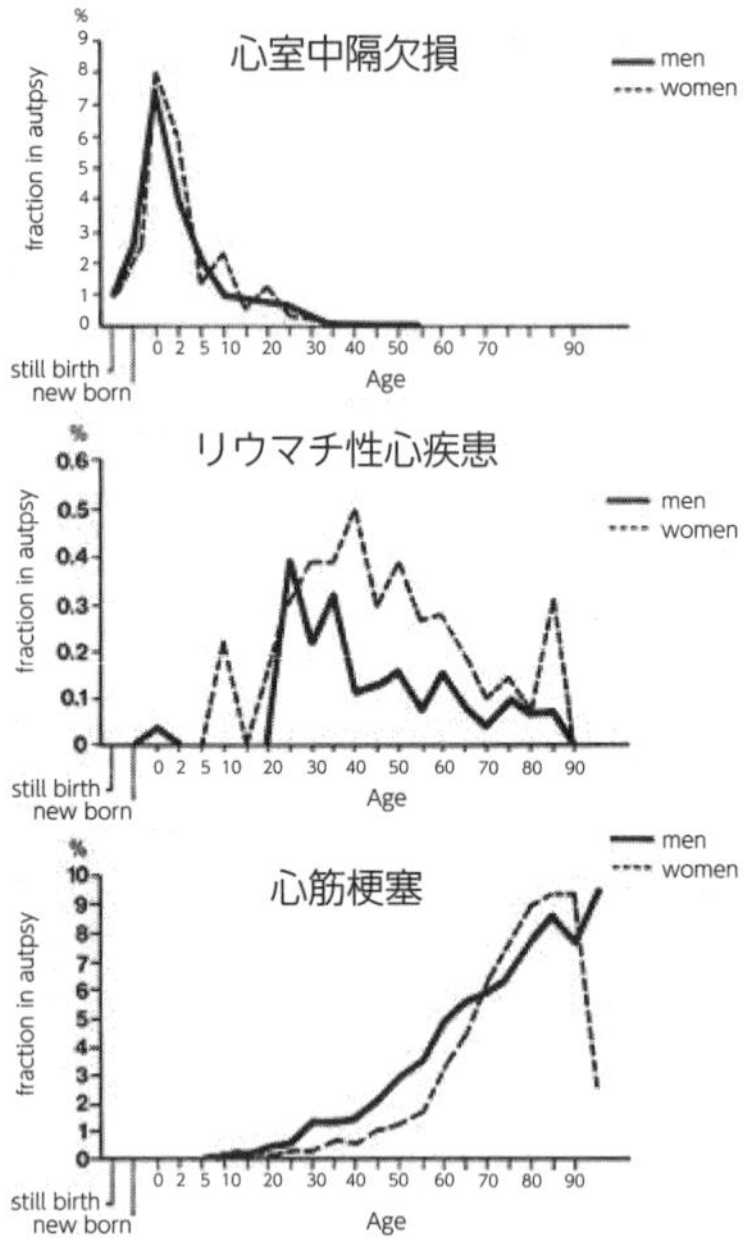

人口動態統計（1985 年）をもとに著者作成

先天性に起こる心室中隔欠損は出産時に最も多く、男女差はない。リウマチ性心疾患は女性に多く、男性では少なくなっている。これは女性と男性の連鎖球菌に対する免疫の違いから生じる。一方、心筋梗塞は女性で遅れて増加する。これは女性ホルモンが冠動脈硬化を遅らせるようはたらくためである。閉経後は女性ホルモンが低下するため、冠動脈硬化が進行し、心筋梗塞の頻度が男性に追いつき、さらに超える現象がみられる。

かつリウマチ性心疾患と心筋梗塞では男女差があります。これを数量化して一つの数字で表すと病気別、性別、年代別、国別比較、およびその時間的推移をみることが容易になります。

■多発性リウマチ様筋痛症

この病気は高齢者に好んで起こります。リウマチの名前がついていますが、関節リウマチとは関係なく、実体は脊椎骨の関節を含む全身の関節の滑膜炎とみられています。全身の痛みは激烈ですが、筋痛とも関節痛とも特定できません。血液検査では炎症反応がしばしば陽性ですが、確定診断の根拠にはなりません。認知症に用いる薬でも筋痛症を起こすことがあるので注意します。副腎皮質ステロイドがびっくりするほど劇的に効き、これが診断の一助になります。再発しやすいので、ステロイドの減量はゆっくり行います。この病気を診断できる医師が少なく、一般に認識されにくかったのですが、最近は次第に認識が広がりつつあります。まれに側頭動脈（こめかみにある動脈）炎を合併し網膜の血管炎から失明を招くので、注意を要します。

■レッグパンピング——第二の心臓

歩くことにより、下肢の筋肉が収縮・弛緩を繰り返すと、筋肉の間にある静脈内の血液が押し出され、体幹のほうへ戻ります。下肢の静脈には弁が各所にあり、いったん上へ流れた血液は下へ逆流しないようになっています。これがレッグパンピング leg pumping です。なお下肢に静脈瘤があるとこの弁のはたらきが悪くなり、レッグパンピングにも支障を来し、むくみや下肢の循環障害の原因になります。レッグパンピングは心臓と同じように、筋肉の収縮・弛緩と静脈の弁を利用しているので、第二の心臓ともいわれています。歩行は骨格筋の運動にとどまらず、このような全身の血液の循環を促すはたらきがあります。

図 13－2　ワイブル分布

$$F(t)=1-\exp\left[-\frac{(t-\gamma)^{m}}{\mathrm{to}}\right]$$

生存数：F(t)、　死亡数：f(t)

t：時間　　γ：位置係数

寿命：対象中に不規則に存在する欠陥中最弱箇所の破壊で決まる

形状母数　m＜1　初期故障型

m＝1　偶発故障型

m＞1　摩耗故障型

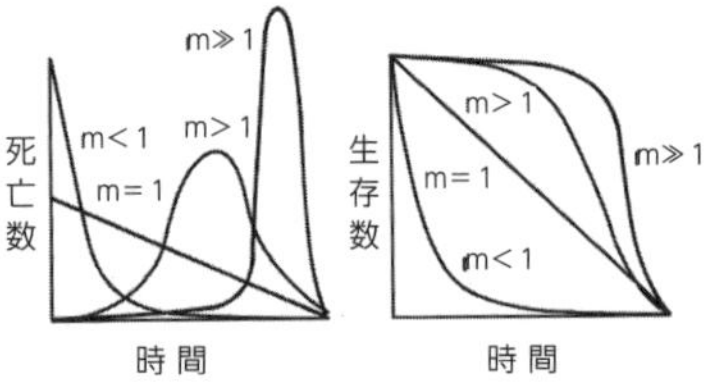

初期故障・偶発故障・摩耗故障型分布に対応するワイブル分布関数

ワイブル分布関数は対象となるシステムの最弱部分の故障でシステムの寿命が尽きるとして誘導される確率分布関数です(図13―2)。ワイブル分布はゴンパーツ則なる指数分布関数を偶発故障・摩耗故障のみならず、初期故障にも対応できるよう一般化した分布関数です。ワイブル分布では初期故障型、偶発故障型、摩耗故障型

図 13－3　女性（明治 24 ～ 31 年・昭和 55 年）の生命表曲線

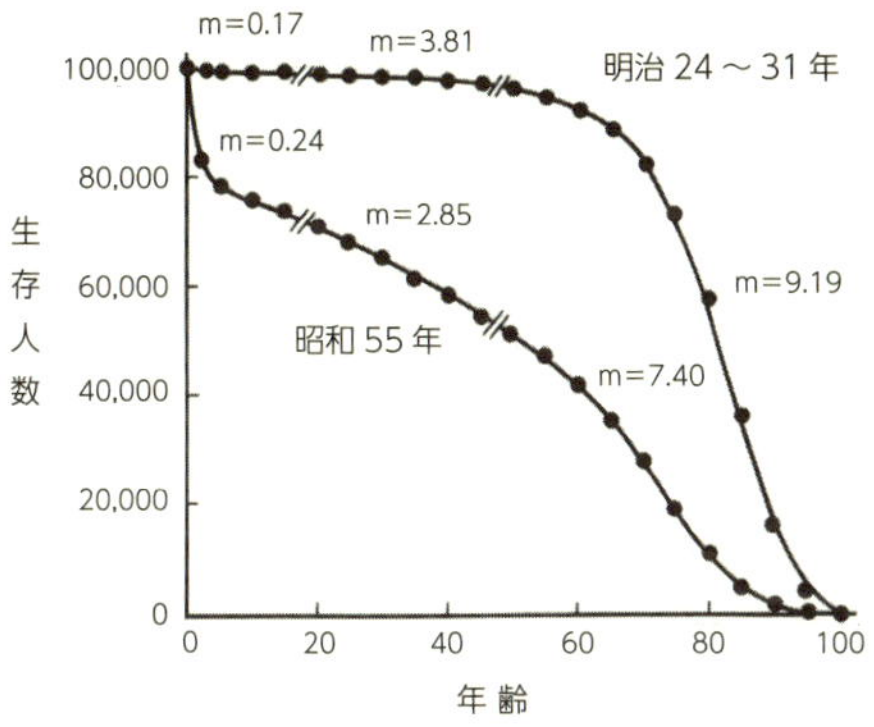

Matsushita S, et al. 1992

形状母数m値とともに複合ワイブル分布で示したもの。生命表が直角化するにつれて偶発故障期と摩耗故障期の形状母数m値が大きくなっている。つながりがよい点は 50 歳前にあたり、青壮年期と老年期の境は女性の更年期付近にあたる。初期故障期のm値は、0.17、0.24 とほぼ同じで、かつ 1 より小さく、この場合は t_0（曲線の傾斜に相当）の変化として現れる。

に応じて形状母数mがそれぞれ $m<1$, $m=1$, $m>1$ となり、直角型生存曲線ではmが大きい値をとります。またワイブル分布は期間を適当に区切って計算し、つなげることができる利点があります。これを複合ワイブル分布といっています。

生物の寿命データもワイブル分布を当てはめて数量化することができます。人間の寿命は各国やWHO世界保健機関で発表される生命表で表されています。生命表は簡単にいえばその国

図13－4　生命表の男女別形状母数m値の変動（第1回〈明治24～31年〉～第15回〈昭和55年〉）

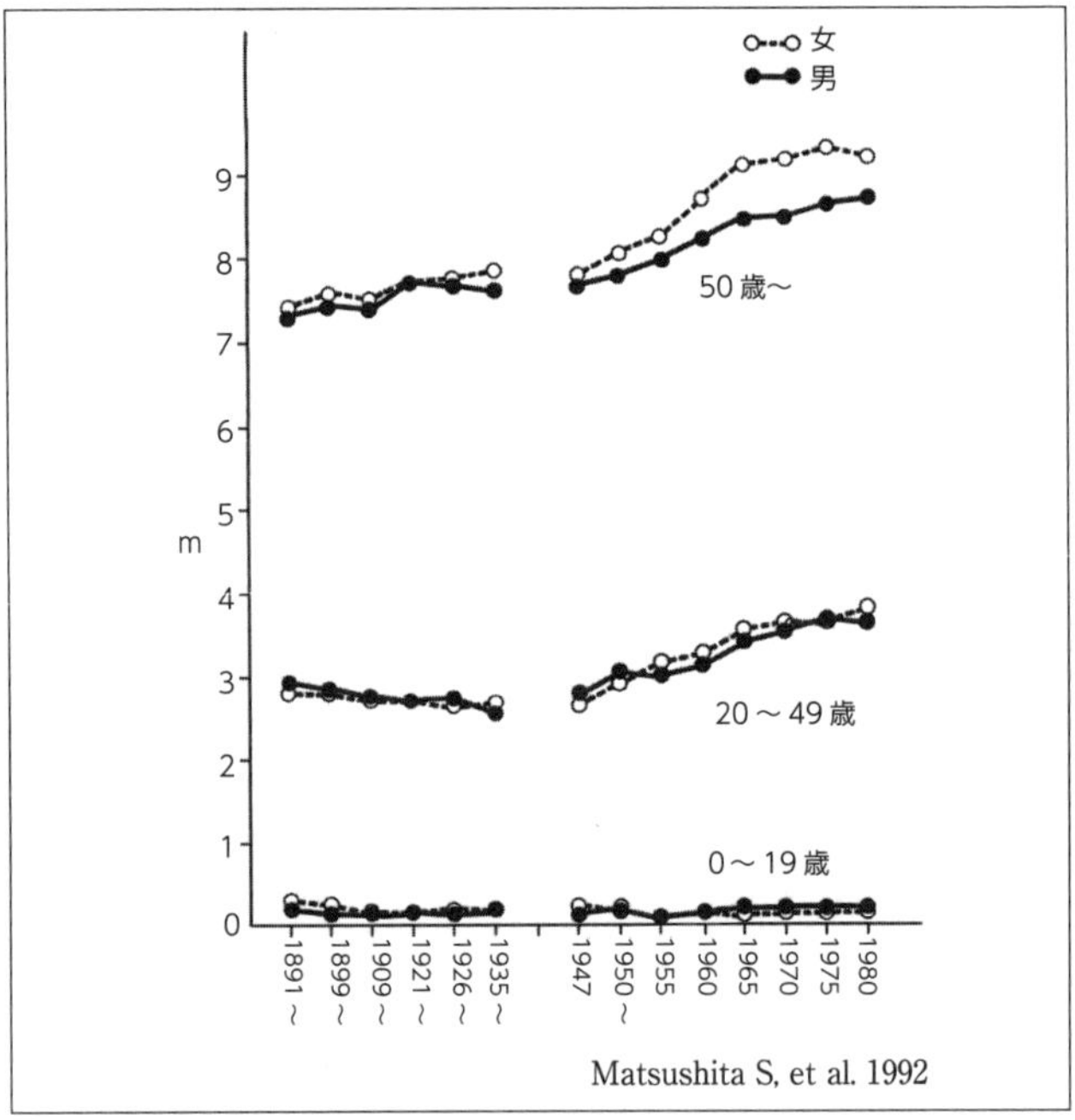

民の出生率を一定と仮定した場合の生存曲線です。図13－3は該当する年の女性の生命表と計算した形状母数値mとともに示したものです。「生存曲線の直角化」は、成長期のt_0の増大（曲線の下降傾斜度の緩和）、思春期から更年期までのmと老年期のmの増加、つまり直角化の進行として現れます。「平均寿命の延長」は一〇〇歳以上の最長寿命の延長として起こるのではなく、「生存曲線の直角化」として現れることがポイントです。なお図13－3の二つの生存曲線は日本の異

図13―5　1985年の死因統計と日本剖検輯報からの病気の形状母数m値の比較

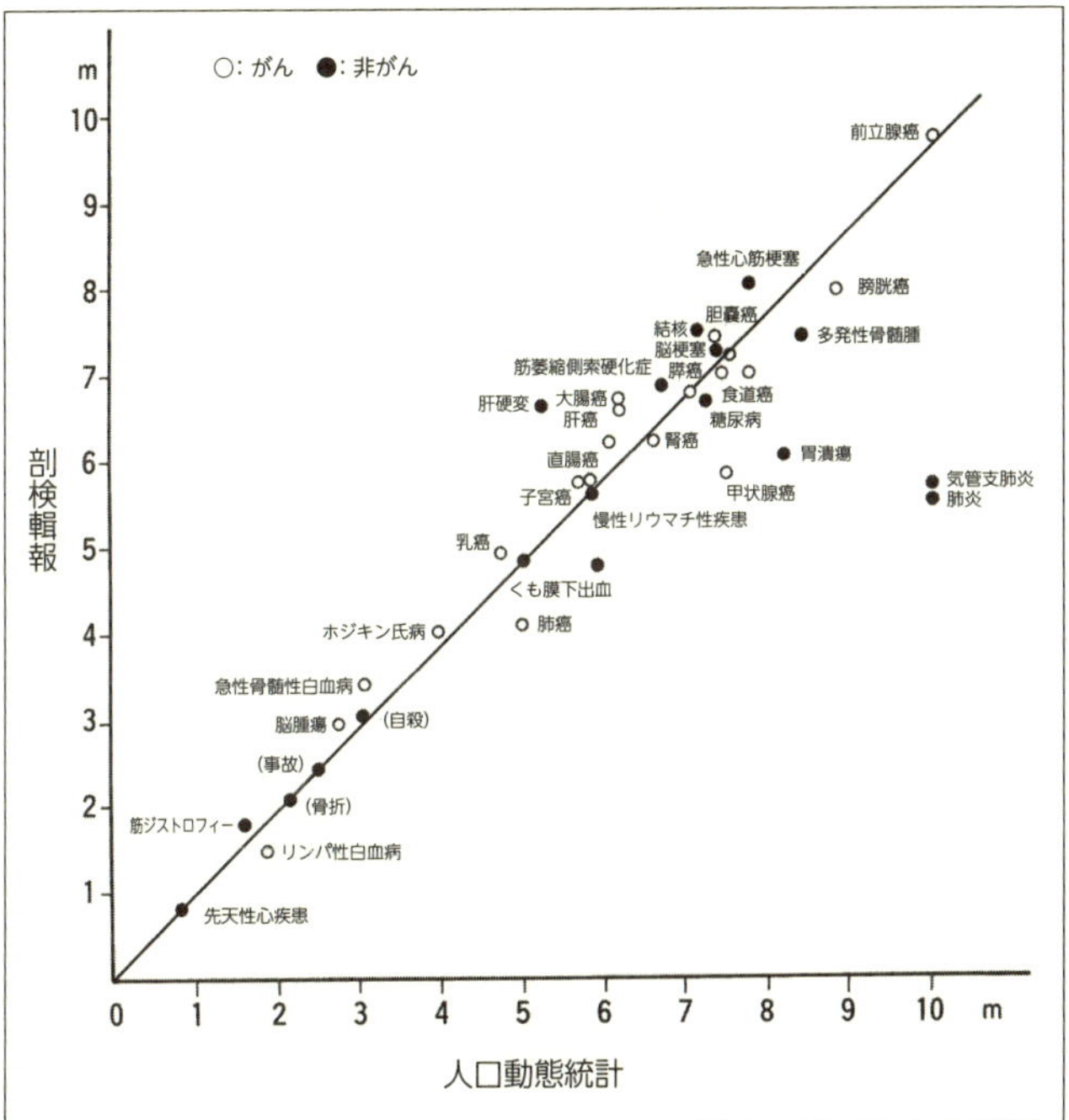

Matsushita S, et al. 1992

なる時期のものを示していますが、「発展途上国と先進国」の生存曲線を例示していることにもなります。

図13―4は第一回（明治二四～三一年）から第一五回（昭和五五年）までの生命表について男女別に計算した形状母数m値をプロットしたものです。成長期のm値は変化せず、初期故障としての性質が変わりません。思春期以降はm値が増加し、つまり直角化が起こり、老年期では女性のm値が男性より高く、直角化が

図 13－6　年次的にみた死亡数と肺炎、肺結核、リウマチ性心疾患の形状母数m値の対比

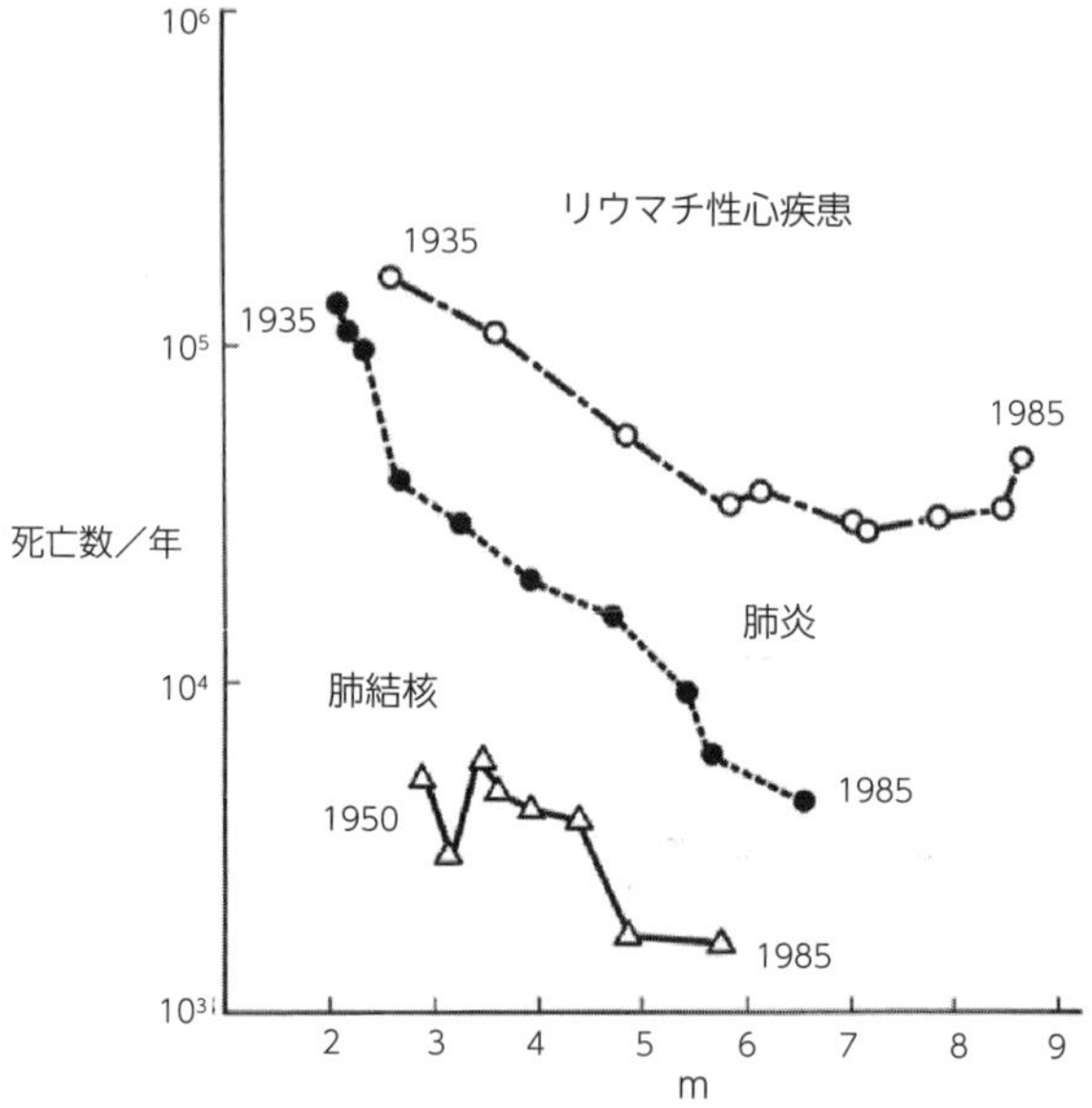

人口動態統計（1985 年）をもとに著者作成

進んでいます。

病気は年齢に関して特有の分布をとり、これもワイブル分布で数量化できます。データは死亡診断書を基とする死因統計と病理解剖に基づく日本剖検輯報を利用できます。図13－5は各々の病気について計算した形状母数m値を二つのデータ源について図示したものです。気管支肺炎・肺炎を除き、データ源に基づく違いはあまりありません。病気のm値は連続していて、分布が接近していること、かつその分布には順序があるように見受けられます。また病気のm

図 13－7　発展途上国と先進国各国の病気の形状母数平均m値の累積比較

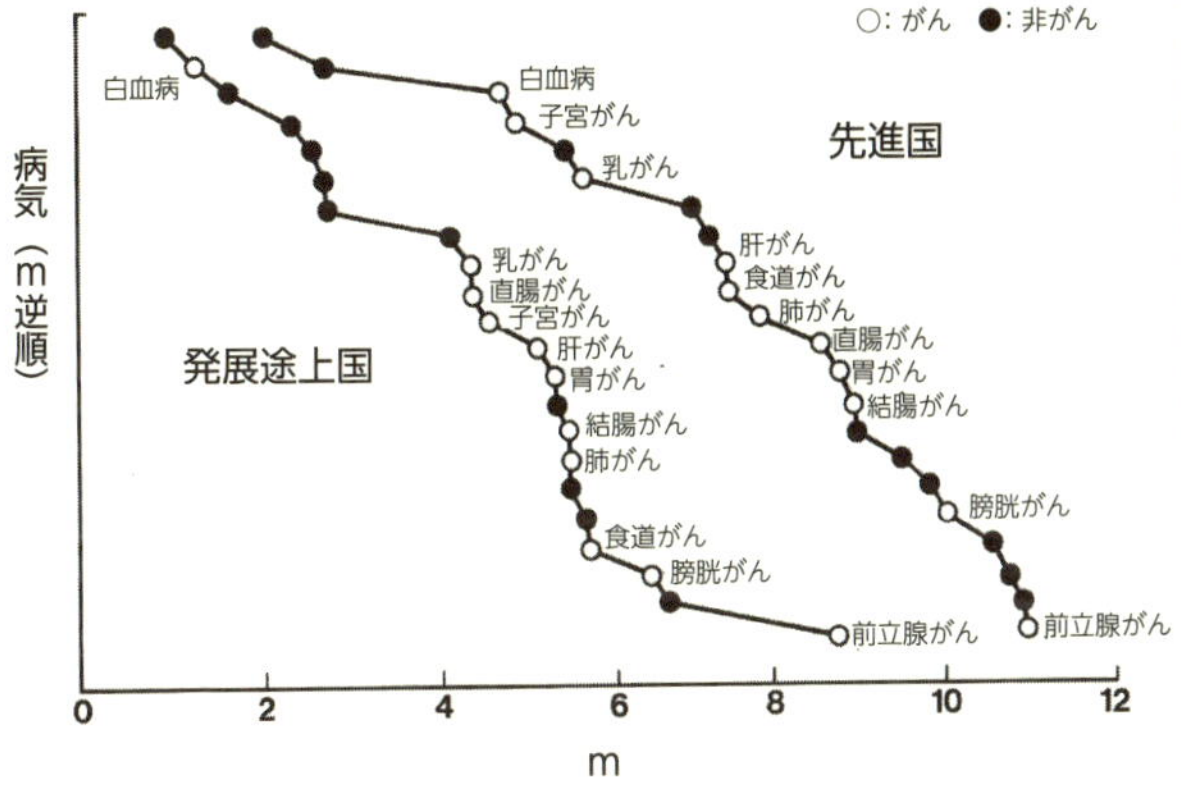

人口動態統計（1985 年）をもとに著者作成

横軸に途上国と先進国の病気のm値を、縦軸に一つの病気を 1 単位として、m値の逆順にプロット。病気の分布を生命表のようなパターンで示す。

値は生命表のm値に対応した範囲の数字になっています。人間の限界寿命は一二〇歳とされていますが、実際にはほとんどが一二〇歳になる、はるか前に様々な病気のために死んで生命表の直角化を招いていることがわかります。

図13－6は経年別に死因統計から、肺炎、肺結核、リウマチ性心疾患につき、形状母数m値と死亡人数を図示したものです。年次的な死亡数減少がm値の増加を伴うことがわかります。これは病気の原因である一般細菌・結核菌・溶血性連鎖球菌各々への予防と治療の進歩により、死亡が減るとともに〝分布が「高齢へ、直角型へ」と移動〟

したことを表しています。

図13—7はWHO世界保健機関発表のデータに基づき、発展途上国と先進国につき、各国の病気の平均形状母数m値を生命表のように重ねたものです。当然生命表は途上国と先進国とでは異なりますので、病気のm値の分布は違いますが、序列はお互いに似る規則性が認められます。もう一つ大事なことは、病気のm値が軒並み〝直角型〟へ移動するとともに全体として互いに接近していて、高齢者に起こる多病を数量化して例示しています。

さらに図13—7は、生老病死のうちの老病死の関係を途上国型から先進国型への変化として示します。人口構造がピラミッド型から矩形型に推移する機序は、死を来す病気の年齢分布の変化が直接の原因を成します。もちろんその基礎には、第9章で説明したとおり、平均寿命の延長が、GDPの増加や教育の普及などに基づき、生命表の直角化として実現されているのです。

■血のかたまりやすさと動脈硬化

グリーンランドエスキモーとデンマークエスキモーは同じ人種ですが、狭心症、心筋梗塞はグリーンランドに住むエスキモーではとても少ないことが知られていました。出血時間を両者で調べてみたところ、前者ではこの時間が非常に延長し、出血が止まりにくいのです。これは血液凝固に関わる血小板に含まれるドコサヘキサエン酸（DHA）とエイコサペンタエン酸（EPA）という不飽和長鎖脂肪酸がグリーンランドエスキモーで多いためということがわかりました。このDHAとEPAは青色の皮膚の魚に多く含まれ、彼らがこの魚をたくさん食べるために、出血時間が延長し、動脈硬化も少ないと結論されました。不飽和長鎖脂肪酸は細胞膜や血小板の膜の材料で、DHAとEPAは膜のしなやかさを増します。DHAとEPAは食品や薬としても市販されています。日本人は日頃のDHAとEPAの摂取量が多く、狭心症や心筋梗塞が少なかったのですが、ファストフードの普及に象徴されるように、食事の欧米化から今後狭心症・心筋梗塞が増えていくものと思われます。

■薬は少なく

高齢者は複数の病気を持っていることから、各々の病気に対して薬が処方されていると、薬の数はどうしても多くなりがちです。また複数の医療機関にかかっている場合、お互いにどのような薬が処方されているか、把握されていないこともままあります。薬は代謝される経路が同じ場合、競合して体内に溜まったり、組み合わせによっては意識障害やけいれんなど有害な副作用を引き起こします。骨粗しょう症予防に汎用されている活性ビタミンDは、単独投与でも腎機能が悪い場合は高カルシウム血症から、食欲不振、脱水の副作用が起こってきます。薬の数と副作用の頻度は一定の関係が認められ、薬の数が多いと転倒しやすくなります。薬の数を減らすには、薬の効き方をよく知っていて、複数の病気が各々どの程度重いのかを評価し、総合的な判断ができる医師が必要です。

■薬は余裕を持つ、入れ歯は夜も外さない

大地震が起こると薬は手に入りにくくなります。東日本大震災では製薬会社の工場や流通ルートの倉庫が倒壊し、かなりの期間にわたって薬が入手できなくなりました。高血圧、糖尿病などで毎日服薬している方は、手持ちの薬が一週間分ぐらい余裕があるうちに次の受診をすることをお勧めします。同様に夜、入れ歯を外していると、夜や早朝に起こる大地震で入れ歯が失われやすく、咀嚼が障害され栄養が低下する事例がみられます。歯の清掃を心がけていれば、夜間入れ歯を装着しても歯槽膿漏などが進行することはないので、入れ歯は夜間も入れておくようにしましょう。

前立腺がんとライフスタイル

前立腺がんは、日本を含む先進国でも途上国でも共通して最高の形状母数mを示しています。死因としての前立腺がんの頻度は、米国では主要死因に顔を出すほど多いのですが、日本でははるかに少ないのです。しかし米国へ移民として渡った日本人を追跡すると米国人並みに増加しています。つまりライフスタイル、特に脂肪の摂取が危険因子としてはたらいていると考えられてい

ます。一方、本国の日本人でも、剖検で前立腺をよく調べると、前立腺内にとどまっている「潜在がん」の頻度は加齢にしたがい高くなっています。良好なライフスタイルが、がんができても前立腺内にとどまらせ、悪性化・転移を起こしにくくさせています。最後に危険因子や、地域因子とは独立して、前立腺がんとしての生物学的な時間的特性は、各国に共通して最高の形状母数mに表れているといえます。

■転倒

転倒は高齢者の特徴の一つに挙げられ、重大な結果に至ることもあるのでここでまとめておきます。統計によっては高齢者の三〇%は一年のうち一回は転倒した経験があるといい、特に八〇歳前後から一気に増加し、女性のほうが男性より多く転倒します。転倒のリスクとして挙げられるのは、筋力の減弱、鈍い身体知覚と運動神経反射、歩行時の身体の動揺、目の輻輳反射（距離に合わせて目の焦点距離を変える）の低下が挙げられます。

転倒自体の程度は、些細で取るに足らないものから、重大な合併症を起こすものまでいろいろあります。原因には多剤服用、神経疾患、不整脈・起立性低血圧などの循環器病、内耳疾患などがあるので、それらの有無をチェックします。転倒した場合、その高齢者が普段健康なのか、病気があるのか、転倒時に何をしていたのか（排尿や、二つの物事を同時にやっていたなど）、前兆があったか、受診時、普通に歩行できるかを確かめ、起立時と仰臥位の血圧を測ります。

転倒した高齢者本人の精神的ショックはかなり大きく、自信喪失、自身の能力を低く見積もり、外出を控えたり、うつになることもあります。病気の有無をチェックした後、予防として二つのことを同時に行わないとか、家の内外をバリアフリーにします。病気が疑わしい場合は受診させます。

■大腿骨転子部・頸部骨折

大腿骨は、上端が丸い「骨頭」となり股関節で骨盤とつながっています。骨頭の外側下方には「大転子」という突起があって、骨盤から大きな筋肉が腱膜となって付いています。大転子はちょうど腰の真横にあり、転倒するとこの大転子は直接強い衝撃を受け、大転子骨折、あるいは骨頭直下の大腿骨「頸部」の骨折が起こります。この骨折は、若い人でもオートバイ事故、高所よりの転落で起こりますが、圧倒的に骨粗しょう症がある女性高齢者の転倒で多く起こります。また骨粗しょう症が進んでいると、転倒しなくても自宅から病院へ歩いてくる間に骨折が起こることがあります。認知能が低下している患者さんは不用意に立ち上がって転倒し骨折したり、脳梗塞がある方では麻痺側に骨折が起こりやすくなります。このようなハイリスクの高齢者のため、大転子部を緩衝パッドで覆って防護する工夫もされていますが、まだ一般に普及するには至っていません。

大腿骨頸部骨折、転子部ないし転子下骨折では、骨頭の血液循環障害を各々招いたり招かなかったりの差があるので手術法が異なります。いずれにしても受傷後できるだけ早く手術をします。大腿骨骨折では通常の手術・リハビリをしても、骨折前の身体能力より一段レベルが下がるのが普通です。しかし手術をしないと歩行不能になり、寝たきりの場合でも股関節がはたらかない状態、つまり足全体がぶらぶらになり、痛みが残ったり、介護にも差し支えるようになります。

大腿骨の骨折では、骨髄が挫滅し、骨髄の脂肪や界面活性物質が血中に放出されることから、脳の微小循環障害を来し、認知能の低下・せん妄の出現・身体能力の低下を招くことがあります。大腿骨骨折にかぎらず、骨折や外傷は免疫力を低下させるので、高齢者では関係のない余病を招くことがあります。

大腿骨骨折の予防には骨粗しょう症の治療、家庭や職場での転倒予防対策が大切です。床のわずかな段差に足をひっかけて転倒することが多いので、一部しか覆わない絨毯や電気コード、小さい家具など、つまずく原因となる障害物は床に置かないようにします。

ワイブル分布が生命表なり病気の分布に当てはまるとして、最も興味があるのはその機序や理由です。それは病気の原因と老化の機序に深く関わっているからです。一八二五年ベンジャミン・ゴンパーツはヨーロッパ諸国の死亡統計を使って中年以降の死亡率が指数関数的に増加することを示します。彼は人間の身体が加齢に伴い破壊に対する抵抗力を次第に失っていく速度が、その

時までに残っている抵抗力の強さに比例すると解釈します。ワイブル関数はゴンパーツの指数関数を全年齢に合うよう普遍化したもので、ともに根底に確率過程があることを示唆しています。

老衰死はあるか？

おしまいに、人間は老化や老衰のために死ぬのではありません。ただ、老化や免疫力低下のため、病気が起こりやすく死にやすくなるのです。ちなみに一〇〇歳を超えて生きる人々では腸粘膜の免疫力の指標となる虫垂の切除術を受けていないことが多く、内腔が開通して免疫がはたらいている症例が多くみられます。また本当に老衰で死んだかどうかは、病理解剖でさしたる直接死因がなく、臓器の萎縮だけが非常に目立つときに死因と診断しますが、一〇〇歳代剖検例を詳しく分析すると老衰死にあたる例はなく、したがって一般に死亡診断書に書かれる老衰は、何らかの直接死因を見逃していると考えられます。

実は、臨床診断の正診率は理論的に八五％で天井を打ち、それ以上に正診率を上げることは困難であると統計学者が指摘しています。東京都老人医療センターにおいても臨床診断と病理解剖診断を突き合わせてみると正診率は八五％で、相応した数字でした。一方、公文書である死亡診断書に基づく死因統計では〝老衰〟という診断が依然として十数％にのぼっているのをみると、一般の死亡診断書に書かれる病名は信頼性に劣り、疫学の研究者には困った問題です。日本の医師が書く死亡診断書は改善の余地があるというのが私の見解です。

■無病変胃

日本人には従来から胃がんや胃潰瘍など胃の病気が多いことが認められています。この原因は食事中の強い塩分が原因とされたり、最近ではピロリ菌の感染が、腸上皮化生という前がん状態ととらえられている胃粘膜細胞の変性を招くためとされています。胃の手術の際に、病変がない部分の胃の組織を調べると、加齢にしたがい胃粘膜の萎縮と腸上皮化生が増加しています。しかし、一生胃の病気にならない人も多く、高齢者の剖検例では約半数の例が胃粘膜は良好な状態で保たれています。一般にがんは、組織の萎縮の反作用として過剰の増殖という形で現れると考えられているので、健康な胃粘膜が大半の高齢者で保たれている事実は重要な知見です。

■心房細動とカオス

心臓には二つの心房、二つの心室があり、心房・心室全体が収縮するリズム（調律）は右心房にある、「洞結節」という細胞群の活動電位で決められます。洞結節で決められる心臓全体の調律を「洞調律」といっています。洞結節は、全身の酸素需要に応じて心拍数を決めていて、「ペースメーカー」ともいいます。この洞結節の規則的活動は、結果として安定した心臓のはたらきをもたらし、心電図では一定の「規則正しい心房波」として示され、第2章のコラムで「決定論が生むカオス」として紹介した、メイの差分方程式では係数 r=1-3、定常状態に相当します。洞結節からは心房へ電気伝導路があり、心房と心室を電気的につなぐ「房室結節」を経て、左右の心室へ電気刺激が伝わり、心室の収縮が起こります。

「心房細動」という高度の不整脈では、心房筋が各所で速い「周期的」電気的興奮をしていますが、全体としてはてんでんばらばらで心電図上の心房波は「全く規則性のない細かい波形」を示し、差分方程式の係数 r=3.574 で生じるカオス波形に等しいのです。心房細動では心房筋が細かくふるえるばかりで、心房一体としての収縮は起こらず、心室に血液を送り込むはたらきは失われます。そのため心臓が拍出する血液量は一割方減ります。心房細動は、一部は最初から心房の病気の一症状として起こりますが、大部分は弁膜症、心筋梗塞など長年の心臓病の経過ののちに起こってきます。

一方、心房細動ほどではなく、各所の心房筋が緩やかな周期的電気的興奮と波状の収縮運動をすることがあり、これを心房「粗動」といっています。心房粗動の心電図は、「ある周期性を持つ心房興奮波」を示し、これはメイの差分方程式における、係数 r=3-3.57、周期的変動の波形に相当します。係数 r 値が隣同士であることからうかがえるように、臨床的にも心房粗動は容易に心房細動に移行します。つまるところ、臨床でみられる「洞調律、心房粗動、心房細動」は第2章で紹介したロバート・メイが差分方程式で示した「定常状態、周期的変動、カオス」に対応しています。

いったん心房細動になると、心房と心室を電気的につないでいる房室結節は、心房から不規則に刺激を受けます。その結果、房室結節次いで心室の電気的興奮もやはり不規則な間隔で起こり、心拍・脈は全く規則性がなくなります。

心房細動で起こってくる最悪の余病は、心房が一体として収縮しないので、血流の停滞から、心房壁へ凝血が付着し、凝血塊が剝がれ、血流に乗っていろいろな臓器の動脈を詰まらせる現象です。これを「塞栓症」といいます。塞栓症では動脈が詰まってしまうので、その動脈が養っている組織は死んでしまいます。脳や腸、下肢の動脈が塞栓で詰まると、それぞれ脳塞栓症（脳梗塞）、腸間膜動脈塞栓症、下肢動脈塞栓症になります。また、時には心臓自体を養う冠動脈の塞栓症、つまり心筋梗塞が起こります。

心房細動は加齢にしたがい頻度が増加します。脳塞栓症を予防するためにも心房細動への対策はたいへん重要です。心房壁に凝血塊が付かないよう、血液を固まりにくくするワルファリンやその類似薬を使って抗凝固療法が行われます。また心房細動の発生や持続を防ぐため、心房性不整脈の発生源を探しあてて、電気で焼いてしまう治療法も行われています。

“体内エコロジー”を生んだ要介護の統計的解析

一九九二年、私は二週間の休暇をもらい、かつて留学した米国ボストンの地を訪れました。タフツ大学医学部の書店で、数理生物学者エーデルシュタイン・ケシェートの著した『生物学における数学モデル　Mathematical Models in Biology』という本に出会います。この本では生物・非生物の別を問わず、例えば生物種の移動と分子の拡散については同じ数学的な考え方が適用され、差分方程式、微分方程式、偏微分方程式という決定論的モデルが使われています。つまりロバート・ローゼンが定義したように、生物現象から基本的機構だけを抽出したシステムによって生物現象の本質を数学の世界で明らかにする科学的モデルの教科書の一つです。

読んでみると、うろおぼえながら、第一次大戦後イタリアの漁師たちが「戦争で漁ができなかったから、さぞかし魚が増えているにちがいない」と期待してアドリア海に出漁したところ、予想に反して不漁に終わった一方、鮫が増えていたという問題に対して数学者ヴィト・ヴォルテラがこの謎の解決に臨み、鮫と餌の魚の数の連立微分方程式(1)を立て、これが数理生物学の歴史的記念碑となった件を思い出します。その上、数理生物学では伝染病(2)が内的捕食として説明できることを知り、要介護の統計データは数理生物学の一つのモデルとなるに違いないと直観します(3)(図13―8)。

相似する捕食・伝染病・体内エコロジーの各モデル

①ヴォルテラはアドリア海の鮫と餌の両者が、自由に泳ぎ回り、ランダムに出会う確率は質量作用の法則、つまり二つのガス分子が衝突する確率は各々の濃度に比例する、と同じと仮定し、

図 13－8　捕食、伝染病、体内エコロジーの概念図

1 捕食　　2 伝染病　　3 体内エコロジー

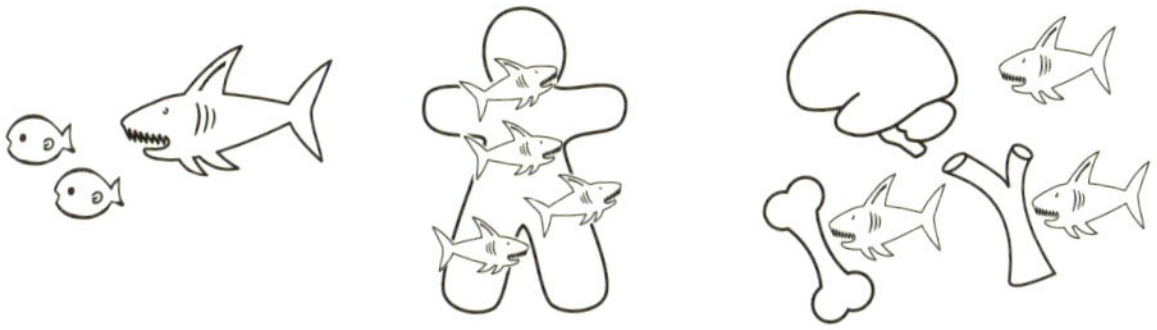

(1) ロトカ・ヴォルテラ捕食モデル

$$dx/dt=ax-bxy,$$
$$dy/dt=-cy+exy,$$

x ：餌となる魚の数　　y：鮫の数
a ：鮫のいない場合の餌の増殖率
b ：餌が鮫と出会った時食われる率
c ：鮫の死亡率
e ：鮫が餌に会った時食べる率
xy：鮫と餌の両方が自由に泳ぎ回りランダムに出会う確率＝質量作用の法則つまり二つのガス分子が衝突する確率は各々の濃度に比例する

(2) ケルマック・マッケンドリックの伝染病モデル

$$N=S+I+R,$$
$$S \rightarrow I \rightarrow R,$$
$$dS/dt=-\beta SI,$$
$$dI/dt=\beta SI-vI,$$
$$dR/dt=vI.$$

S ：未感染者、I：感染者、R：死者または免疫獲得者
SI：未感染者が感染者にランダムに出会う確率
β ：未感染者が感染者に出会った時感染する確率
v ：感染者が死ぬか、免疫を獲得して生き残る確率
N ：総人数

(3) 体内エコロジー

$$N=S+D+R,$$
$$S \rightarrow D \rightarrow R,$$

N：総人数、S：自立、D：要介護、$S+D$：生存、R：死
要介護年齢分布 (D)＝生存曲線 ($S+D$)－自立生存曲線 (S)：正規分布
要介護時間分布 (D)：対数正規分布　一部初期到達時間分布

要介護年齢分布、要介護時間分布はともに確率分布関数で文字どおり確率論的モデルになる。

図13―8⑴の数式を導きます。米国の化学・統計学・数理生物学・人口学者アルフレッド・ロトカはヴォルテラとは独立してこの方程式を発表したので、二人の名前を並べてロトカ・ヴォルテラ・モデルといっています。

②ケルマック・マッケンドリックの伝染病モデルでは、病原体が宿主を内的に捕食し、感染者が未感染者とランダムに接触したとき、病原体が伝染して未感染者をさらに内的捕食すると解釈し、式⑵を導きます。捕食・伝染病モデルともに連立微分方程式で、それぞれ餌の数・捕食者数・捕食率、感染者数・未感染者数・感染率という初期条件が決まれば、後の生き物の個体数の変動は自動的に決まります。つまり、伝染病モデルでいうと、伝染病の流行がどういう条件で始まるか、いったん流行した伝染病がいつ終焉するかを予測する決定論的モデルになります。

③体内エコロジーの式⑶では、捕食者は自分自身の一部で、自然に内部に生じたと考えます。この場合、「健康人→要介護者→死」は伝染病の「未感染者→感染者→死」に相応しますが、伝染病におけるような感染者・未感染者の間の相互作用はなく、もっぱらヒトの体内で出来事が進行し、その様相は二つの確率分布関数で表されます。この場合、モデルは確率的に予測性を持つことになります。

帰国してから私は併設の老人総合研究所所長今堀和友先生を訪ね、この要介護データは生態学のモデルに該当するに違いないとして、日本の生態学者の紹介をお願いします。今堀先生は以前一緒に仕事をされ、日本の生態学の開祖である京都大学の寺本英先生を紹介されます。私はこの問題は「譬えとして、アドリア海の鮫がヒトの体内に湧き、内部から食べていくとしか考えられない」と書いてデータを寺本先生へ送ります。寺本先生は数学科のご出身で数理生物学・生態学を日本で最初に始められ、中央大学物理学教授松下貢先生は豪放磊落な寺本先生に学会や本でいろいろ教えていただいたと述懐されています。

寺本先生は今堀先生に電話で「要介護は体内エコロジーだ」と返事をされ、数学的解のため余生を捧げるが、解は難しいとも伝えられます。私は京都での学会の折、面会をお願いしましたが、兵庫県へ移られたとのことで面会はかないませんでした。それからまもなくして新聞の訃報欄に寺本先生のお名前が載っているのを知らされます。

寺本先生は〝体内エコロジー〟という言葉を残して亡くなられました。〝体内エコロジー〟はヒトの身体の中で内因性の病気から要介護が生じ亡くなっていくということばかりでなく、寺本先生が生態学のモデルとなる数学的解を予感されていたことを今堀先生も私も確信していました。しかし、それから〝体内エコロジー〟という言葉にふさわしい数学的解を得るには一〇年に近い月日を要することになります。なぜそのように時間がかかったかは長い話になりますが、一つは捕食や伝染病のモデルは微分方程式、つまり決定論に属し、同様に体内エコロジーも決定論的モデルだと思い込んだこと、相談にあずかった方々に、体内エコロジーという言葉がぴったりこなかったこと、それに寺本先生の持っておられた直観力がなかったことなどが挙げられます。

規模の大きさと時間の長さにかけては全然違いますが、先入観が起こす間違いは生物学の歴史にもみられます。生物学者は一八六五年メンデルが存在を証明した遺伝情報は、複雑で多様な蛋白質に書かれていると思い込み、四文字だけの組み合わせで書かれたDNAが遺伝情報を担うとは考えていませんでした。生物学者の先入観を覆すには、肺炎双球菌をDNA分解酵素（蛋白質が残る）または蛋白分解酵素で処理して（DNAが残る）マウスに注射し、マウスの生死を確かめる、つまり蛋白質とDNAのどちらが致死的遺伝情報を担っているかを検討したオズワルド・アヴェリーの実験が出る一九四四年まで、実に八〇年という年月を要しました。現在あらためて振り返るとコンピュータが〇、一という符号で複雑な内容を伝達することができることを考えれば、四文字の符号が複雑な生物の情報を伝えられるのは不思議ではありません。

骨を折っていただいた方々の名誉のために書いておけば、一般に数学的解は複数あってもよく、この場合は決定論的解やテイラー級数展開の数学的解があります。しかし求められる解は要介護という現象の「本質を衝き」、かつロバート・ローゼンに従えば「名付けの技術の結晶」、桜井進によれば「豊かな大地を開拓し新天地への旅を可能にする概念」である〝体内エコロジー〟を世界に門出させる役目があったのです。

私が二〇〇三年に〝Geriatrics & Gerontology International〟という専門誌に掲載した論文では〝体内エコロジー〟という言葉に含まれる考え方は記しました。しかしその前に決定論的解をいただいた時点で寺本先生のお弟子さん方からは〝体内エコロジー〟には当てはまらないといわれていたこともあり、この名前は割愛しました。

ところが、数理科学という専門誌を毎月読むほど数学に通じ、常々「数学は美学だ」と言っていた典型的ナイスガイ・東儀英夫岩手医大神経内科教授は私の論文を読み「松下さん、ヤルネー」と言った後、〝体内エコロジー〟を前面に出して論文を書くべきで、割愛したのはたいへん惜しいことをしたとの手紙を書かれます。本書を書いてみると彼の言ったとおりロバート・ローゼンや桜井進が科学的モデルの課題としたこの〝名前〟は、本のサブタイトル以上の意味を持ち、要介護と老化の核心を衝く言葉であると同時に、人間と環境の関係を包含し、われわれに向かうべき方向も示しています。

〝体内エコロジー〟は、概念としては、クロード・ベルナールが唱えた内部環境 milieu intérieure、つまりヒトの体内で様々なシステムが相互に作用しあって定常状態を保つ考え方に縁のある言葉で、相当する欧文も ecologie intérieure を選びました。

忙しさに取り紛れ、日本語の体内エコロジーを書けないうちに東儀先生も亡くなられます。お見舞いに伺ったところ、眞千子奥様より先生がかねて論文の「体内エコロジー化」を気にかけておられた旨を伺い、あらためて反省して書き始め、高校のクラスメートが発起人となって後押ししてくれたおかげで、この本に至りました。長い時間がかかった結果、この体内エコロジーに関わった人々は寺本先生をはじめとして京大の藤坂博一先生、東儀英夫先生、寺本先生の門下の先生、体内エコロジーを巡る数学に通じ、かつこれに相当する欧文を考えてもらったクラスメートの田口暹三郎君など多数の方々が亡くなられました。

要介護の統計

高齢者がいったん要介護状態（歩行移乗障害）に陥り、それから死亡するまでの時間を週単位で人数を図示すると図13—9のように数週以内が非常に多く、時間を経るにしたがい急速に人数が減り、その後非常に長い尾を引きます。これを「両軸に対数」をとって要介護（摂食排泄障害）について図示すると、図13—10のようにほぼ直線のべき乗分布になります。

このべき乗分布関数[$n=at^x$, $\log n = \log a + x\log t$]の指数xは図13—9、10に示すごとく、-1.41になります。ここを出発点とし、べき乗分布に詳しい専門家を再び今堀先生からご紹介いただきました。これは結局、決定論的モデルから確率論的モデルを求めることに方向を変えたことになります。

実は図13—9は、要介護は生態学のモデルに違いないと最初に考えた頃、数学科出身で航空工

図 13－9　要介護（歩行移乗障害）に陥ってから死亡するまでの週別人数分布

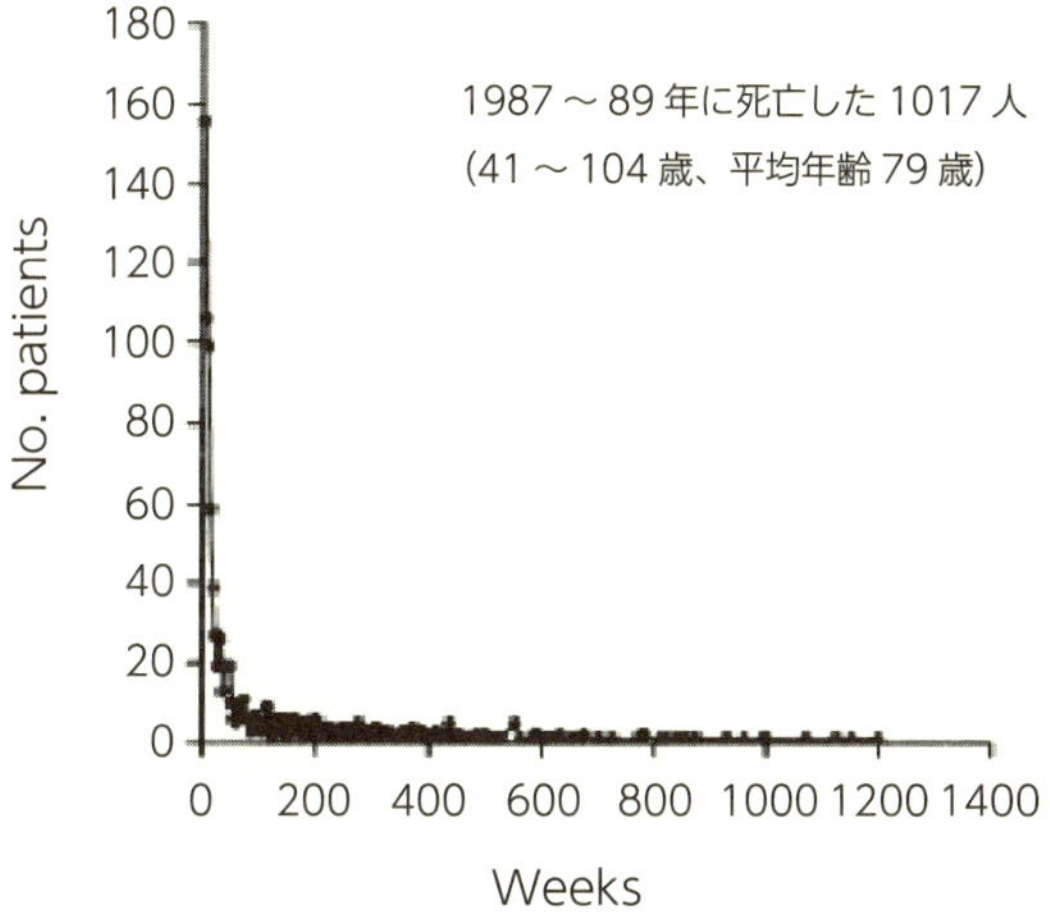

Matsushita S, et al. 2003

$n = t^{-1.41}$ ………… (1)

$\log(n) = -1.41\log(t)$ ………… (2)

学から環境工学に関わられ『数学モデル——現象の数式化』という本を書かれた近藤次郎博士のところに伺った際、開口一番「分布はどうなっているか」と問われて描いた図の一つです。私は、数学の分野が一〇〇〇以上の専門分野に分かれているのは知っていたので、長くかかるだろうと覚悟していましたが、最初からこの図を忠実に追っていけば数学的解に到達するまで一〇年とかからなかったと思います。今堀先生は数学の問題はぴったりの数学者に出会えれば瞬く間に解い

図 13−10　要介護（摂食排泄障害）に陥ってから死亡するまでの週別人数分布

$n = at^x$, $\log n = \log a + x \log t$

n：人数　　t：時間（週）

両対数プロット：$n = t^{-1.41}$

歩行移乗障害では $n = t^{-1.37}$

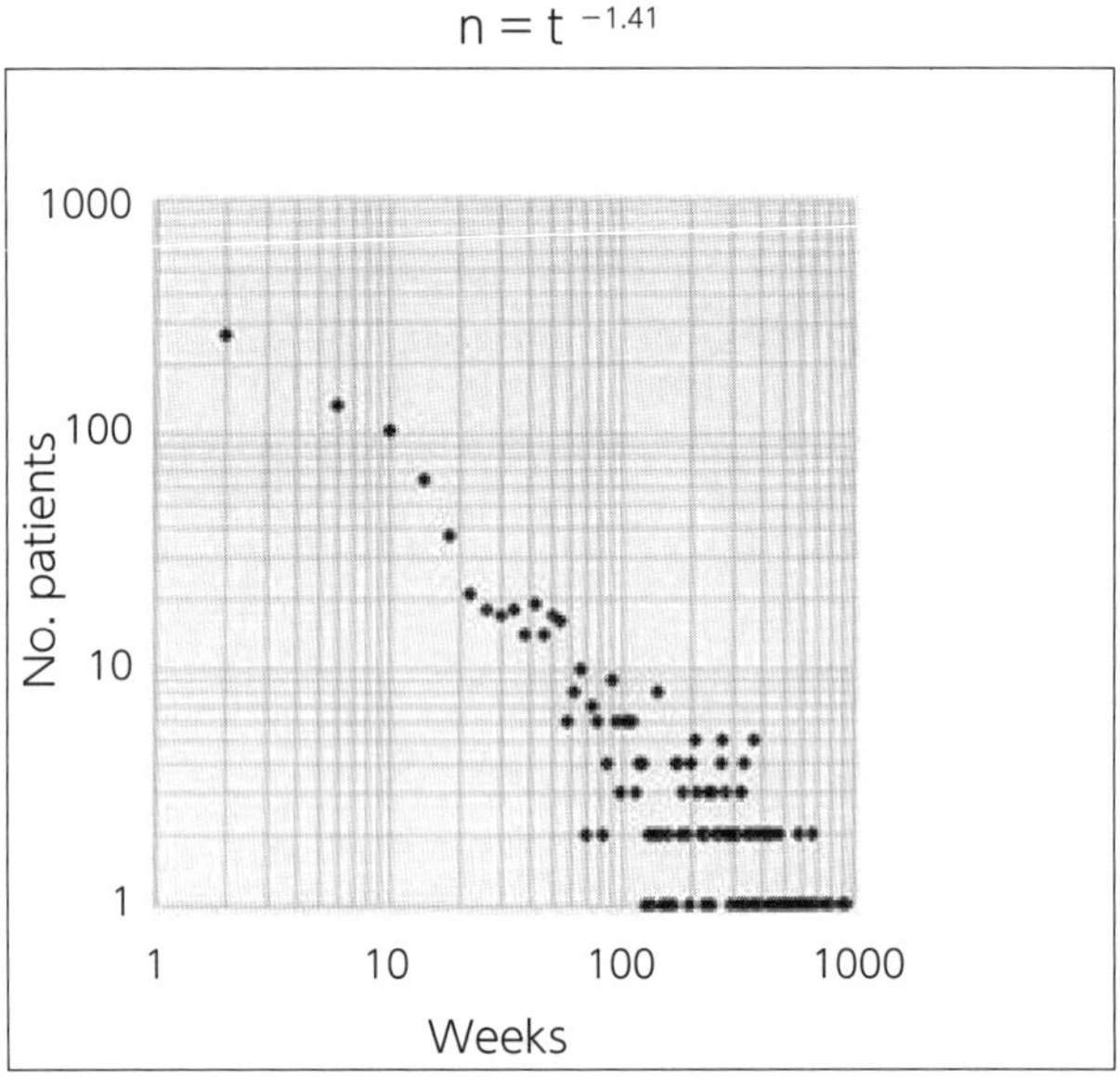

てくれるとおっしゃっていましたが、そのためには探す側の方向性を定める必要があったわけです。

植物的機能（摂食排泄）障害と動物的機能（歩行移乗）障害はともにほぼ同じ指数（各々-1.41, -1.37）を示し、スケール不変性の性質があります。これは障害が軽度から重度になっていく場合、X軸の数字と人数Yは変わっても「分布の格好は変わらない」、つまりスケール不変性がありま す。また「同じ格好を繰り返す」ことから、フラクタル、自己相似、容れ子構造（仏教では曼荼羅）ともいいます。

ここでブラウン運動に関する歴史を思い出してみましょう。アインシュタインはブラウン運動する粒子が拡散する方程式を立て、実際の観察データから水分子の質量、サイズ、一モルに含まれる分子数を計算しました。続いて統計学者カール・ピアソンはこのブラウン運動にしたがって物体が次々と確率的に移動する現象をランダムウオークと名付けます。

アインシュタインのブラウン運動の論文は解説すると一冊の本ができるぐらい内容の深いものですが、粒子のサイズ、溶液の粘性の項は飛ばしてごく簡単に本題に関係する部分だけを説明しておきます。数式が出てきますが、式を飛ばして読んでいただいてもおおよその筋は納得いただけると思います。

アインシュタインは第一の仮定として、ある一定の時間に粒子にぶつかる水分子の数は極めて

$$\frac{\delta\rho}{\delta t} = D\frac{\delta^2\rho}{\delta x^2} \quad \cdots\cdots\cdots\cdots (3)$$

$$\rho(x, t) = \frac{1}{(4\pi Dt)^{1/2}}\, e^{-x^2/4Dt} \quad \cdots\cdots\cdots\cdots (4)$$

$$\mu^2 \equiv \int_{-\infty}^{\infty} x^2\ \rho(x, t)dx = 2Dt \quad \cdots\cdots\cdots\cdots (5)$$

$$\mu = \sqrt{2Dt} \quad \cdots\cdots\cdots\cdots (6)$$

$$Q(x, t) = x(4\pi D)^{-1/2}\, t^{-3/2}\, exp\,[-x^2/4Dt] \quad \cdots (7)$$

多いので、非常に〝多数〟の粒子を想定し、それらが原点から拡散していく場合の、原点からの距離x、時間tについて方程式を立てます。粒子濃度ρを時間tで偏微分したものは、粒子濃度ρを距離xにより二回偏微分したものに拡散係数D diffusion constantをかけたものに等しいとする拡散方程式(3)を導きます。

時間0、原点x＝0から、すべての粒子が一斉にブラウン運動しながら拡散する初期条件を与えてこの式を解くと、ブラウン運動する粒子の時間tと点xに関する濃度分布はガウス関数(4)となり、分布関数としてはガウス分布、あるいは正規分布として知られるものになります。

粒子の移動距離xの自乗平均μ^2は、原点

x＝0を出発して、時刻tで平均してどの辺りにいるかを与えます。平均値の自乗平均μ^2は平均値の定義に従い、前記ガウス関数を使って(5)の方程式から(6)が導かれます。つまりブラウン運動する粒子の移動は時間tに比例するのではなく、時間の平方根$\sqrt{t}$に比例します。これは粒子がある距離を移動するには非常に時間がかかることを表します。ここでアインシュタインはブラウン運動する〝粒子群〟から、ある点に達する〝一つの粒子〟へ、再び着眼点を変えたのです。天才のひらめきはこの先の水分子の重さ、一モルの水分子の数（アボガドロ数）の計算でも発揮されるのですが、本題とは直接関係しないのでここまでにします。

ランダムウオークが線形空間で起こる場合、つまり一次元ブラウン運動する粒子が○点をスタートし、ある点xに初めて到達するまでの時間tの分布、あるいは、その粒子がある壁に初めてぶつかって吸収されてしまうまでの時間tの分布を初期到達時間分布First Passage Time Distribution FPTDと称しています。その時間分布はアインシュタインが導いたブラウン運動する粒子を表すガウス関数から導かれるのですが、途中は省略して(7)に示します。

この一次元ブラウン運動をする粒子の時間分布を表す方程式(7)は、要介護問題では、○点で要介護に陥った人が、ある点xで死ぬまでの寿命の分布に対応するかどうかの問題になります。つまり、図13—9、10のデータに(7)の方程式が当てはまるかどうかの問題になります。

この初期到達時間分布は、ばくち打ちが儲けたり損をしたりするうちに、ついに破産する（Gambler's Ruin）までの時間分布、サーモスタット（ある温度からある温度に達するまでかかる時間分布）、化学触媒（ガスなど分子が触媒にぶつかってから、触媒活性部分に到達するまでの時間分布）、酵素作用を受ける基質が酵素分子に衝突してからその活性ドメインにはまるまでの時間分布、収縮蛋白であるミオシン頭部とアクチンが衝突してからミオシンドメインとアクチンが結合するまでの時間分布、インスリン、甲状腺ホルモン、LDLコレステロール（悪玉コレステロール）などが細胞膜にぶつかってから各々の受容体ドメインに結合するまでの時間分布への応用が考えられます。

この方程式(7)では係数は拡散係数D diffusion constant 一つだけで、モデルとしては初期値xが決まれば後は確率的に決まります。この方程式をよくみると、時間tにかかる「指数」は-3/2、-1.5で、要介護（歩行移乗障害）時間分布（図13—9）がべき乗分布を示した時の「指数」が-1.4に近いことがわかります。物理学者の間ではべき乗分布の指数が-1.5付近であるとアインシュタインに縁のあるこの初期到達時間分布を思い浮かべるのが普通です。

さて今堀先生から紹介された、京大のお二人の物理学者、郷信廣教授と藤坂博一教授はこのことを直ちに指摘され、べき乗分布やフラクタル物理学に詳しく、対数正規分布にガラス棒の破壊実験を当てはめている中央大学物理学松下貢教授を紹介されました。以後、貢先生とは積年の課題が解けていく夢のような時間を経験することになります。

図 13－11　要介護（歩行移乗障害）に陥ってから死亡するまでの累積生存人数（点線）と、当てはめた累積初期到達時間分布（式 (8)）を示したライン

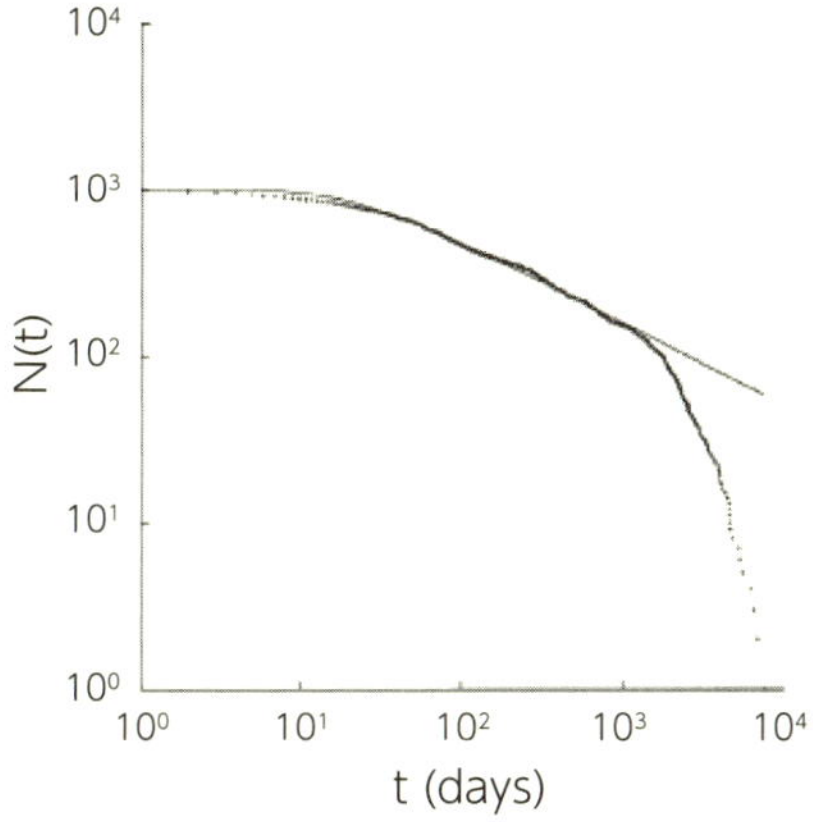

Matsushita S, et al. 2003

$$N(t) = N_T\, erf\,[(a/t)^{1/2}], \qquad \cdots\cdots\cdots\cdots (8)$$

$$a(= x^2/4D),$$

$$erf(x) = \frac{2}{\sqrt{\pi}} \int_0^x exp(-t^2)\, dt$$

$N(t)$：時間 t における累積生存人数、N_T：要介護者総数 1017、erf：誤差関数、a：要介護者の平均生存期間に関係する係数、D：拡散係数

50 日から 1500 日まで約 60％の人々が初期到達時間分布に該当する。摂食排泄障害では 30 日から 1200 日まで同じく 60％の人々が該当する。

式(7)を生存曲線（累積分布）の形にし（式(8)）、両対数軸でデータと重ねると図13—11のごとくになり、全体の六〇％弱の人数が初期到達時間分布に当てはまります。つまり、いったん要介護に陥った方々は、数学の世界では〇時間から一斉にスタートし、三〇日から五〇日以降、ほぼ六割の人々はブラウン運動しながら、つまり老化しながら、死という終点に次々と、あるいは延々と時間をかけて至ることを意味します。したがって図13—11は、老化の一つの特徴、あらわになる「物質の勝手な振る舞い」をわかりやすく示し、〝体内エコロジー〟が老化を解く鍵の一つに相当していることが納得できると思います。

図13—11をよくみると、式(8)から得られる初期到達時間分布由来の累積分布曲線は、〇時間から三〇〜五〇日までの間は、水平な直線を描いていて、実際のデータとは乖離しています。この間には図13—9および図13—10のデータに示されるように、要介護に陥った人々が多数亡くなられ、累積分布曲線は、本来は下降する曲線を描くはずなのです。

一方、このように当初しばらく累積初期値が減少しない初期到達時間分布の特徴は、先に例として挙げた、Gambler's Ruin、サーモスタット、化学触媒、酵素と基質、ホルモンと受容体、ミオシンとアクチンの相互作用においては、しばらく全体の準備が整うまでは反応が進行せず、短い「間」をおいて反応が一斉に進む、という内在する自然の性質を明らかにしているといえます。

次に二つの係数を持ち、係数が一つの初期到達時間分布より柔軟性のある対数正規分布を要介

$$n(t) = exp\{-[\ln(t/T)]^2/2\sigma^2\}/(2\pi\sigma^2)^{1/2}t \quad \cdots (9)$$

T：平均生存日数（対数）、　σ：分散

護データに当てはめてみました。

対数正規分布関数は独立した事象が直列的につながって（and ロジック）起こるとして導かれる確率分布関数です（式⑼）。一般に独立して起こる事象が直列的に次々とつながる場合はこの対数正規分布に収斂します。確率Pが、P_iの積の形$p_1 \cdot p_2 \cdot p_3 \cdots\cdots p_n$として表され、その対数をとると、和の形$LogP = logp_1 + logp_2 + logp_3 + \cdots\cdots + logp_n$、になります。

対数正規分布は、独立した事象が並列的に和となる場合（or ロジック）に収斂する正規分布と並んで、自然現象・生物現象・社会現象に実例がみられます。

対数正規分布の具体的な例は岩石のサイズ、隕石のサイズ、隕石の衝突による月クレーターのサイズ、半導体のノイズ、研究論文の数、都市の大きさ、GDP、所得、体重、がん患者の余命、入院患者の余命が該当します。いずれも直列的に起こる事象が分布に結果として出ています。例えば岩石が崩壊して砂に至る過程は大から小へとだんだんと直列的に起こります。崩壊の結果としての石のサイズの分布をみると、砂は無限に近いほどありますが、石のサイズが大きくなるにつれて次第に数は少なくなり、大きい一体の岩は極めて少なく、これが対数正規分布になり、直列的に事象が起こっていることを裏書きしています。さらに一言追加

するならば、対数正規分布は掛け算（乗算過程）の世界でのランダムウォークモデルになります。また隕石のでき方や都市の形成、所得にみるごとく、破壊と逆に直列的に集合が起こる現象にも対数正規分布が当てはまります。対数正規分布はσ：分散が大きくなると、べき乗分布に近づきます。

いろいろな要素がお互いに関係しあってまとまっている系を複雑系といい、自然科学、社会科学を問わず複雑系が脚光を浴びています。未だ〝複雑系科学〟といえるほど科学として体系化されているわけではありませんが、複雑系の統計性は第一近似的には対数正規分布で特徴付けられます。対数正規分布が当てはまる場合の共通する特徴は、その歴史性にあります。これを履歴現象ともいいます。例えば岩石の崩壊や隕石の形成は、その前歴全体が終局としての分布に反映されています。要介護でいうと、この歴史性は個体発生という生成過程を経たのち老化し崩壊していくという、常に前の状態が次の状態につながっていく関係に表れています。

老年病での例を挙げれば、何らかの転倒しやすいリスクを持った高齢者が転倒して大腿骨頸部骨折を起こし、病院へ担ぎ込まれて骨頭置換術を受け、リハビリをして一人は退院できたが、別の一人は手術後、せん妄を起こし、しばらく家族に付き添ってもらい回復した。いちばん運の悪い人は骨折を直ちに手術する機会を逸し、終生歩行不能になったなど、常に前の状態が（分岐しながら）次の状態につながっていく現象が対数正規分布として表現されます。

一方、対数正規分布から外れる事象が起こる場合は、必ずそれに相当する原因があることが推定されています。都市人口やＧＤＰのように自己増殖的とか、豊かな人々が豊かさゆえにますます豊かになる矛盾があらわになります。要介護分布の場合は一五〇〇日あたりから死亡が増え、これは指数関数・ゴンパーツ則にしたがい、生命の維持にそれまでにない速度で破綻が起きると解釈されます。

式⑼を生存曲線（累積分布）の形にし（式⑽）、両対数軸で要介護者（歩行移乗障害）の累積生存数と重ねると図13―12のごとくになり、初期到達時間分布より多い八三％の人が対数正規分布に当てはまります。つまり数学の世界ではいったん要介護に陥った方々が〇時間から一斉にスタートし、次々と起こる確率的事象のため（ある時期はブラウン運動しながら）老化し、死という終点に次々とあるいは延々と時間をかけて到着することを意味します。

対数正規分布や初期到達時間分布が他の要介護データにも当てはまるかどうかは、体内エコロジー仮説を検証する上でもクリアするべき事項です。それは個々のデータが必要で、通常生データを集めなければなりません。それがかなわない場合、次善の方法は今まで発表された集計データについてこの二つの分布を当てはめ、係数が似た数値になるかで検証できます。この方法ではグラスゴー市と厚労省からのデータにつき相応する係数値を得ることができました。もう一つ重要な事項は、対数正規分布と正規分布には、サンプルサイズが大きくなると必ずこの二つの分布

図 13－12　要介護（歩行移乗障害）に陥ってから死亡するまでの累積生存人数（点線）と、当てはめた対数正規分布（式(10)）をラインで示す

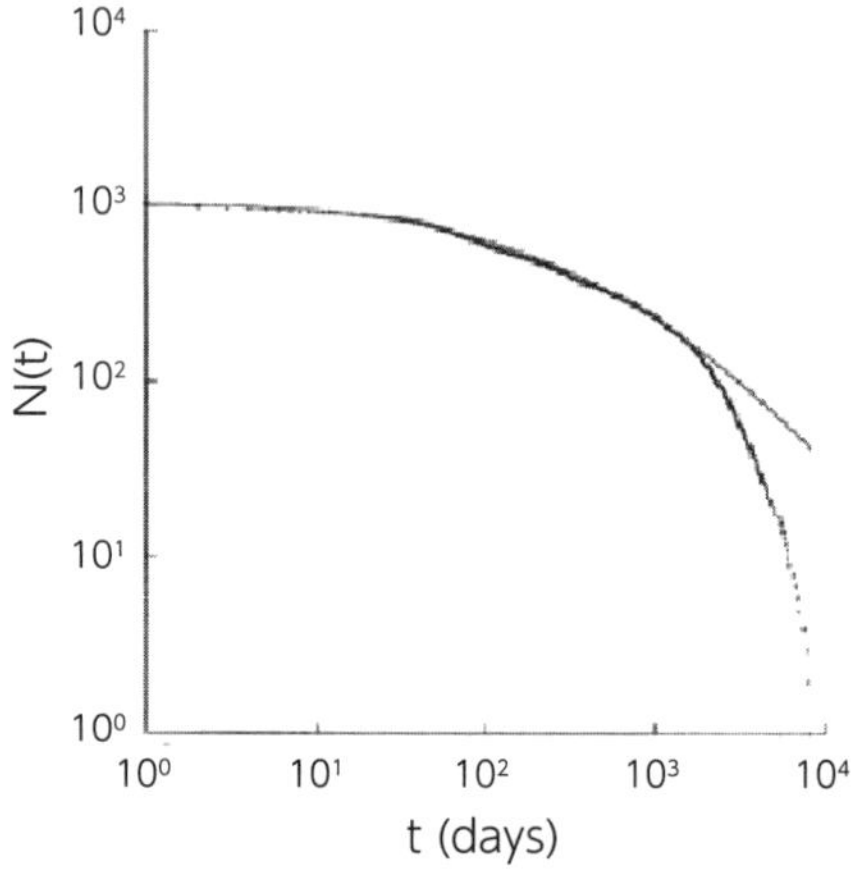

Matsushita S, et al. 2003

$N(t) = [N_T/2]\{1-erf[log(t/T)/2^{1/2}\sigma]\}$, … (10)

$$erf(x) = \frac{2}{\sqrt{\pi}}\int_0^x exp(-t^2)\,dt$$

N_T：要介護者数 1017 名　σ：2.15　T：200

erf は誤差関数

1500 日まで 83%の人々が対数正規分布に該当する。摂食排泄障害では 2000 日まで 92%の人々が該当する。

のいずれかに収斂するという大数の法則が当てはまり、普遍性が期待できることです。

数学者や物理学者は真理かどうかを問う場合、数式やデータがすっきりして美しいかどうか直観的に判断します。松下貢先生が他の大学の物理学教室で図13―12を示して講演すると必ず質問や感想が出るのが通例で、要介護問題が物理学者の間でも興味を引くようになったことに世の中の遷り変わりを感じるといわれます。

図13―13は要介護者数の年齢分布を示します。一見してきれいで同じ平均値と分散を持つ、つまり人数が異なるだけで同じ格好・パターンの正規分布を示します。平均年齢は七九歳で、六〇～六五歳で定年を迎えたとすれば、死ぬまでは平均してほぼ一〇～一五年の時間があり、その間平均して一～三年は要介護状態に陥る勘定です。また女性は平均寿命が長い分、要介護期間も長くなっています。ただし要介護期間は対数正規分布、近似的には、べき乗分布で、その期間が数週間ですむものから数年、十数年にも及ぶものまで大きな差がある点がたいへん問題です。

図13―13の要介護者のサンプルは、東京都老人医療センターにおいて一九八七～八九年に死亡した一〇一七人（四一～一〇四歳、平均七九歳）です。七九歳という平均年齢は一九八五年の平均寿命に一致します。抽出したサンプルは病院のものですが、この章の初めに指摘したごとく、東京都老人医療センターは、前身が施療病院であり、皆保険、現物給付、フリーアクセスの下では、患者さんの流動性に基づき、そこで亡くなられた方々もその地域の高齢者をある程度代表するこ

図 13−13　要介護者（歩行移乗障害・摂食排泄障害）の年齢分布

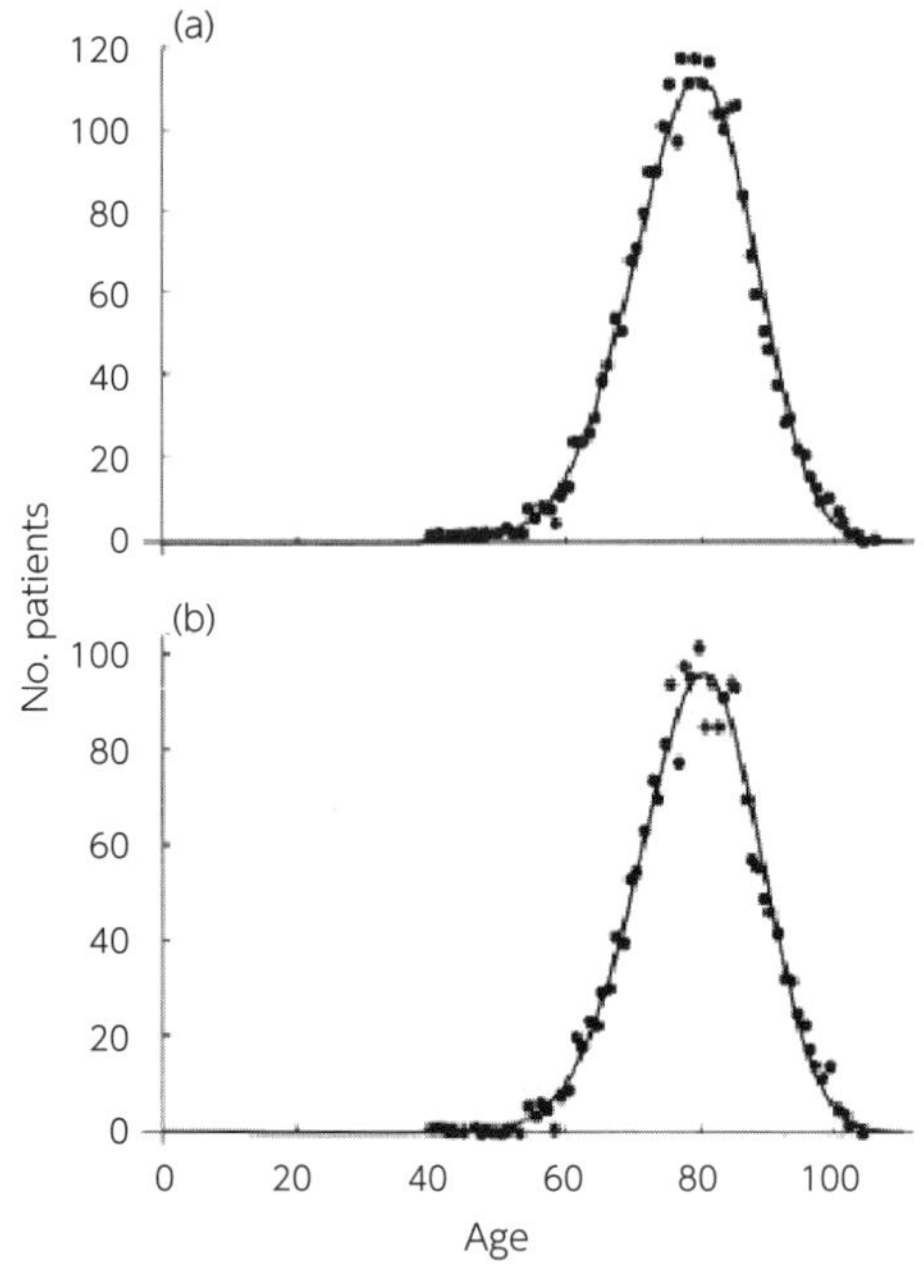

Matsushita S, et al. 2003

平均年齢 79 歳。曲線は一般ガンマ分布関数で描出。(a) 歩行移乗障害、(b) 摂食排泄障害ともにきれいな正規分布を示す。障害の程度と関係なく同じ平均値と分散がみられる。図 13−9、10 で示されたスケール不変性、フラクタル、自己相似、容れ子構造がこの図では同じ分布の格好が同じ平均年齢を中心として繰り返されている。

表 13－2　高齢者一人当たりの罹病率

心血管疾患	59%（1）	
がん	54%	
中枢神経疾患	48%	うち認知症 14%
感染症	43%	
消化器疾患	31%	
骨関節疾患	25%	
腎臓病	19%	
糖尿病	15%	
その他	39%	
計	333%（2）	

Matsushita S, et al. 2003 の対象データより作成

（1）例えば100人中59人の人が心血管疾患を持っている。
（2）一人当たり 333%つまり 3.3 個の病気を持っている。上位四つは表 13－4 の死因統計での高齢者の四大死因と同じ。死因となる病気が複数あり、互いに“死を巡って競合する”ので、一つの病気、例えばがんが予防・治療されても平均寿命はさほど延びない。感染症は高齢者の免疫の低下を反映する。

とを意味します。抽出したサンプルの母集団は、東京都区内西北部の高齢者と考えられます。その場合、高齢者という年齢層を区切るとすれば、それは、図13－3に示した日本人の生存曲線・生命表において、直角度で若壮年から老年へ変わる時点、五〇歳あたりから上の年齢層に相当するでしょう。

高齢者には、老化の進化説で述べたように、複数の病気が並行して起こり、表13－2に示すように「多病」

表 13－3　性別・病気別・平均要介護期間

	歩行移乗障害	摂食排泄障害
男	1.7 年	1.0 年
女*	2.6 年	1.9 年
骨関節疾患*	3.9 年	2.7 年
中枢神経疾患*	3.2 年	2.2 年
うち認知症*	4.5 年	2.9 年
がん**	1.4 年	0.4 年
平均	2.0 年	1.4 年

男：550 人　女：467 人

*有意に長い　**有意に短い　中立的な病気は表示せず

Matsushita S, et al. 2003 の対象データより作成

平均値を示した。女性は男性より長い要介護期間を示す。がんはその病名があるものすべてを含み、要介護になってからがんに罹ったものも含む。がん単独の病名では表示の 1/3 の期間になる。

が特徴です。高齢者に起こる病気は互いに接近した年齢分布を示します（図13―5、6）。病気の違いは長短様々な要介護期間をもたらします（表13―3）。長い要介護期間は脳梗塞や認知症、骨関節の病気が主因です。しかし、がんや心臓病、呼吸器の病気でも期間は短いものの要介護状態に陥ります。高齢者に「並行して起こる」多病のいずれか一つに該当すれば（or ロジック）、高齢者は要介護に陥り、その期間も多様なため、年齢分布は正規分布になると予想され、実際そのとおりです（図13―13）。

注意していただきたいのは、こ

表 13－4　年齢別死因順位（1998 年、人口 10 万人当たり）

	55 ～ 64 歳	65 ～ 74 歳	75 ～ 84 歳	85 歳～
1 位	がん 313	がん 726	がん 1,303	心疾患 2,775
2 位	心疾患 79	心疾患 227	脳血管障害 814	脳血管障害 2,773
3 位	脳血管障害 67	脳血管障害 204	心疾患 798	肺炎 2,250
4 位	自殺 43	肺炎 86	肺炎 487	がん 1,910

人口動態統計（1998 年）より

ここでは要介護期間を要素還元的でなく、種々の病気の共通項としてとらえている点です。複雑系である生命現象の解明には総合的なとらえ方が必要であり、要介護はその一例です。要介護を要素還元的にみる姿勢は、ともすれば直接診療に携わる医療人にみられ、体内エコロジー、体内でエコロジー現象が起こる、という考え方を受け入れるのを遅らせてきたように思います。それはまたこの体内エコロジーという言葉を聞いたときに、説明抜きに「勘のようなもの」を持ち合わせているかどうかにもかかっているように思います。一方、従来からエコロジーに関心を持ち、要介護を「生物現象」としてみる物理学者がこの問題に深い興味を示し、その後この手法を発展させている事実は、このような見方が将来の研究方向を与えている証拠のように思います。

表13―4は一九九八年の死因順位を一〇万人当たりの死亡人数とともに一〇歳刻みで示したものです。八四歳まではがんが死因のトップを占め、ゴンパーツ則にしたがい一〇歳ごとに二倍ずつ（二のn乗で）増えています。一方、脳血管障害は五五～六四歳で第三位でしたが、一〇歳ごとに三倍のペース（三のn乗）で増えてゆき、七五歳以上で第二位になります。がんは要介護期間が短く、他方、脳血管障害は長い要介護期間を生じます。認知症や骨関節疾患は死因統計には出てきませんが、ゴンパーツ則にしたがって増えるとみられます。このような要介護を来す病気が相対的にどんどん増えるため、要介護問題が高齢化とともに発生するのです。

なお脳血管障害は末梢相当である脳の血管の病気で、本来の中枢の病気ではありません。そのため高血圧や不整脈の治療によって予防し、数を減らすことができることに留意してください。

医療資源の配分

人の基本的人権としての医療を受ける権利をどのように保障するかは、福祉国家の大きな問題です。表13―2、3、4が示すように高齢化は一人の老人に複数の病気をもたらし、しかも病気の種類は長期間の要介護に陥る脳血管障害や認知症、骨関節疾患が多く、必然的に医療費、介護費は増加します。実際に厚生労働省の年齢別医療費の統計をみても高齢になるにつれて増加しています。長寿化を果たした国では例外なく医療福祉のための財政的負担が増加します。これを政

図 13－14　東京都老人医療センターにおける加齢と最後の入院日数・入院比率

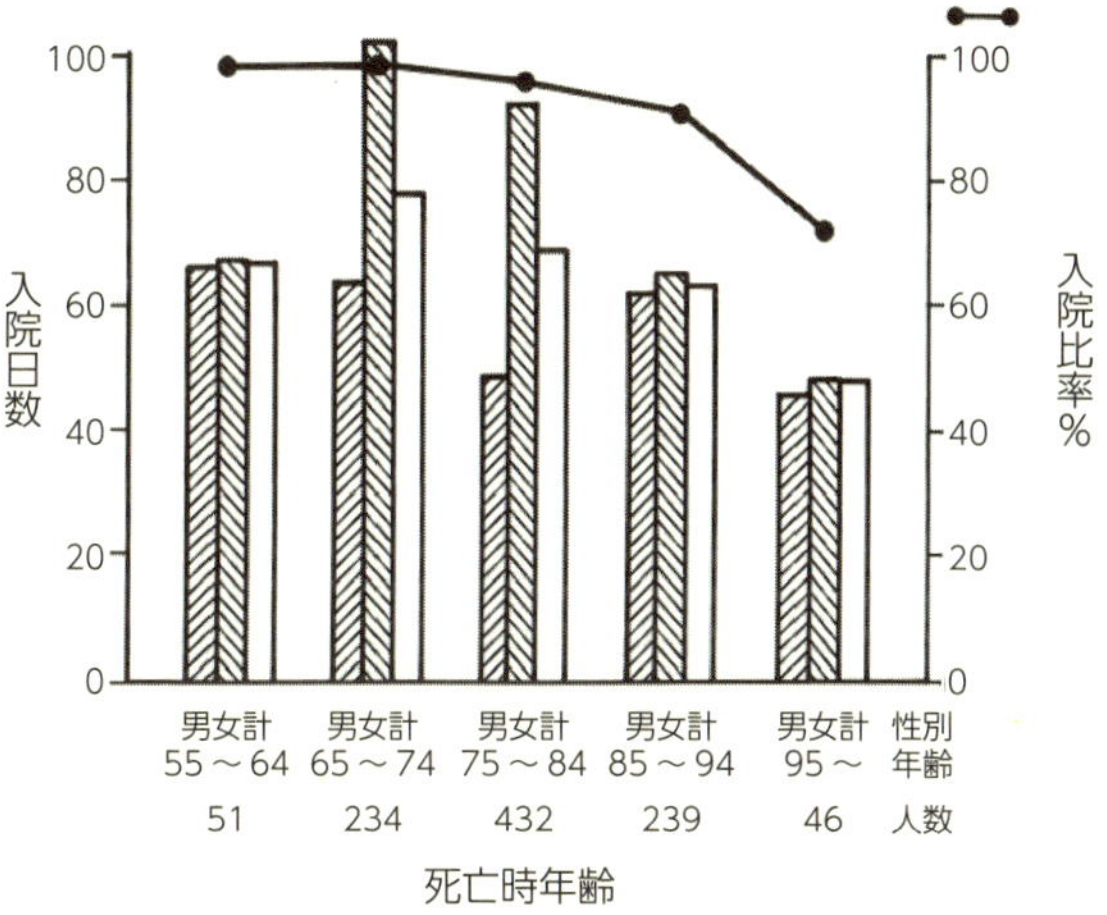

Matsushita S, et al. 2003 の対象データより作成

この時代は入院日数に対する医療費抑制は軽微で、延命医療としての経管栄養・胃ろうは行われていない。

府が関与して税金で賄うか、公営・民営保険で賄うかは大きな政府・小さな政府という問題になり、また国際化・競争原理を導入し、市場性・営利性を医療の合理化に利用するべきという議論も含みます。

消費税増税後の予測はさておき、既に企業の保険組合の高齢者医療制度への拠出金は大変高額に上り、源泉徴収・天引きで社員に直接認識されないといっても企業および従業員の負担は限界に近く、健康保険組合の解消が相次ぎ、医療保険制度自体が危機的な状態にあります。

一人の人間の生涯医療費をみる

と、平均して死亡する前の数ヶ月が最も高くついています。一方、倫理学では助かる可能性が同じ二人の人間がいる場合、余命のより長く将来性のある年少者から助ける原則になっていて、人口全体としては余命の短い高齢者に資源を割くには、しかるべきブレーキがかかると思われます。高齢化と死亡前の医療費の関係、この場合は最後の入院について東京都老人医療センターでの要介護統計でも調べてみました。図13―14に示すように高齢化するにつれて、入院日数・入院比率ともに減少がみられます。ですから必ずしも高齢化と医療費の関係は正比例ではなく、ある程度のところで頭打ちないし減少することが予想されます。無駄な医療・延命医療を排し、人間性に合う近代的医療は必ずしも医療費の増加を伴わないことをこの図は示していると考えます。

なぜ要介護は体内エコロジーか

二つの普遍的方程式にしたがって、高齢者の身体に要介護状態が発生消滅する現象は数理生物学の範疇です。体内エコロジーは、捕食モデル・伝染病モデルへのアナロジーから、いわばアドリア海の鮫の増減が体内に起こったものとしてとらえられました。さらに〝体内エコロジー〟は老化の進化説が導く結論によく合い、加えて「内」的エコロジーの名前が「外」的なエコロジー危機の言葉と結び付いて、体内に起こる危機的性格も示します。さらに加えるならば体内エコロジーという言葉は、人間の「長寿化と環境危機」が、ともに人間が「自然選択圧」を「社会的文化的に避けるのに成功してきた」結果、生じていることも含んでいます。

数学の世界でのアナロジーとは別に、生物学的になぜ体内エコロジーは捕食モデルや伝染病モデルの親類なのでしょうか。それは、ヘッケルが言ったように生物はすべて「互いに切っても切れない家族関係」にあり、多細胞生物の体内で起こる現象についても家族関係という定まりは維持されるからです。

それでは中枢保存性老化は進化の上でどこに起点があるのでしょうか。それは中枢・末梢の区別ができた時に始まったはずです。物理学的思考をする英国の発生生物学者ルイス・ウォルパートは、それは位置情報 positional information にしたがい、胚の発生において原腸が陥凹して前後軸、左右軸が生じ、分化・パターン形成が始まる時点、つまり球の対称性が破れる時点に始まると結論しています。

つまるところ「なぜ要介護は体内エコロジーか」という設問に対しては、分子生物学が示した「現生生物はすべて共通の祖先に由来し、単系統である」という結論に由来するというのが答えになります。

体内エコロジーの例はふんだんにある

寺本先生が体内エコロジーという言葉を口にされる以前から、生物学の世界では既にその概念、つまり体内における選択、捕食、寄生、共生、多様性の例は、ふんだんに用意されてきたといえます。細胞内で酸素を利用してＡＴＰを作るミトコンドリアという小器官は、酸素という猛烈な毒を固定する微生物が、酸素を利用できない微生物に寄生し、とりこまれた結果生じました。腸内細菌は腸内にあって、腸にあるリンパ系と共生してヒト免疫力の調節に協力しています。白血球、大食細胞（マクロファージ）や脳のミクログリア、肝臓・脾臓の網内系は、異物や老廃物を処理する自家製捕食者です。

動物の個体発生では、細胞や組織が生成されては吸収消滅を繰り返すアポトーシスという現象がみられ、植生が草原から灌木林、森へと移り変わる植物遷移に相似しています。頭蓋骨と脳血液関門、髄液に保護されている脳ではＤＮＡのほとんどが発現して多様性に富み、サンゴ礁・深海・熱帯雨林というニッチ（生態学的空地）に多様な生物が棲むのに相応します。バーネットの唱えたリンパ球のクローン選択説は免疫ダーウィニズムであり、神経系では発生成長に際して神経細胞が創られては淘汰されていく神経ダーウィニズムがみられます。

体内エコロジーの例の中で、ミトコンドリアの場合を説明しておきます。ミトコンドリアは酸素を利用してエネルギーを得る動植物の細胞内にある小器官で、細胞自身はミトコンドリアが酸素から作ってくれるＡＴＰを利用しています。細胞外ではミトコンドリアは生存できず、また宿主となる細胞自身もミトコンドリアなしには生存できません。これだけでも共生しているといえるのですが、ミトコンドリアの由来は次のように考えられています。すなわち、原始地球の大気は炭酸ガスと窒素が大部分を占めていましたが、炭酸ガスから光合成により酸素を放出するストロマトライトという微生物の塊が海中に増え、地球は酸素の大公害に遭います。このとき酸素の毒性を避けるため、自身では酸素を利用できない微生物が、酸素を固定し、エネルギー源のATPを供給してくれるミトコンドリアの先祖の微生物と共生し、やがて自身の中にとりこんでいったものと考えられています。現に、ミトコンドリアには、もともと単独で暮らしていたときの自分の遺伝系、つまり自身のDNA、トランスファーRNA、細菌に近い独特のリボゾームなどがそろっており、かつミトコンドリアがATPの需要に応じて細胞内で増減する場合は、先祖の原生バクテリアと同じように発芽したり、融合する現象が観察されています。

病気も体内エコロジーのいい例です。病気はヒトを資源とします。胸腔・腹腔という体腔は、寄生虫、細菌、がん細胞にとっては一挙に拡散・増殖できるニッチ（生態学的空地）です。激しい伝染病や重い先天性疾患は宿主とともに自滅し、未感染者への伝染や子孫への遺伝が成立しません。豊かな連絡網の神経・免疫系には多様な先天性の病気や多くの自己免疫病を生じます。胃から分泌された塩酸を含む胃液が食道へ逆流すると、食道を覆っている扁平上皮の代わりに胃の粘膜の細胞が延びてきて覆うようになり、植物や動物の棲み分けに相当する現象がみられます（バレット食道）。自然において種間の競争が激しいところでは棲み分ける境界が鮮明になるように、強力な病気は単一死因になります。一方、高齢者の多病は、餌が異なる種は共生することができることに相応します。

■高齢者の急死の臨床

急死の定義は、研究の対象や目的により種々のものがありますが、症状が出てから六時間以内、ないし二四時間以内に死亡するものをいっています。若い人、特に激しい運動中に起こる急死は、肥大性心筋症（アメリカンフットボールの選手など）、マルファン症候群（先天性の結合組織の病気。背が高いのでバスケットボールやバレーボールの選手になっていることがある）、先天性の不整脈などが原因として知られています。普通の健康な人でも、運悪く胸に強い打撃を受けると、致命的不整脈から急死することがあるため、サッカースタジアムなど競技場には自動体外式除細動器・AEDを備えることが義務付けられています。

このような若壮年者の急死は、頻度からいうとたいへん少ないのですが、日常にみる高齢者の急死はそう珍しいものではありません。高齢者の急死は東京都老人医療センター剖検例では全死亡のほぼ一五％、七人に一人に上り、そのうち四分の一は発症後五分以内の瞬間死です。これらの数字は母集団により変わるものと思われますが、いずれにせよ高齢者の全死亡の一割前後が急死の部類に入るのは間違いありません。

なお急死を発症後六時間とか二四時間で区切った場合、つまり六時間以降、一八時間経つ間にさらに多くの人が死ぬと思いやすいのですが、そうは増えないのです。というのは、要介護期間分布の図13—9、10に見るように、「発症から死ぬまでの症例数の時間分布もべき乗分布」を示すからです。また区切る時間の単位を日にちに置き換えてみても、べき乗分布の性質から、スケール不変性が見られます。

高齢者の急死の原因には、心筋梗塞、それによる不整脈や心破裂、大動脈瘤の破裂、大動脈解離（大動脈が裂けてしまう、特に心臓を包む袋の中に出血した場合）、くも膜下出血、脳出血、大きな脳梗塞、消化管出血、腹膜炎、肺塞栓、肺炎、窒息などがあります。つまり循環器系、神経系、それに呼吸器系に急激に発症する病気が大部分を占めますが、病気になっても症状を自覚することが少ない高齢者の特徴も急死の背景に数えられます。

急死の場合、臨床診断は困難で正診率は五割以下になります。つまり急死、特に病院外での死亡は病理解剖をしないと半分は間違えるといってもいいのです。また失神で初発し、心電図記録がないまま死亡し、病理解剖でも死因が明らかにならないことがあります。この場合は重症の不整脈で死んだのではないかと推定します。

こうした急死例は当然七〇歳以降に増加し、図13—14に示した東京都老人医療センターの高齢者の入院期間の統計では、八〇歳、九〇歳代で入院しないで、つまり病院外で死ぬ人々に属します。健康な人でも七〇歳を過ぎたら死ぬ場合は急死になるかもしれないと自覚し、遺言を書いておくことが勧められます。日本国内でなく海外で急死した場合、医療費もさることながら、遺体を運ぶのはたいへん高価につきます。海外勤務歴が長く、用心深い人はこのための保険に入っているぐらいです。

天寿ともいえる長生きの場合、急死を望ましい死に方の候補の一つに入れてもよいと考える人々が多くなっています。しかし独居となった高齢者が失神したり、呼吸困難などの症状が出た場合、家庭や老人ホームでは、周囲の人が気付いて救急車を呼べますが、独居であって自身で救急車を呼べないと孤立死になります。また自身で一一九番通報ができても、鍵を自分で開けられない場合、救急隊がドアを壊して家の中に入ることになります。孤立死のリスクのある単身高齢者世帯が多くなってきている現在、地域の安全網確保が望まれます。

■高齢者の性

欧米の老年病の参考書には必ず高齢者の性についての章が設けられ、性に関して加齢や病気に伴う身体的・精神的な変化について対処法を含めた説明がされています。それでも高齢の男性がやや年齢の離れた女性を妻とする場合に比べて、その反対に高齢女性がより若い男性を夫とする場合のほうが非難されやすいことから、未だ男女同権が達成されていないと意見が述べられています。女性のほうが長生きで、人口も多いのですから、社会の偏見はなおさら正す必要があるといえます。

男性あるいは女性であることは、生まれてから一人前になるまでの個性の形成に大切な要素です。高齢になったからといって、人は中性になるわけではなく、依然として男性や女性です。人は年を重ねるにつれ、仕事、友人、家族を次第に失ってゆき、孤独になります。人の愛情や優しさ、会話は年齢と関係なく常に必要です。妻を失い、孤独になった男性は期待余命が半減することはよく知られた事実です。

調査によると、相当高齢になっても人間には色気というものが男女ともに存続します。老人ホーム入所者の男女間で起こる恋愛感情は施設長の苦労の種となることが珍しくありません。この恋愛感情の芽生えに対し、施設側が肯定的でも、家族はどう思っているかなど、いろいろなトラブルが重なることが多いのです。しかし色気は元来生殖という生き物に欠かせぬはたらきに由来し、色気がいきいきとした活気をもたらすことは疑うべくもありません。高齢者の色気について文献を交えて解説した田野辺富蔵博士による本があります。田野辺先生は東京帝国大学医学部を卒業され、岩手医専（現岩手医科大学）の教授を務められたのち、眼科を開業されていた方で、ご自身の経験も踏まえて学問的にも立派な解説をされています。

最後に再婚する場合は、子どもがいると相続をめぐって問題が生じるため、相続についてははっきりと弁護士などを交えて決めておくことが勧められます。

第14章 パラダイムとしての体内エコロジー

体内エコロジーは新しい言葉、新しい概念です。体内エコロジーの概念の核は二つの普遍的で簡素な方程式からなりますが、前章のごとく体内エコロジーの概念が当てはまる事例が多様であることから、要介護現象だけにとどまらず、広く生命科学の諸分野において思考の枠組み・概念枠として参考にされ得るものと考えます。

思考の枠組み・パラダイム

トーマス・クーンは著書『科学革命の構造』において、コペルニクス革命、ニュートンの万有引力の法則、アインシュタインの相対性原理、ドルトンの化学原子論、ハイゼンベルグ、シュレーディンガーの量子力学など、科学革命の典型例を挙げながら、新しい概念が自然科学の歴史上〝思考の枠組み〟として広く人々に受け入れられたとき、これをパラダイムと名付け、一定の期間、科学者に自然に対する問い方と答え方の手本を与えるとしました。例として挙げられてはいませんが、パラダイムの着想と発展の歴史はアルフレード・ウェゲナーの大陸移動説（プレートテクトニクス）、ウォルター・アルヴァレズによる小惑星衝突による恐竜絶滅説にもその典型を見ることができます。

クーンは科学における進歩とは何か、世界観の変革はいかにして起こるかをパラダイムという概念で整理し、科学の歴史に新しい展望を与えます。ここでは思考の枠組み・概念枠としての体内エコロジーの可能性を考えてみました。

パラダイム転換

新しいパラダイムが誕生し、混在する考え方を統一し、それまでのパラダイムを置き換え、ものの見方が変わってゆく過程を、パラダイム転換と称します。トーマス・クーンは歴史的考察の上、パラダイム転換について次の特徴を挙げています。新しいパラダイムの言葉の代わりに体内エコロジーを入れても筋は通ります。

(1)新しいパラダイムは古いパラダイムの問題を解く上で展開する。
(2)このような論証は全体として強制力は持っていないが、新しいものを科学者に採らせる魅力がみられる。それは各個人の良識や美的感覚に訴えるもの、つまり「きれいで」「エレガント」「要領よく」「簡潔」である。

(3)新しいパラダイム論争は個々の問題を解く能力に関して行われることがあるが、実はそれが中心の問題ではない。むしろ重大な点は、どのパラダイムが、今まで解けなかった問題に、将来解こうとする研究方向を与えるかである。

(4)新しいパラダイムが直面する多くの問題を解く上で、いずれは成功するであろうという信念を持たねばならない。それが危機の前提が非常に重要である理由の一つである。しかし危機や行き詰まりだけでは十分ではない。選んだ特定の候補に対する信頼がなければならない。この信頼の基礎は必ずしも合理的で、究極的に正しいものである必要はない。何かがこの新しい提案は正しい軌道に乗っていると感じさせている。時にはそれは、ただ気質的で不明確な美的配慮に過ぎないかもしれない。しかし明確で技術的な議論が他の道を示している時に、勘のようなもので宗旨を変える人もいる。その直感は個人に由来するが、歴史的には成功した人たちが課題を検討してきた中で共通して持っているものであり、もう一つ、直感は原則として分析可能で証拠を集めることができる。

(5)一つのパラダイムが勝利をかち得るには、初めに若干の支持者を得て、その人たちが頭の固い連中の論議を呼び起こすところにまでそのパラダイムは発展しなければならない。しかし単一の論証だけでは彼ら全部を改宗させることはできない。一つのグループの改宗をかち得るだけでなく、他の分野を含めて専門家の大部分の信用を徐々にかち得るようにしなければならない。このように進行するにつれて、それを支持する議論の数と力が増加するであろう。そうなると、ますます多くの科学者が改宗して新しいパラダイムの開発を進行させるだろう。だんだんそのパラダイムに基づく実験、装置、論文、本の数が増していくだろう。

(6) 世界はパラダイムの変革とともに変わるわけではないが、その後の科学者は異なった世界で仕事をする。

(7) 自然をパラダイムに合わせることはできない。だから従来の科学は重要であり、また、パラダイムなき測定が結論を導くこともほとんどない。パラダイムが確立した後では見方ばかりでなくデータの測定の仕方自体が変わる。これが科学革命後、科学者が違った世界に住むことになったといいたい意味の最後のものである。

トーマス・クーンが述べたパラダイムとは、強力な支配力を獲得した理論系・概念枠のことです。その理論系・概念枠の中での科学的業績は、理論を証明し、理論系の適用範囲の選択といった性格になり、彼はこれを「規範的科学」ともいっています。クーンはそうした理論系が生まれる場合の過程を支配する「創造性」に注目し、科学が劇的な発展を遂げるのは、それまで普遍的・絶対的真理として人々の頭を支配してきた理論系や概念枠が、数世紀をまたいで、あるいは一夜にして崩れ去り、それに代わって新しい理論系・概念枠が出現する場面であり、それは歴史の中でしばしば起こるものではないが、その転換は前述のように個人の創造性に帰されることが多いと述べています。

ある一つの科学の専門領域に新しい概念が導入されるのは、その領域における差し迫った問題を解決するためです。例えば電子や素粒子の世界においては、ニュートン力学流の決定論が通用せず、粒子の存在を確率や波動としてとらえる量子力学が生まれました。

いったん量子力学の概念を受け入れた人たちは、最初からハイゼンベルグの行列力学やシュレーディンガーの波動方程式をそのまま受け入れたのです。それは微視的世界において光電効果などの実験結果や黒体放射の観測データを説明する必要性が痛感されていたからです。それは光や電子が、日常的にみる粒子や波ではないことを意味し、「シュレーディンガーの猫」と形容される常識や直観と矛盾していてもその受容は行われました。

初めは奇妙に思える概念でも、いつも使っているともっともらしくなります。いったんもっともらしいものになれば、新しい概念はより大きな科学的機能を獲得します。それは既知のことを要領よく記述するための単なる工夫であることにとどまらず、自然を説明し探求するための基本的道具に変わります。

自然が分野によって互いに対立する性質を示すことはありません。物理学における電子の振る舞いが化学、生物学、工学や宇宙における電子の振る舞いと違うわけはなく、物理学での革新は隣接する諸科学の領域でも革新を招きます。その革新はやがて、哲学者および非専門家ではあるが教養ある人々の世界に変化を生み出します。量子力学より先輩のコペルニクスの天文学の場合は、その革新が確実になればなるほど、他の思想分野との調整、それまでの天動説に基づく世界観の変革を招き、さらにニュートン力学の宇宙、次いで現代の素粒子宇宙観に至る変化を生み、コペルニクス革命は完結したととらえられています。

認知科学に起こったパラダイム転換

認知科学の根源的な誘《いざな》いの言葉は「汝自身を知れ」です。これまで自然科学でのパラダイム転換は、〝物質とは何か〟を問う物理学、〝生命とは何か〟を問う生物学の範疇で起こり、〝人間の知性とは何か〟を問う認知科学の分野においては、ギリシャ・ローマ以来の伝統がありながら、パラダイムにふさわしい決定的場面に乏しかったといわれます。人間の知性を問う方法論は多様性に富み、哲学・数学・論理学などのほかに、知性を生む脳は進化生物学・神経科学の対象ですし、知の病気・痴・認知症（第7章参照）や聾唖の世界における言語の役割（第4章参照）の分析から逆に知を理解することもでき、最近ではｆＭＲＩ、ＰＥＴなどを駆使する脳科学も方法論の一つです。

このように諸学問が知をめぐってせめぎあう中、『認知科学への招待』の著者ジャスティン・ライバーは、認知科学が明確なパラダイムを持った規範的科学として誕生したのは、哲学者ルートヴィヒ・ウィトゲンシュタインと英国の数学者アラン・チューリングに負っているとしています。チューリングは数、記号・言語・証明・意識・思考などの「意味を問う」代わりに、そうした事柄を「機械」そのものにしてしまい、その先駆をなす認知「博物学者」の役を担ったのがウィトゲンシュタインであると断じています。

チューリングは一九三六年、「計算可能な数について」という論文を発表します。そこで、彼は一九三一年、数学者クルト・ゲーデルが発表し、世界の数学者を仰天させると同時に失望させた「数学は自己の無矛盾性を証明できない」という、いわゆる不完全性定理について、せめてある数学上の命題が証明できない命題であるかどうかを「有限回の操作」で知る一般的な方法があるかどうかを考察します。そんな方法があれば、数学者は証明不能な命題に取り組んで年月を無駄にするリスクをなくすことができます。彼はそんな方法は存在しないことを証明します。

彼は「有限回の操作」の定義、つまり、数に始まって、記号・証明・手順、さらに精神・言語・意識・思考さえも、最低限の機能を持った単純な「機械」として記述することから始め、ありとあらゆる論理的手続きのできる想像上の機械を考案し、数に始まる「形式的手順 formalized procedure」といえるものは何でも、その機械で処理できることを示します。アラン・チューリングの名は瞬く間に世界の数学界にとどろき、認知科学にブレークスルーをもたらします。この論文に書かれた想像上の機械は「チューリング・マシン」と命名され、現今のコンピュータの理論的背景・青写真となります。

チューリング・マシンが生む驚くべき成果

チューリング・マシンは、直観的な言い方をすれば、最初のインプットとしての「記号連続」、その記号連続を操作するルールブック、操作の結果であるアウトプットの記号連続からなります。具体的な言い方をすれば、インプットマシンとしての読み取り、アウトプットマシンとしてのプリンタ、両者の中間で行われる思考からなります。彼は、複数複次元のインプットも一次元のものに変換できることを示し、インプットテープには何個の相互に異なる記号が必要かを検討し、アルファベットをインプットする場合は、二個の異なる記号（たとえば一と〇）と無記号部分（空白）さえあれば十分であることを示します（つまり三×三×三＝二七通り）。さらにわれわれ人間は、「手話・視覚言語」の身ぶりを含んで、人間が持つほぼ二五個の「自然言語の記号」――その記号を区別する音素表示法は個々の自然言語により多少の違いはあるものの――に合うようにできていることを発見します。

興味あることに、チューリングが示したインプットとしての記号連続や、手話、自然言語におけるこれら「二七」とか「二五」という数字は、生物におけるDNAのコドン表（ATGCからなる三連の記号連続：四×四×四＝六四通り）で「二〇種類」のアミノ酸を決定する「遺伝情報システム」、さらにDNAを格納し、減数分裂をもって遺伝情報を子孫に伝える「二三本」のヒト染色体数と共通した数字です。

言語に並び、情緒・感覚に訴え、脳のほとんどすべての領域を動員する「音楽」では、これらの数字は、ヨハン・セバスチァン・バッハによる各々「二四曲」からなる平均律クラヴィーア曲集第一巻・第二巻、フランツ・シューベルトの「二〇曲」からなる歌曲集・美しき水車小屋の娘、および「二四曲」の冬の旅、ロベルト・シューマンの「二〇曲」の音楽帳、フレデリック・ショパンの「二四」の練習曲・「二四」の前奏曲、クロード・ドビュッシーの「二四」の前奏曲、アレキサンダー・スクリアビンの「二四」の前奏曲、フェルッチョ・ブゾーニの「二四」の前奏曲、セルゲイ・ラフマニノフの全「二四」の前奏曲、セルゲイ・プロコフィエフの「二〇」曲からなる束の間の幻影、ディミトリー・ショスタコーヴィチの「二四」の前奏曲・「二四」の前奏曲とフーガ第一巻・第二巻、オリヴィエ・メシアンのピアノ曲〝幼子イエスに注ぐ「二〇」のまなざし〟にも共通してみられます。

チューリングはさらに、インプット、アウトプットのテープの中間に雑記用スペースを設ける装置を想定し、ヘッドがスキャンしているテープ部分の記号を消したり、印字したりする操作ができるようにし、その操作はそのときスキャンしている単一の記号、および機械がとり得る内部状態によって完全に決まるようにします。また読み込むテープにはデータだけでなく、そのデータを変換するための指令も、事実上指定できるようにします。このデータ変換の指令挿入により、機械を複数個つなぎ合わせることが可能になり、次々とつなげて大きな機械にすることができます。チューリング・マシンの応用は以下に記すように次々と豊かな成果を挙げてゆきます。

彼は、暗号理論と物理学との間にみられる相似性から、暗号化の体系は宇宙の法則に、通信文は自然界で得られるデータに、暗号文への鍵は確定されるべき（関数の）定数に対応させます。人間の精神が対象の場合は、精神を

①精神の初期、例えば誕生時の状態
②精神がこれまで受けた教育
③精神がこれまでに行った経験

の三つの構成要素に分け、その進歩の過程を生物進化との相似性から、遺伝的素材、突然変異、自然選択に対応させています。

彼は「自然言語」に驚くほどの数の音韻的・統語的特徴を見いだし、弁別可能な少数の種類に構造化し、それまでの文学的・文化的・歴史的傾向の言語学から「科学的言語学」、つまり個々の言語の文章が持つ共通した形式的性質 formal linguistic properties をもとに、言語の使い手がと

らえる姿のままに音韻的・統語的・体系的に記述する言語学へ転換させます。

彼は第二次大戦中、英国ブレッチェリー・パークにある海軍の暗号解読センターにおいてドイツ軍の暗号エニグマ（暗号と解読機）の解読に従事します。暗号解読を迅速に行うため、作られた世界最初のコンピュータ「コロッサス」はチューリング・マシンを具現したものです。エニグマは換字式という、平文を暗号化し、暗号文を同じ鍵で再暗号化すると元の平文が得られる仕組みの暗号で、その間にＡＢＣ……の目盛があるローターを複数個設置して、天文学的数字の組み合わせを形成させ、解読を有限の時間内に行うのを事実上不可能にする暗号方式です。チューリングは、証拠を重みづけ、特定のローターの並び方を除外できる、置換群論という逐次的・統計的技法を思いつき、何より混沌とした現象の中から論理的構造を見いだし理解しようと、集中して考え続ける習性により、遂に作戦遂行に間に合う時間内に、傍受された暗号を解読できるようにします。解読の成功は北大西洋におけるドイツ海軍潜水艦Ｕボート対英国輸送船団の戦いに分岐点をもたらし、連合軍を勝利へと導きます。

しかし彼の第二次大戦中および戦後の業績は、それに続く冷戦や、英国が捕獲したエニグマを独立した旧植民地諸国に配り、引き続き諜報活動に利用したこともあって厳重な軍事機密とされ、専門・非専門を問わず、一般の知らないところとなります。一九七〇年代になってやっと大戦中のエニグマ解読に関しても少しずつ重い口が開かれるようになり、また世界最初のコンピュータ・

コロッサスのことも秘密にされていたため、最初のコンピュータは長い間米国のエニアックといわれていました。チューリングの戦時の功績および大戦前後を通じての数学・認知科学における数々の革命的貢献が評価され、彼の歴史的復権がなされたのはごく最近のことです。

生物学におけるパラダイム転換

生物学でのパラダイム転換の例は、チャールズ・ダーウィンの『種の起源』、フレデリック・メンデルの遺伝の法則、ジェームズ・ワトソン、フランシス・クリックによるDNA二重螺旋モデルなどが挙げられます。その後も生物学でのパラダイム転換の例は、非平衡開放系の鍵となるミトコンドリアや葉緑体でのATP合成系においてみられます。

一九六一年まではATPの合成は、電子や、水素イオン・プロトンが小胞体内部で直接ATP合成酵素群と関わる、つまり「化学反応を通して」起こると解釈されていました。しかしピーター・ミッチェルはこれがミトコンドリアや葉緑体の「膜を介して」起こる、つまり水素イオン・プロトンの膜を通しての移動によって生じる「膜電位差・pHの変化と連動して」起こると考えたのです。「膜」を介する電気現象であれば、ATP合成という一連の酵素反応は膜電位により一定方向に向かう、酵素群はそのドメインが相応するなら隣り合っていなくてもよい、小胞体のような閉回路で反応が起こる、プロトンが何らかの原因で膜から漏れればシステムを中途で自動的に短絡できる、したがってATP合成全体を制御する特別な遺伝子がなくても、システムの各々の酵素をコードする遺伝子だけで整合的な過程が成立する、というわけです。またATP合成のみでなく他のシステムにおいても、閉じた空間・膜において同じことが起こりうる、つまりある複雑な生命現象が分子レベルから小胞体・細胞レベルへとパラダイム転換するのです。

医学におけるパラダイム転換

医学におけるパラダイム転換・逆転の発想の例は、山極勝三郎・市川厚一が煙突清掃作業員に皮膚がんが多いことにヒントを得て、ウサギの耳に繰り返しコールタールを塗擦して皮膚の発がんに成功した「刺激発がん説」や、〝ヘリコバクター・ピロリ（ピロリ菌）〟による「胃潰瘍、十二指腸潰瘍、胃がんの発生説」が挙げられます。外科学におけるパラダイム転換は、頸部から上へかけての静脈には四肢におけるような静脈弁がないのを利用して、頸静脈から逆に脳を冷却灌流して神経細胞を保護し、脳外科手術に余裕を持たせる「逆行性脳冷却灌流法」、人工心肺を用いず心臓を拍動させたまま手術する「オフポンプ冠動脈バイパス術」「人工心臓」はわれわれの心臓のような〝拍動や脈流が必要条件ではない〟、つまり弁がなく機械として単純で長持ちするポンプで用が足りるという発見にも例がみられます。免疫学でのパラダイム転換の例は、古くは「副腎皮質ステロイド」の抗炎症作用・免疫抑制作用の発見と現在の広範な臨床応用が挙げられ、最近では、臓器移植において臓器提供者と受容者のリンパ球を共培養したあと受容者に戻し、自己と非自己を認識する受容者のT細胞（胸腺 Thymus で教育を受けた幹細胞）が移植臓器を攻撃しないよう変えてしまい、免疫抑制薬の服用を不要にする「免疫寛容療法」が挙げられます。そのほか医学での新しいパラダイムとしては動脈硬化、筋萎縮性側索硬化症などにおいて、今までは感染症の概念であった「炎症」の役割が明らかにされつつあります。

病人中心、病苦をスケールとした医療

ここでは、クーンが最後に述べた「パラダイムが確立した後では見方ばかりでなくデータの測定の仕方自体が変わり、これが科学革命後、科学者が違った世界に住むことになったといいたい意味の最後のものである」という文章について、体内エコロジーではどうなるか、考えてみましょう。

コペルニクスの天文学が確立した後は、地球でなく太陽を中心とし、太陽を基準とした測定がされ、太陽系全体を一体のものとして観るようになりました。体内エコロジーの場合は図13―9、10および図13―13で説明したごとく、スケール不変性、フラクタル、自己相似から、〝ぶれない中心・太陽〟相当は要介護者になります。つまり医療やケアの対象は病気ではなく〝病人中心〟になります。また測定は病気のマーカーや検査データ、存命期間よりも、〝病悩、病苦中心〟〝心《こころ》中

心〟になります。卑近な臨床の場でいえば、データの映る〝モニター画面〟でなく、苦楽が表れる外来やベッドサイドでの〝患者さんの顔〟を見て、〝苦労をねぎらう〟ことになります。

量子力学では湯川秀樹がシュレーディンガーの猫に関して書いた随筆風の文章があります。「この譬え話を聴いていると今までわかっている心算の量子力学の根本思想が、かえってわからなくなって来たような気がするのである。今まで原子の世界だけを支配しており、われわれの生活に縁遠いと思っていた〝不確定性原理〟が、急に猫の生死とつながりを持ってきたので面食らうのである。こうした不思議さは〝観測〟をこちら側からばかり見ているからで、一度〝向こう側〟へ行って、そこから〝こちら側〟を見直すことが必要である。二つの方向の見方がどう対応しているかを明らかにする必要がある。〝心眼を開く〟とは、少なくとも科学者にとっては、そういうことである」

曼荼羅では、中心に仏陀が位置し、周囲を十重二十重に仏が囲み、各々に曼荼羅が繰り返されます。つまり曼荼羅は自己相似、フラクタル、容れ子構造の好例なのです。体内エコロジーの場合のフラクタル、自己相似、容れ子構造を曼荼羅へと応用すると、病人中心の医療とケアが何重にも強調され、社会に拡散していくことになります。フラクタル幾何学では単純から複雑への展開がなされ、系全体を俯瞰して観ることができ、太陽系から天の川銀河系、銀河団、宇宙へと見方が広がります。体内エコロジーでも大局的・鳥瞰図的な見方がされ、自然の教訓・歴史の知恵にしたがう医療とケアの根拠になります。既にこの線に沿った医療とケアが実践されている事実は、パラダイムとしての体内エコロジーが、「医療人をして〝病人・病苦中心〟の世界に住まわせる」ということになります。

病苦中心の高齢者医療

この病苦中心の高齢者医療について、既に米国の哲学者ダニエル・カラハンは、次のように述べています。

(1)人が自然の寿命を全うした後は、医療は死に抵抗する方向に向かうべきでない。自然の寿命を全うした人々の医療は、苦痛の除去に限られるであろう。

(2)医学は、老人の人生に意味と社会的重要性をもたらす立場にはない。社会全体の文化の助けを借りて、老人が自分で見いだすしかないのである。しかし医学はそうした老人を助け、身体機能や頭脳の明晰さ、情緒の安定を促進する手伝いができる。自然の寿命が達成された後でも、こうしたことはやはり価値がある目標である。

(3)医療技術の使用に関しては、自然の寿命を全うした老人には、延命を行うことのできる医療技術があるからといって、その技術を使わなければならぬことにはならない。医学は、本来は若い人の早死にや不時の死を防ぐために開発された技術を、老人の延命に応用しようとする傾向にとりわけ抵抗すべきである。

(4) これら三つの原則は、老年と死について多くの老人たちが口にしている恐れを、ほぼそのまま言葉にしただけである。——ほとんどの老人たちはただ長生きしたいだけだとは言っていない。できるだけよい内容の年月がほしい、と言っているのだ。医学と老年の正しい目的は、より大きな道徳的、社会的文脈の中で見極めなければならない。——私(カラハン)には、老人医療をめぐる健康の追求、先端的医療、生命の神聖性の医療と老年における順番はどうあるべきか？など広い公的論争においてこれらの問題が中心的テーマにあるとしか指摘できないが、それだけでも大切であろう。

医学における心の復権

医療の現場ではしばしば患者の心がおろそかにされているといわれます。この問題は医療が特殊な亜文化を形成していることも一因ですが、一方、深い根があり、医学が科学の仲間入りをし、進歩を遂げる条件として心を放棄したことに由来します。科学が一九世紀に成立したときには〝心〟の禁制化という自己規定の条件がありました。〝心〟はデカルトの規定した概念で、物質としての身体とは全く異なった性質の心の存在を人間にのみ認めました。「我思う、ゆえに我ありcogito ergo sum」という存在様式は決定的に自己閉鎖的、私秘的な性格のもので客観性を欠きます。一方デカルトの定義した「もの」は万人に確認可能な性格で客観性を保証しているかのように見えました。客観性を自らの特性として標榜した新興科学は「心」に属する事柄を一切排除します。

科学の仲間入りをした医学も科学のこの特性を維持することに忠実であり、そのことによって医学が獲得した利点は正確な診断とそれに基づく因果的治療や病気の予防など非常に大きなものがあります。しかしそこから来る問題点もまた明らかです。「病気」とはギリシャ語源をさかのぼるまでもなく「苦しみ」であって、苦しみという概念は物質系のどの過程にも登場しません。人間という場における苦しみが医学の出発点であれば、医学が人間の生命を扱う決定的な局面を持っているがゆえに、心を排除した分析的思考法の持つ限界があらわになります。

一方、体内エコロジーがパラダイムとして確立すると、中心は病人になり、測定のスケールは病悩・病苦になります。つまり、心を持つ病者中心に医療が行われ、心が感じる病苦のスケールで医療の効果が判定されます。バーネットが言ったごとく、先死期、ないし要介護とは「誰かがその人を助けなければならない状態」であって、「要介護は体内エコロジー」の指し示す先には「体《からだ》の内にある〝心〟」があり、体内エコロジーは「医学がいったん放棄した心を復権」させるものと考えます。

第15章　危機への処方箋

内・外エコロジー危機へ共通する処方箋

〝体内エコロジー〟という言葉は、要介護というヒトの内的危機とヒトの招いた外的環境危機が、文明進化上同一の局面にあること、共に自然選択がかからないため生じたこと、それゆえ同一の解決法が当てはまることを示します。

進化生物学者モンロー・ストリックバーガーが著書『進化』において結論とした文章が当てはまります。「われわれが生存を続けるためには、われわれ自身の進化してきた振る舞い、∧老化∨、を認識し、社会的文化的手法により、意図を以てその振る舞い、∧老化∨、を社会にふさわしいものに置き換えなければならない」

人口と文明

古くから人口イコール文明という文章もあるくらい人口と文明は密接な関係にあります。経済学者湯浅赳男は過去一万年の文明の人口史から、〝文明の展開とは環境の限界までの時間を加速し、飽和の前提を蓄積する過程であり、人間は心地よい発展のもとでは諸条件の可能性を極限まで使いつくさねばおかないほど貪欲な動物である〟と結論し、ひとたび均衡が破れるとき破局は全分野にわたり、社会が崩壊し、これまで人類の歴史においてこのような飽和は繰り返し起こってきたと記しています。彼は、読者に恐ろしい歴史的現実を認識してもらい、読者の歴史学的想像力をかき立てて、ある程度のリスクを引き受けてもらう、環境破壊が不可逆的になる前に自主的に人口抑制を行う文化を人類の中で普遍化する必要があるが、それには一〇〇年・三世代ぐらいかかるとしています。

文明の衰亡と老化

文明という複雑で手ごわい対象の研究は、これまでは主に歴史家のしかも大家の仕事でした。しかし国際政治学者サミュエル・ハンチントンの『文明の衝突』をきっかけとして、国際関係を動態的に解明するためには文明概念の導入がなくてはならないことが広く理解されるようになりました。技術、制度、経済の問題として議論される地球環境や人口問題も湯浅赳男の指摘するごとく文明の問題にほかならず、それは体内エコロジーに代表される高齢化・要介護、ひいては少子化の問題でも同じです。文明、人口、長寿化、少子化は次元こそ違いますが、相互に関係する複雑系同士であり、文明の衰亡論は老化を考える上で示唆に富みます。

国際政治学者高坂正堯（一九三四〜九六）は『文明が衰亡するとき』において次のように述べています。「衰亡論は奇妙に人を惹き付ける。それは衰亡論が人間のもっとも基本的な関心事に触れているからだ。すなわち、衰亡論はわれわれに運命を感じさせる。過去の多くの衰亡論は、成功（生殖）の中に衰亡（老化）の種を見つけている。このことは成功した者（健康人）を謙虚にさせる。しかも衰亡の物語は様々な種類の原因の複合的物語で、衰亡の過程は一直線ではない。それゆえ衰亡論はわれわれに運命のうつろい易さを教えるが、決してわれわれを諦めの境地におとしいれることはなく、かえって運命に立ち向かうようにさせる。それはわれわれがその有限性とともに、それ以上の何ものかがあることを教えてくれるからだ。人間が不滅なものへの憧れがある以上、そうした何ものかがあるという感覚で十分ではなかろうか。衰亡論の与える未来への感覚を、今日われわれは必要としているのではなかろうか」と。

衰亡を老化や少子化に置き換えてみると、衰亡論は老化・少子化に対するわれわれのとるべき態度、基本的スタンスを示しているように思えます。彼は「衰亡がわれわれの努力次第で運命が避けられるといっているのではなく、問題はそれが十年後に来るのか、五十年後に来るのか、それとも百年後に来るのかであり、それまでわれわれが何を創るかということなのである」と結んでいます。

東洋哲学

哲学者梅原猛は、環境破壊は〝心〟を対象の埒外に置いたデカルト以来の近代哲学が、他の生物との関わりで生きてきた人間の歴史を無視し、対象世界を無機的に限った間違いに由来すると指摘しています。自然は生命に満ちた世界で、天台本覚思想では動物、植物、鉱物、自然現象に仏性を認め、天台宗密教の結論は「草木国土悉皆成仏」になっています。真言宗の宗祖空海の思想は曼荼羅（フラクタル幾何学での容れ子構造）によって表現されているが、曼荼羅はインド仏教にはなく、世阿弥や禅竹の能には「草木国土悉皆成仏」という言葉がそのまま詞章に語られているものがあります。彼は日本文化に残った人類の原初的、根源的思想に立ち返る「人類の哲学」が環境破壊への処方箋であると結論しています。

少子化への処方箋

少子化に関して、経済学者八代尚宏は、高齢者の社会的扶養と同じように、子どもの社会的扶養の概念を確立する必要があるといっています。少子化は社会問題であるとともに、社会的病理の現れという二つの側面を持ちます。少子化の問題は人口規模の減少ではなく、減少過程に起こる弊害が問題です。女性の就業継続と子育てとのトレードオフのくびきを緩め、就業率と出生率を同時に増加させることは可能です。

世界の国々での女性の社会的進出率を横軸に、出生率を縦軸にとってみると、両者の関係は、発展途上国から先進国になるにつれ、当初みられる逆比例型から底辺をうち、社会的進出率が高まるにつれて再び上昇に転ずるU字型を示します。日本は現在その底辺に位置し、適切な政策をもって就業機会の平等化を図れば、出生率が増加する可能性を秘めています。また主要先進国において、女性の社会的地位を横軸に、出生率を縦軸にとると、両者は正比例の関係を示し、日本はここでも中ぐらいに位置しています。家族行動の変化から少子化進展が一向におさまらないのは、企業や政府が必要な対策を怠ってきたからです。このためには国を挙げて対策を講ずる必要があります。

日本は一億以上の人口を持ち、二〇年前までは経済大国、現在依然として技術大国です。少子化の比較文明論的解析から引き出せる日本の課題を、歴史人口学者鬼頭宏は、次のようにまとめています。

(1)簡素な豊かさの実現

再生可能な自然力の利用。循環型社会。日本古来の節度という価値観の尊重。

(2)少子化の受け入れと静止人口の実現

孫の世代まで地球環境を破壊せずに手渡していける少子化の是認と生活様式の見直し。人口減少社会、超高齢社会に適合したシステム、ライフスタイルの確立。

①人口の再配置、社会の再編成、地域の再統合。

②多様な社会構成員の共存を認める寛容性、バリアフリー化。性、年齢、障害、国籍、民族の違いによる差別の撤廃。それぞれの立場で社会貢献ができる寛容な社会を作る。

③長寿社会人生八〇年への制度的対応と意識改革。年齢に束縛された行動を求める固定観念の改変。個人の能力、体力、意欲、ライフスタイルに応じた雇用慣行の形成。年齢にしばられない多様な人生の生き方を認める。

④家族の新しい形態の模索。シングル体質への移行は既定の事実。結婚も出産も様々な形態があってよい。

(3)公私、官民の役割の明確化

新しい適合的システムを模索する上で救済的措置を準備する。法制度の整備、技術開発支援、社会的基盤整備は官の役割。その上で個人や民間の多様な挑戦を容易にする。

体内エコロジー自体への処方箋

内的危機としての体内エコロジー自体への社会的文化的処方箋はどんなものが考えられるでしょうか。熱力学ではエントロピーを低く保つには、定常状態を保つのが最善という答えです。地球の自転に合わせてきた身体の自然のリズムを尊重し、高血圧、糖尿病、脂質異常、喫煙、肥満などの危険因子を減らし、三五億年にわたる進化の歴史の貴重な産物であるわれわれ自身の遺伝子に忠実なライフスタイルによって要介護期間の長い病気を予防することができます。心を目標や指標とした医療については前章で述べました。

国連は一九九一年高齢者のための国連五原則を発表し、高齢者に自立、社会への参加、自己の能力の実現、人間らしいケアを受ける、身体的精神的虐待から解放された生活、を目標として掲げています。自己の能力の実現に関しては、英国の歴史学者ピーター・ラズレットは高齢期を個人の成就の時代ととらえ、成長期、壮年期に次ぐ〝第三の時代 The Third Age〟の概念を提唱し、一定の人口学的根拠、失業の克服、教育、長寿という価値の再認識を社会的要件として示しています。

予防に限らず、不幸にして要介護に陥った人々への医療の責任は重いものがあります。要介護者に優しい医療とケア、生命倫理にしたがい延命医療を始めない、長い進化の末に獲得したヒトの心が感じられる尊厳ある死を尊重する、高齢での死の研究を含む高齢者の病気の研究とその成

表 15－1　高齢者の死の研究
Art of Dying for the Elderly, Ars Moriendi

- 老化と死は物質の勝手な振る舞いに基づく生物学的必然
- 延命医療の背景：医学が科学の一部門として客観性を採り、“心”を放棄したところに始まる
- 皮肉なことに“心”は老化と死を代償とした進化の最終産物
- ひたすら治療と延命をめざすイデオロギーの医療と社会に明日はない
- 栄養とは何か：食物網の最終段階
- 高齢者 / 家族が提示される医療を選択することが鍵
- 治療と延命の医療を排し、自然死を選ぶ高齢者には厳かな死が多い
- 人間の終末を対象とするゆえ人間の尊厳性に対する敬意が欠かせない

表 15－2　老年病の特徴

①一人で複数の病気を持っている
②症状が若年者と異なる、非定型的症状を示すことが多い、精神神経症状で始まりやすい
③水、電解質、酸素など内部環境の異常を来しやすい
④病気と関係ない合併症を起こしやすい
⑤治療や薬に対する反応が若年者と異なり、副作用が出やすい
⑥要介護に陥りやすい病気が多い
⑦廃用症候群に陥りやすい

表 15−3　要介護状態への医療

・医療チームによる医療とケア 　　全人的医療　“病人”を診る ・数量化した精神身体能力を指標にする 　　高齢者総合評価法　日常生活動作能力　手段的生活動作能力　知能評価スケール　要介護度 ・老年医学に特に求められる役割 　　複数の因子、疾患と障害の相互作用の研究 　　多病・悪循環の把握と防止

果を実践することが課題です。それらは表15―1～3に掲げておきます。詳細な高齢者医療の教科書は東京都養育院附属病院・東京都老人医療センター・現東京都健康長寿医療センターの医療チームなどが記したものがあるので、それらをご参照ください。

本著の意図

二〇一一年三月一一日の東日本大震災、福島原子力発電所のメルトダウン、汚染拡大は大変な衝撃を日本に与えました。経済・文明評論家でもある作家堺屋太一によれば、不思議なことに大災害は国勢の下り坂の果てに同期して起こっています。彼は、今回の大震災・原発事故を幕末、太平洋戦争に続く第三の敗戦ととらえ、その敗因を硬直的縦割り官僚主義、金融系列の企業集団化、没個性型の大量教育、東京一極集中、冷戦構造消滅後の世界の動向についていけない官僚主導の経済構造、規制強化、政治の空洞化、財政破綻、企業の海外流出、教育熱の低下、身分化した公務員、年金納付率の低下に象徴される倫理の退廃、それに少子化を挙げています。

さまよう凋落した日本の姿はこの本の主題の高齢化・少子化と同期していて、これからの見通しにも暗い影を投げかけています。これからも社会･文化の場で対応しなければならない長寿化･要介護問題・少子化は、その根本原因を国民によく理解してもらうことから始めなければならず、この点において本書が役に立つものと思います。

あとがき

この本は老化に関心のある人々を想定して書き、病気の詳しい説明を除いて、専門用語は極力使わないようにしました。一方ここで取り上げた話題に関しては、専門誌で扱う段階の知見も極力載せるようにし、読者が最新の知識を得られるように努めました。その場合も専門用語は使わないよう心がけましたが、それでも初めて出くわす言葉や表現に戸惑うこともあるとは思いますが、このような意図によるためご容赦ください。

私が一九六〇年代に尼子富士郎先生のおられた浴風会病院で老年病に関わっていた頃、日本では高齢化の兆しはありましたが、要介護問題が今日クローズアップされるほど社会問題としては進展していませんでした。その後、世界でも最高を争うほど平均寿命が延び、要介護の原因として認知症、脳血管障害、骨関節疾患は日常の話題を超えて深刻な社会問題になっています。トーマス・クーンがいみじくも予測したように、この危機の上に数学的に裏打ちされた新しいパラダイム〝体内エコロジー〟が生まれたといえます。

私は高等学校のとき和辻哲郎が記した『鎖国――日本の悲劇』を読みました。彼は克明な歴史的検証の上、太平洋戦争の敗北は、コペルニクス革命以降、西洋近代文明の根幹をなしてきた合理的思索・科学的精神を尊ばず、表面的な西洋文明の輸入に終始し、推理力による把握を重んじない日本人の性向に原因があると断定しています。体内エコロジーに象徴され、長寿がもたらす内的危機に際して、この本を書こうと思ったのは和辻哲郎の書に由来するところが多いのです。

われわれは歴史から逃れることはできません。その歴史は、近くは二〇一一年三月一一日であり、その前は一九四五年の敗戦です。われわれが歴史から教訓をくみ取るかどうかで、将来が決まってきます。この本で、老化と長寿が、ヒト自身の進化の歴史とヒト自身が作り上げてきた文化に由来することを読者の方々に認識していただき、内的危機である要介護問題に対して適切な処方が普及し、それ以上にしたたかな環境問題と同様、解決されてゆくことを願っています。

この本に至るまでには、多数の方々にお世話になりました。文中で記したごとく、最初の論文でご指導いただいた今堀和友、松下貢、郷信廣、藤坂博一の諸先生に感謝します。中でも松下貢先生には、今回この原稿を物理学者の眼で丁寧にみていただき、わかりやすくするアイデアをいただきました。また、この本を書くように刺激された東儀英夫先生、心強い理解を示してくださった塩田口遥三郎の諸先達、物理学を修め、よき理解者であり、英文抄録を今風にしていただいた塩田隆弘先生ご一家、デイヴィッド・サルツブルグの『統計学を拓いた異才たち』をご紹介いただいた細田瑳一先生、東京都養育院史を教えていただいた稲松孝思先生、式場病院において統合失調症臨床の実際をお教えいただき、本の書き方の手本となる岸田一隆氏の『科学コミュニケーション』をご紹介いただいた吉松和哉先生、統合失調症と老化について教えていただいた宇野昌人先生に感謝します。またタウ蛋白リン酸化についてご教授いただいた同志社大学脳科学研究科井原康夫先生、分子モーター蛋白についてご教授いただいた東京大学分子構造・動態学講座廣川信隆先生、テロメアの最新知見をご紹介くださり、挿絵原稿電子化をしていただいた東京都健康長寿医療センター老年学病理部門田久保海誉先生と研究室の方々、それに周期的に小生を励まし出版を後押ししてくれた海老原治、藤村薫、沼田安弘、正木孝虎、勝浦寛治の諸氏、それに原稿の筋が通るよう繰り返しご指導いただいた唯秀雄氏、第三者としてご意見と貴重な示唆をいただいた三浦恭定、会田薫子、清水夏繪、高橋龍太郎、山田英夫、金丸晶子、佐野晃の諸先生および阿部雅昭様、小野さゆり様、原稿の作成に便宜を図っていただき、貴重なご意見をいただいた慶美会理事長桑原経子様と職員の方々にあらためて感謝する次第です。最後に編集の労をとられた、かまくら春秋社伊藤玄二郎代表、勝亦理美様、文献取り寄せほかにご尽力いただいた石川あずさ様、および最初から寿命データの作成と本の後押しをしてくれた妻歌子に感謝します。

松下　哲

二〇一三年五月吉日

コラム ――――――――――――――――――――

May RM. Simple mathematical models with very complicated dynamics. Nature 1976, 261: 459–467.

近藤次郎『オペレーションズ・リサーチ入門　計画・管理・運用の技術』ＮＨＫブックス、1993年

Mehrabian A. Silent Messages. Wadsworth Belmont CA 1971.

吉松和哉「精神科臨床における診断―欠かせないいくつかの視点」日本精神科診断学会誌　2012 7: 1-13.

宇野昌人「老年期の精神分裂病と分裂病様状態」老年精神医学 1986, 3: 300-309.

Janzarik W. Schizophrenie Verlaufe. Springer, Berlin　1968.

臺弘ほか「精神機能のための簡易客観指標」精神医学　2009, 51: 1173-1184.

O'Hara-Devereaux M, et al. Eds. Eldercare. A Practical Guide to Clinical Geriatrics. Grune & Stratton NY 1981.

Bennet GCJ, Ebrahim S. The Essentials of Health Care in Old Age. 2nd Ed Edward Arnold, London 1995.

田野辺富蔵『医者見立て　老年期の性を愉しむ』河出書房新社、2001年

並河正晃『老年者ケアを科学する　いま、なぜ腹臥位療法なのか』医学書院、2003年

江崎行芳ほか『老年者の胃粘膜―「無病変胃」の病理解剖学的検討』日老医誌　1997, 34: 114-119.

松下哲ほか「無症候性心筋虚血と脳血管障害」尾前照雄・亀山正邦監修『変貌する脳卒中―無症候性脳梗塞をめぐって』メディカルレビュー社、1998年 pp319-328.

高坂正堯『文明が衰亡するとき』新潮社、1981年
鬼頭宏『人口から読む日本の歴史』講談社、2000年
梅原猛「新哲学創造の理念」學士會会報　2011, 886: 24-27.
八代尚宏『少子・高齢化の経済学―市場重視の構造改革』東洋経済新報社、1999年
鳥羽研二監修『高齢者総合的機能評価ガイドライン』厚生科学研究所、2003年
Laslett P. A Fresh Map of Life. The Emergence of the Third Age. Harvard Univ Press Cambridge 1991.
村上元孝監修『新老年病学』南江堂、1984年
村上元孝監修『老年心臓病学』南江堂、1986年
蔵本築監修『ベッドサイド老年病学』南江堂、1994年
折茂肇編『老年病研修マニュアル』メジカルビュー社、1995年
日本老年医学会編『老年医学テキスト』メジカルビュー社、1997年
折茂肇編『新老年学（第２版）』東京大学出版会、1999年
井藤英喜編『看護のための最新医学講座　老人の医療』中山書店、2005年
大内尉義編『老年病のとらえかた―眼でみるベッドサイドの病態生理』文光堂、2002年
高橋龍太郎『図解　症状からみる老いと病気とからだ』中央法規出版、2002年
堺屋太一『第三の敗戦』講談社、2011年
堺屋太一『東大講義録　文明を解くⅡ－知価社会の構造分析』日本経済新聞出版社、2010年

あとがき ――――――――――――――――――――――――
和辻哲郎『鎖国―日本の悲劇』筑摩書房、1964年
岸田一隆『科学コミュニケーション』平凡社、2011年

西川泰夫ほか「認知科学の展開」放送大学、2008年
Strohman RC. The coming Kuhnian revolution in biology. Nature Biotechnology 1997, 15: 194-200.
Harold FM. The Way of the Cell. Molecules, Organisms and the Order of Life. Oxford Univ Press NY 2001.
村上陽一郎「医学と医療のはざま―医療の引き受けるべきこと」日老医誌 2000, 37: 398.
湯川秀樹『極微の世界』岩波書店、1950年
下條信輔『サブリミナル・インパクト―情動と潜在認知の現代』筑摩書房、2008年
Stewart I. Why Beauty is Truth. A History of Symmetry. Basic Books 2007.（水谷淳訳『もっとも美しい対称性』日経ＢＰ社、2008年）
Mandelbrot B. The Fractal Geometry of Nature. Freeman 1982.（広中平祐監訳『フラクタル幾何学（上）（下）』筑摩書房、2011年）
Callahan D. Setting the Limits to Life: Medical Goals in an Aging Society. Simon & Schuster NY 1987.（山崎淳訳『老いの医療―延命主義医療に代わるもの』早川書房、1990年）
Cassel EJ. The nature of suffering and the goals of medicine. N Eng J Med 1982, 306: 639-645.

第15章　危機への処方箋

Strickberger MW. Evolution. Jones Bartlett Boston 1990.
湯浅赳男『文明の人口史―人類と環境との衝突、一万年史』新評論、2002年
速水融『歴史人口学で見た日本』文藝春秋、2001年
河野稠果『人口学への招待―少子・高齢化はどこまで解明されたか』中公新書、2007年

第14章　パラダイムとしての体内エコロジー

Kuhn TS. The Copernican Revolution. Planetary Astronomy in the Development of Western Thought. Harvard Univ Press 1957.（常石敬一訳『コペルニクス革命』講談社、1989年）

Kuhn TS. The Structure of Scientific Revolutions. Univ Chicago Press 1962.（中山茂訳『科学革命の構造』みすず書房、1971年）

朝永振一郎『物理学とは何だろうか（上）（下）』岩波書店、1979年

生井澤寛・小形正男「量子物理」放送大学教育振興会、2012年

Turing AM. On Computable Numbers, with an Application to the Entscheidungsproblem. Proc London Math Soc 1936-1937, 242: 230–65.

Petzold C. The Annotated Turing. A Guided Tour through Alan Turing's Historic Paper on Computability and the Turing Machine. Wiley Indianapolis, 2008.（井田哲雄ほか訳『チューリングを読む―コンピュータサイエンスの金字塔を楽しもう』日経BP社、2012年）

アラン・チューリングほか「総特集チューリング」現代思想　2012, 40(14) : 8-221.

松野孝一郎「完全性の自然化」「総特集ゲーデル」現代思想　2007, 35(3): 222-235.

Winterbotham, F.W. The Ultra Secret: the Inside Story of Operation Ultra, Bletchley Park and Enigma. Orion Books London 1974.

Leiber J. An Invitation to Cognitive Science. Basil Blackwell Cambridge Mass 1991.（今井邦彦訳『認知科学への招待―チューリングとウィトゲンシュタインを道しるべに』新曜社、1994年）

藤原正彦『天才の栄光と挫折―数学者列伝』新潮社、2002年

参考文献

Matsushita S, et al. Lifetime data analysis of disease and aging by the Weibull probability distribution. J Clin Epidemiol 1992, 45: 1165-1175.

Knudson AG. Mutation and cancer. Statistical study of retinoblastoma. Proc Natl Acad Sci USA 1971, 68: 820-823.

Matsushita S, et al. Multiple pathology and tails of disability: space-time structure of disability in longevity. Geriatr Gerontol Int 2003, 3: 189-199.

Montroll EW, West BJ. On an enriched collection of stochastic processes. In: Montroll EW Lebovitz JL. eds. Fluctuation Phenomena. North-Holland Amsterdam 1979, pp63-173.

Margulis L, Sagan D. Microcosmos. Four Billion Years of Microbial Evolution. Summit Books NY 1986.（田宮信雄訳『ミクロコスモス—生命と進化』東京化学同人、1995年）

Margulis L. Symbiosis in Cell Evolution: Microbial Communities in the Archean and Proterozoic Eons. Second Edition. Freeman NY 1993.

多田富雄『免疫の意味論』青土社、1993年

Wolpert L. Gastrulation and the evolution of development. Development 1992, Suppl 7-13.

Wolpert L. The evolution of development. Biol J Linnean Soc 1990, 39: 109-124.

Wolpert L. The Triumph of the Embryo. Dover NY 1991.

新井冨生ほか「虫垂疾患の病理」病理と臨床　2011, 29: 1105-1113.

江崎行芳ほか「『百寿者』の死因—病理解剖の立場から」日老医誌 1999, 36: 116-121.

岩崎勤ほか「老年者における急死例の検討—連続剖検1564例について」日老医誌　1981, 18: 19-24.

佐藤文隆『職業としての科学』岩波書店、2011年

第13章　病気の分布の研究――体内エコロジーの研究 ――――――

Burnet MF. The Biology of Aging. Auckland Univ Press/Oxford Univ Press 1974.（梅田敏郎訳『寿命を決定するもの―老化の生物学』紀伊國屋書店、1976年）
Isaacs B, et al. The concept of predeath. Lancet 1971, 2: 1115-1119.
Isaacs B. The Challenges of Geriatric Medicine. Oxford Univ Press NY 1992.
Edelstein-Keshet L. Mathematical Models in Biology. Random House NY 1988.
Kingsland SE. Modeling Nature. Univ Chicago Press 1985.
近藤次郎『数学モデル―現象の数式化』丸善、1976年
國仲寛人・松下貢「複雑系の統計性―新しい社会科学の発展に向けて」科学2009, 79: 1146-1155.
松下貢・國仲寛人「現代社会の豊かさとは―社会物理学の視点から」科学2012, 82: 160-167.
Moriyama O, et al. Long tails of the distribution in the aged. J Phys Soc Jpn 2003, 72: 2409-2412.
Kuninaka H, et al. Statistical properties of height of Japanese schoolchildren. J Phys Soc Jpn 2009, 78: 125001-2.
Kobayashi N, et al. Statistical features of complex systems - toward establishing sociological physics. J Phys Soc Jpn 2011, 80: 072001-13.
Kalbfleisch JD, Prentice RL. The Statistical Analysis of Failure Time Data. Wiley NY 1980.
Lawless JF. Statistical Models and Methods for Lifetime Data. Wiley NY 1982.

1998, 124; 45-58.
Singer P. Rethinking Life and Death. Text Publishing Melbourne 1994.（樫則章訳『生と死の倫理』昭和堂、1998年）
Simpson GG. The Meaning of Evolution. 2nd ed Yale Univ Press Yale 1967.（平沢一夫・鈴木邦雄訳『進化の意味』草思社、1986年）
橋本肇『高齢者医療の倫理』中央法規出版、2000年
日本老年医学会「高齢者の摂食嚥下障害に対する人工的な水分・栄養補給法の導入をめぐる意思決定プロセスの整備とガイドライン作成」日本老年医学会、2012年
Caplan A. due Consideration: Controversy in the Age of Medical Miracles. Wiley NY 1998.（久保儀明・楢崎靖人訳『生命の尊厳とはなにか—医療の奇跡と生命倫理をめぐる論争』青土社、1999年）
Kitagawa T, et al. The concept of Tenju-gann, or 'natural-end cancer'. Cancer 1998; 89:1061–1065.
Kennedy BJ. Cancer death and older age. Cancer 1998; 83:1066–1068.
石飛幸三『「平穏死」のすすめ—口から食べられなくなったらどうしますか』講談社、2010年

第12章　科学的モデルとは何か

Rosen R. Models.（梯正之訳「科学的モデルとは何か」科学1983, 53: 635-639.）
Rosen R. Life Itself. Columbia Univ Press NY 1991.
Rota GC. Mathematics and philosophy: the story of a misunderstanding. Rev Metaphys 1990, 44: 259-271.
桜井進『雪月花の数学』祥伝社、2010年
村上陽一郎『近代科学を超えて』講談社、1986年

第10章　女性の健康と少子化

武谷雄二「少子化の医学的側面」學士會会報　2007, 866: 53-65.

第11章　老年学の倫理

今堀和友「Bioethical Gerontologyに向けて」日老医誌　2001, 38: 29.

De Beauvoir S. La Viellesse. Gallimard Paris 1970.（朝吹三吉訳『老い』人文書院、1972年）

Thane P. The Long History of Old Age. Thames and Hudson London 2005.（木下康仁訳『老人の歴史』東洋書林、2009年）

Ishiguro K. Never Let Me Go. Faber and Faber London 2005.（土屋政雄訳『わたしを離さないで』早川書房、2006年）

Moleschott J. Lehre der Nahrungsmittel fuer das Volk. Ferdinand 1850.（井上剛輔訳『市民のための食物学』創英社、三省堂書店、2011年）

Sandman L. A Good Death. On the Value of Death and Dying. Open Univ Press Berkshire 2005.

会田薫子『延命医療と臨床現場―人工呼吸器と胃ろうの医療倫理学』東京大学出版会、2011年

藤本啓子「胃瘻造設を巡って― TO PEG OR NOT TO PEG―」http://www.eth.med.osaka-u.ac.jp/OJ8/fujimoto.pdf

山田英夫「高齢終末期患者の緩和ケア」GPnet 2007, Sept, 3.

波平恵美子『いのちの文化人類学』新潮社、1996年

波平恵美子『医療人類学入門』朝日新聞社、1994年

松下哲ほか「終末期のケアに関する外来高齢患者の意識調査」日老医誌　1999, 36: 45-51.

松下哲「高齢者のターミナルケアのあり方」日老医誌　2001, 38: 91-95.

松下哲「高齢者終末医療―欧米と日本の場合」海外社会保障情報

Menon V, Levitin DJ. The rewards of music listening: response and physiological connectivity of the mesolimbic system. Neuroimage 2005, 28: 175-184.

Koelsch S, et al. Investigating emotion with music: an fMRI study. Hum Brain Mapp 2006, 27: 239-250.

Koelsch S. Towards a neural basis of music-evoked emotions. Trends Cogn Sci 2010, 14: 131-137.

Schlaug G, et al. From singing to speaking: facilitating recovery from nonfluent aphasia. Future Neurol 2010, 5: 657-665.

Georgiades T. Musik und Sprache. – Das Werden der abendlandischen Musik dagestellt an der Vertonung der Messe. Springer-Verlag Berlin 1954.（木村敏訳『音楽と言語』講談社、2011年）

笠原　潔『西洋音楽の歴史』放送大学教育振興会、1997年

柴田南雄『グスタフ・マーラー──現代音楽への道』岩波書店、1984年

柴田南雄『音楽は何を表現するか』青土社、1981年

第9章　少子化を招く長寿社会 ――――――――――――――――

古川俊之「寿命と社会環境」『行動計量学シリーズ13.　寿命の数理』1996, 146-168、朝倉書店

Longman P. The Empty Cradle. How Failing Birthrates Threaten World Prosperity [and What To Do About It]. Basic Books NY 2004.

小峰隆夫・日本経済研究センター編『超長期予測　老いるアジア─変貌する世界人口・経済地図』日本経済新聞出版社、2007年

β) complex are reduced and oligomeric Aβ increased with APOE4 and Alzheimer disease in a transgenic mouse model and human samples. J Biol Chem. 2013, 288: 5914-5926.

Wolozin B. Statins and therapy of Alzheimer's disease: questions of efficacy versus trial design. Alzheimers Res Ther 2012, 16: 3.

Askanas V, et al. Transthyretin Val122Ile, accumulated Abeta, and inclusion-body myositis aspects in cultured muscle. Neurology 2003, 61:257-260.

Weihl CC, et al. Valosin-containing protein disease: inclusion body myopathy with Paget's disease of the bone and fronto-temporal dementia. Neuromuscul Disord 2009, 19:308-315.

Nogalska A, et al. Novel demonstration of conformationary modified tau in sporadic inclusion-body myositis muscle fibers. Neurosci Lett 2011, 503: 229-233.

Alvarez W. T. Rex and the Crater of Doom. Princeton Univ Press 1997.（月森左知訳『絶滅のクレーター——T･レックス最後の日』新評論、1997年）

Barnes DE, Yaffe K. The protected effect of risk factor reduction on Alzheimer's disease prevalence. Lancet Neurology 2011; 10: 819-828.

Barnes DE, Lee SJ. Predicting Alzheimer's risk: why and how? Alzheimers Res Ther 2011, 3: 33.

第8章　音楽、言語と脳

Levitin DJ. This is Your Brain on Music. Plume NY 2006.（西田美緒子訳『音楽好きな脳—人はなぜ音楽に夢中になるのか』白揚社、2010年）

岡田真紀『世界を聴いた男—小泉文夫と民族音楽』平凡社、1995年

Lessons from the monomeric motor KIF1A. Nature Reviews Molecular Cell Biology 2009, 10: 877-884.

Hirokawa N, et al. Molecular motors in neurons: Transport mechanisms and roles in brain function, development, and disease. Neuron 2010, 68: 610-638.

Yin X, et al. Molecular motor KIF17 is fundamental for memory and learning via different support of synaptic NR2A/2B levels. Neuron 2011, 70: 310-325.

Kanaan NM, et al. Pathogenic forms of tau inhibit kinesin-dependent axonal transport through a mechanism involving activation of axonal phosphotransferases. J Neurosci 2011, 31:9858-9868.

Pericak-VanceMA, et al. Linkage studies in familial Alzheimer disease: evidence for chromosome 19 linkage. Am J Hum Genet 1991, 48: 1034-1050.

Strittmatter WJ, et al. Apolipoprotein E: High avidity binding to beta-amyloid and increased frequency of type 4 allele in late-onset familial Alzheimer disease. Proc Natl Acad Sci 1993, 90: 1977–1981.

Corder EH, et al. Gene doses of apolipoprotein E 4 allele and the risk of Alzheimer's disease in late onset families. Science 1993, 261: 921–923.

Poirier J. Apolipoprotein E and Alzheimer's disease. A role in amyloid catabolism. Ann NY Acad Sci 2000, 924: 81-90.

Mahley RW. Rall SC Jr. Apolipoprotein E: far more than a lipid transport protein. Annu Rev Genomics Hum Genet. 2000, 1: 507-37.

Tai LM, et al. Levels of soluble apolipoprotein E/amyloid- β (A

64: 687-692.
水谷俊雄『脳の老化とアルツハイマー病』岩波書店、1995年
齊藤祐子ほか「認知症の早期診断を多角的に考える　神経病理所見からみた臨床診断のポイント　高齢者タウオパチーの診断のポイント」老年精神医学雑誌、2011, 22: 36-44.
Adachi T, et al. Neuropathological asymmetry in argyrophilic grain disease. J Neuropathol Exp Neurol 2010, 69: 737-744.
Heston LL. Dementia of the Alzheimer type. Clinical genetics, natural history, and associated conditions. Arch Gen Psychiatry 1981, 38:1085-1090.
Brookmeyer R, et al. Survival following a diagnosis of Alzheimer disease. Arch Neurol 2002, 59:1764-1767.
Waring SC, et al. Survival among patients with dementia from a large multi-ethnic population. Alzheimer Dis Assoc Disord 2005, 19:178-183.
永田親義『新しい量子生物学—電子から見た生命のしくみ』講談社、1992年
治部眞里・保江邦夫『脳と心の量子論』講談社、1998年
Austad SN, Finch CE. The Evolutionary Context of Human Aging and Degenerative Disease. In: Stearns SC, Coella JC. eds. Evolution in Health and Disease. 2nd edtion, Oxford Univ Press NY 2008 pp301-311.
廣川信隆「第3章　生命の学　生命の要・分子モーター　細胞内のミクロの運び屋」『学門の扉　東京大学は挑戦する』講談社、2007年
廣川信隆「医学者と語る」生命誌　4548巻　46　中村桂子編 pp26-35.
Hirokawa N, et al. The mechanisms of kinesin motor motility:

Discovery. CRC Press 2011.

第6章　アルツハイマー認知症の病理と研究の現況 ――――――

第7章　アルツハイマー認知症の症状、ケア、予防、治療 ――――

Snowdon D. Aging with Grace. Bantam 2001.（藤井留美訳『100歳の美しい脳―アルツハイマー病解明に手をさしのべた修道女たち』DHC、2004年）

Snowdon D. et al. Linguistic ability in early life and cognitive function and Alzheimer's disease in late life. JAMA 1996, 275: 528-532.

Snowdon D, et al. Education, survival, and independence in elderly catholic sisters, 1936–88. Am J Epidemiol 1989, 130: 999–1012.

Mauer K, Mauer U. Alzheimer. Das Leben eines Arztes und die Karriere einer Krankheit. Piper Verlag 1998.（新井公人監訳『アルツハイマー―その生涯とアルツハイマー病発見の軌跡』保健同人社、2004年）

Imahori K. The biochemical study on the etiology of Alzheimer's disease. Proc Japan Academy 2010, 86: 54-61.

Ihara Y. Neurofibrillary tangles/paired helical filaments (1981-83). J Alzheimers Dis. 2006; 9(3 Suppl): 209-17.

Kuwano R, et al. Dynamin-binding protein gene on chromosome 10q is associated with late-onset Alzheimer's disease. Hum Mol Genet. 2006, 15: 2170-2182.

Miyasaka T, et al. Visualization of newly deposited tau in neurofibrillary tangles and neuropil threads. J Neuropathol Exp Neurol 2005, 64: 665-674.

Katsuno T, et al. Independent accumulations of tau and amyloid beta-protein in the human entorhinal cortex. Neurology 2005,

Fisher SE, Scharff C. FOXP2 as a molecular window into speech and language. Trends Genet 2009 ; 25:166-177.

Bishop DV. Genes, cognition, and communication: insights from neurodevelopmental disorders. Ann N Y Acad Sci 20091156:1-18.

Bolhuis JJ, et al. Twitter evolution: converging mechanisms in birdsong and human speech. Nat Rev Neurosci 2010 ;11:747-759.

MacAndrew A. FOXP2 and the evolution of language. (2011) http://evolutionpages.com/FOXP2_language.htm

Izuma K, et al. Processing of social and monetary rewards in the human striatum. Neuron 2008, 58: 284-294.

青崎敏彦ほか「線条体におけるアセチルコリンとドーパミンの生理的相互作用」BRAIN and NERVE 2009, 61: 373-380.

Levinton J. Genetics, Paleontology and Macroevolution. Cambridge Univ Press 1988.

Lutjoham D. Cholesterol metabolism in the brain: importance of 24S-hydroxylation. Acta Neurol Scand 2006, 114 (Suppl 185): 33-42.

Higo S, et al. Endogenous synthesis of corticosteroids in the hippocampus. PLoS One. 2011, 6: e21631.

Tsutsui K, et al. Novel brain function: biosynthesis and actions of neurosteroids in neurons. Neurosci Res. 2000, 36: 261-273.

第5章　ハンチントン病

La Spada AR, et al. Huntington's Disease Pathogenesis: Mechanisms and Pathways. In: eds. Lo DC, Hughes, RE. Neurobiology of Hungtington's Disease: Application to Drug

年
塚原仲晃『脳の可塑性と記憶』紀伊國屋書店、1998年
Lewin R. Is your brain really necessary? Science 1980, 210: 1232-1234.
Eccles JC. Evolution of the Brain: Creation of the Self. Routledge London 1989.（伊藤正男訳『脳の進化』東京大学出版会、1997年）
Edelman GM. Neural Darwinism. Basic Books NY 1987.
Edelman GM. Topobiology. An Introduction to Molecular Embryology. Basic Books NY 1988.（神沼二真訳『トポバイオロジー——分子発生学序説』岩波書店、1992年）
Edelman GM. The Remembered Present. A Biological Theory of Consciousness. Basic Books NY 1989.
Edelman GM. Bright Air, Brilliant Fire On the Matter of the Mind. Basic Books NY 1992.（金子隆芳訳『脳から心へ——心の進化の生物学』新曜社、1997年）
Rapoport SI. Integrated phylogeny of the primate brain, with special reference to humans and their diseases. Brain Research Reviews 1990, 15: 267-294.
Mao LM, et al. Protein kinase C-regulated cAMP response element-binding protein phosphorylation in cultured rat striatal neurons. Brain Res Bull. 2007, 72: 302-308.
Gilbert SF. The Unique Development of the Human Brain. In: Developmental Biology. 7th edition. Sinauer 2003 pp 408-409.
MacAndrew A. FOXP2 and the Evolution of Language. National Institutes of Health. Madame Curie Bioscience Database. Austin (TX): Landes Bioscience; 2000.
Takahashi H, et al. FOXP genes, neural development, speech and language disorders. Adv Exp Med Biol. 2009; 665:117-129.

版会、1994年）
Harvey PH, Pagel MD. The Comparative Method in Evolutionary Biology. Oxford Univ Press Oxford 1995.
Weibel C, et al. Principles of Animal Design. The Optimization and Symmorphosis Debate. Cambridge Univ Press Cambridge 1998.
Mayer PJ. Evolutionary advantage of the menopause. Human Ecology 1982, 10: 477-494.
Austad SN, Fischer KE. Mammalian aging, metabolism, and ecology: evidence from the bats and marsupials. J Gerontol: Biol Sci 1991, 46: B47-53.
Austad SN. Menopause: an evolutionary perspective. Exp Gerontol 1994, 29: 255-263.
Hawks K, et al. Grandmothering, menopause, and the evolution of human life histories. Proc Natl Acad Sci USA 1998, 95: 1136-1339.
Clint EK, et al. Male superiority in spatial navigation: adaptation or side effect? Quart Rev Biol 2012, 87: 289-313.
Maguire EA, et al. Human spatial navigation: cognitive maps, sexual dimorphism, and neural substrates. Curr Opinion Neurol 1999, 9: 171-177.
Maguire EA, et al. London taxi drivers and bus drivers: a structural MRI and neuropsychological analysis. Hippocampus 2006, 16: 1091-1191.

第4章　脳の進化と発生

渡辺茂『認知の起源をさぐる』岩波書店、1995年
佐々木正人『アフォーダンス―新しい認知の理論』岩波書店、1996

Kurosu H, et al. Suppression of aging in mice by the hormone Klotho. Science 2005, 309:1829-1833.

Kuroo M. Klotho and aging. Biochim Biophys Acta 2009, 1790: 1049-1058.

宮田隆『眼が語る生物の進化』岩波書店、1996年

小町谷朝生『眼の不思議世界—視の五億年を考える』人文書院、1997年

Lindstedt SL, Calder WA. Body size, physiological time, and longevity of homeothermic animals. Quart Rev Biol 1981, 56: 1-14.

Peters RH. The Ecological Implications of Body Size. Cambridge Univ Press NY 1983.

Schmidt-Nielsen K. Scaling: Why is Animal Size So Important? Cambridge Univ Press NY 1984.（大原昌宏、浦野知訳『スケーリング　動物設計論—動物の大きさは何で決まるのか』コロナ社、1995年）

Jungers WL. Size and Scaling in Primate Biology. Plenum Press NY 1985.

Kleiber M. The Fire of Life. An Introduction to Animal Energetics. Krieger Florida 1987.

Cutler RG.「２ヒトの寿命はなぜ長いのか」江上信雄編『老化を考える』講談社、pp6-46, 1986.

Austad SN, Fisher KE. Primate longevity: its place in mammalian scheme. Amer J Primatol 1992, 28: 251-261.

本川達雄『ゾウの時間 ネズミの時間—サイズの生物学』中公新書、1992年

Thompson DW. On Growth and Form. Cambridge Univ Press Cambridge 1992.（柳田友道ほか訳『生物のかたち』東京大学出

health and diseases. Physiol Rev 2010, 4:1337-81.
Swamynathan SK. Krüppel-like factors: three fingers in control. Hum Genomics 2010, 4: 263-70.
長谷川政美『ＤＮＡに刻まれたヒトの歴史』岩波書店、1991年
宮田隆『分子進化学への招待―DNAに秘められた生物の歴史』講談社、1994年
宮田隆『ＤＮＡからみた生物の爆発的進化』岩波書店、1998年
吉松和哉『精神科医療が目指すもの　変転と不易の50年』中山書店、2009年

第3章　寿命に関わる遺伝子

Weissman SM, et al. Chromosomal Instability and Aging: Basic Science and Clinical Implications. Marcel Decker NY 2003.
Haussmann ME, et al. Teromerase shorten more slowly in long-lived birds and mammals than in short-lived ones. Proc R Soc Lond B 2003, 270: 1387-1392.
Vreck CM, et al. The natural history of teromerases: tools for aging animals and exploring the aging process. Exp Gerontol 2003, 38: 791-795.
Takubo K, et al. Changes of telomerase length with aging. Geriatr Gerontol Int 2010, 10 (Suppl 1S): 197-206.
Herndon LA, et al. Stochastic and genetic factors influence tissue-specific decline in aging C. elegans. Nature 2002, 419: 808-814.
Martin GM. Genetic syndromes in man with potential relevance to the pathology of aging. Birth Defects: Original Article Series, Vol XIV No 1, 5-39, 1978.
Kuroo M, et al. Mutation of the mouse klotho gene leads to a syndrome resembling ageing. Nature 1997, 390: 45-51.

Young RW. The Bowman Lecture, 1982. Biological Renewal: application to the eye. Trans Ophthal Soc UK 1982; 102: 41-75.

Mayr E. This is Biology. The Science of the Living World. Harvard Univ Press. Cambridge 1997.

Jerison HJ. The evolution of diversity in brain size. In Hahn ME. et al. eds. Development and Evolution of Brain Size. Academic Press NY 1979 pp 29-57.

Stewart I. Does God Play Dice? – The Mathematics of Chaos. Penguin Books Middlesex 1989.（須田不二夫・三村和男訳『カオス的世界像━神はサイコロ遊びをするか？』白揚社、1992年）

Wade N. Before the Dawn. Recovering the Lost History of Our Ancestors. Penguin Books NY 2006.（安田喜憲・沼尻由紀子訳『5万年前━このとき人類の壮大な旅が始まった』イースト・プレス、2007年）

Bribiescas RG, Ellison PT.: How Hormones Mediate Trade-offs In Human Health and Disease. In: Stearns SC, Coella JC. eds. Evolution in Health and Disease. 2nd edtion, Oxford Univ Press, NY, 2008 pp77-93.

尾本恵市編著『人類の自己家畜化と現代』人文書院、2002年

Ohno S. Evolution by Gene Duplication. Springer Verlag NY 1970.

大野乾『生命の誕生と進化』東京大学出版会、1988年

大野乾『未完　先祖物語━遺伝子と人類誕生の謎』羊土社、2000年

Kimura M. The neutral theory of molecular evolution: A review of recent evidence. Jpn J Genet 1991, 66: 367-86.

木村資生『分子進化の中立説』紀伊國屋書店、1986年

Nagai R, et al. Significance of the transcription factor KLF5 in cardiovascular remodeling. J Thromb Haemost 2005, 3:1569-76.

McConnell BB, Yang VW. Mammalian Krüppel-like factors in

Oxford 1991.
Shannon CE, Weaver W. The Mathematical Theory of Communication. Univ Illinois Press Chicago 1949.（植松友彦訳『通信の数学的理論』筑摩書房、2009年）
小澤利男『老年医学と老年学—老・病・死を考える』ライフ・サイエンス、2009年
小澤利男『老年医学の先駆者たち—老年医学を学び、研修する人々のために』ライフ・サイエンス、2006年
小澤利男『「長生き病」を考える—老年医学の道を歩んで』東京図書出版、2012年
田沼靖一『ヒトはどうして老いるのか—老化・寿命の科学』筑摩書房、2002年
星元紀、二河成男『分子生物学』放送大学教育振興会、2009年
ＮＨＫ「東海村臨界事故」取材班『朽ちていった命—被曝治療83日間の記録』新潮社、2006年
The Art of Conducting. Legendary Conductors of the Golden Era. Teldec 2002 DVD PAL 0927426682
米沢富美子『ブラウン運動』共立出版、2009年
米沢富美子『複雑さを科学する』岩波書店、1995年
佐藤文隆『アインシュタインの反乱と量子コンピュータ』京都大学学術出版会、2009年
Salsberg D. The Lady Tasting Tea. How Statistics Revolutionized Science In the Twentieth Century. Freeman/Holt 2001.（竹内惠行、熊谷悦生訳『統計学を拓いた異才たち』日本経済新聞出版社、2010年）
松下貢『フラクタルの物理（I）基礎編』裳華房、2002年
永田親義『活性酸素の話—病気や老化とどうかかわるか』講談社、2005年

参考文献

第1章　高齢化とその社会的影響

保坂隆「厚生労働省老人保健事業推進費等補助金（老人保健健康増進等事業分）介護者のうつ予防のための支援の在り方に関する研究」2006年

湯原悦子「認知症介護における介護者のうつを考える」医学界新聞、2011年5月23日

秦葭哉「わが国における要介護高齢者―現状と問題点」Geriatric Medicine 2005, 43: 1307-1322.

第2章　老化の生物学――なぜわれわれは老化するのか

キケロー『老年について』中務哲郎訳、岩波書店、2004年

今堀和友『老化とは何か』岩波書店、1993年

Finch CE, Kirkwood TBL. Chance, Development and Aging. Oxford Univ Press NY 2000.

Medawar PB. An Unsolved Problem of Biology. Lewis London 1952.

Williams GC. Pleiotropy, natural selection, and the evolution of senescence. Evolution 1957, 11: 398-411.

Austad SN. Why We Age. Wiley, NY 1997.（吉田利子訳『老化はなぜ起こるか』草思社、1999年）

Stearns SC. The Evolution of Life Histories. Oxford Univ Press Oxford 1992.

Charlesworth B. Evolution in Age-structured Populations. 2nd ed Cambridge Univ Press 1994.

Rose MR. Evolutionary Biology of Aging. Oxford Univ Press

Geometry of Nature: the diseased centers in the mathematical formulas, just as the sun centers in the Copernican Revolution. Thus the data or parameters will change from the objective lifetime to the pain suffered by the patients. "Ecologie Intérieure" revives "cogito ergo sum" , the diseased, at the heart of medicine, since those that were once discarded when medicine joined the community of science in the 19th century.

Because disability has developed on the same biological and cultural evolutionary plane as our external environmental crises, the same prescriptions for external ecological crises apply to aging. -

"Our need for our continued survival is to become consciously aware of our underlying evolved behaviors (aging) and purposely control them by social and cultural means, so that they can be replaced with behaviors (aging) necessary and appropriate for the kind of society (elderly) in which we would like to live," as cited from Strickberger in his book Evolution. The metaphor not only symbolizes certain obstacles, but also validates the necessity of an ideal lifestyle methodology to identify pathologies whose resolution will benefit both earth's biosphere and its emerged product, man.

parasitism, epidemics, symbiosis, ecological niche, food webs, and diversity of species occur within our bodies. Indeed, examples of Ecologie Intérieure are ubiquitous. An intracellular mitochondrion, which retains specific native DNAs and bacterial origin ribosomes and generates ATP by consuming oxygen for the host cells, is a parasitic sequel of oxygen consuming microorganism, when toxic oxygen overflooded the primitive earth as a result of photosynthetic activity of the cyanobacteria stromatolite with carbon dioxide. White blood cell, microglia in the brain, and macrophages in the liver, spleen, and at the vessel wall are self-made predators; apoptosis recycles used cells; lymphocytic apparatus in the gut regulates immune response of the host in accord with intestinal bacteria; lymphocytic selection by the thymus during growth of an individual is Immune Darwinism; neuronal group selection in the development of the brain for its adaptive behavior is Neural Darwinism; protected by the skull, shock-absorbing liquor and blood-brain-barrier, the most diverse and complex neural networks develop via messenger RNAs transcribed from 95 percent of human genes, the end-product of 3.5 billion years of evolution .

Undoubtedly, "Ecologie Intérieure" is one of the new paradigms in the history of Scientific Revolution after Thomas Kuhn. "Ecologie Intérieure" discloses the Fractal

The principle of "core protective aging" assures possibilities not only to reduce disability, but also to accomplish "The Third Age", as described by Laslett through the increase of crystallizing intelligence and neuronal synaptic plasticity. It must also be acknowledged that this principle is a double-edged sword. Paradoxically, the developed biological and societal organization provides protection for the injured core, and thus develops long tails of disability as illustrated in our patients. The principle of core protective aging re-emphasizes the key role of prevention in order to reduce the amount of disability.

In mathematical ecology, numbers of prey and predators, or of viruse-infected and uninfected animals follow nonlinear differential equations, wherein the interactions such as predation and epidemics are proportional to the product of each population densities, that is, analogous to collisions of two kind of molecules in the atmosphere under the gas law. In Ecologie Intérieure, analogous to the epidemic model, the rise and fall of numbers of patients in disability, that is, victims of internally grown predators, follow the two common probabilistic equations.

Ecologie Intérieure means that ecological events under natural selection take place internally, that is, predation, effects of various endogenous diseases on disability. These statistical models for disability that underwrite the stochastic disease processes, that occur in our bodies, were named as a new scientific model, "Ecologie Intérieure" .

In evolutionary biology, the declining force of natural selection after reproduction and the trade-off of life history through pleiotropy of genes, are considered to be the roots of aging. The attenuated selection pressure on individuals after reproduction, and the consequent decrease of genetic control, produce an increased opportunity for chance, that is, increased entropy. Elucidated stochastic behaviors of disability underscore the key roles of chance in aging.

Evolutionary modifications in morphogenesis tend to operate on the later developmental stages first. Distal parts are developmentally last, therefore are most subject to such modification. In phylogeny, the rate of molecular evolution of genes is found to be relatively slow at the core and rapid at the edge of cells and organs. Therefore, the systems at the core must be relatively slow and inactive to comply with pleiotropy and trade-offs in comparison with systems at the edge. Hence, against flat and probabilistic aging as predicted by evolutionary biology of aging, the core organs must be more robust with a lower threshold for dysfunction, in order to age relatively slowly with less of a disease burden in aging.

longevity gene; Ethics, To Peg, or Not To Peg, and Tennju Gann, the natural end of Cancer; recent advances in brain science that account for memory, emotion, language, and music; analyses of age-associated disease patterns by the Weibull distribution; and a statistical analysis of disability of 1,017 elderly patients who have died in the Tokyo Metropolitan Geriatric Hospital.

Statistical analysis on our patients has revealed robust log-normal and normal distribution which can distinguish disability by its longevity and age-wise distribution, respectively, revealing its fractal nature for the severity of disability. Robust long-tailed log-normal distribution during the disability duration validates the fact that patients with disability undergo a series of stochastic sub-processes and as many endogenous diseases continue to operate until death. Diseases of the core organs, that is, of the central nervous system, and of bones and joints, are the major causes of the long tails.

Malignant neoplasm shows a short duration of disability. Sixty percent of patients of a log-normal distribution, can be modeled by the first passage of distribution, a singular dimensional random walk model, designed by Einstein after the Brownian diffusion model, characterizes this stochastic behavior of disability. Normal distribution underscores multiple pathologies that occur in parallel fashion and diverse

ABSTRACT

Why and How We Get Old
"Ecologie Intérieure" is the Disability of Aging

Disability, and the resulting lower quality of life, are very serious issues that accompany longevity. An increasing proportion of disability cases, as well as an increased duration of disability, are largely recognized and persistent dilemmas for many societies as well as their health-care systems. Oddly, the statistical and etiological aspects of this common, and much unwelcome aging phenotype preceding death, have not been well studied despite its potential contribution to the aging theory. Also neglected, are thc principles of Phylogenesis and Morphogenesis, as both of these are central to the understanding of every biological phenomenon. In my book, these two related fields are applied to disability due to aging.

Topics and current issues of aging that I focus on in my book include: Why, where and how do we age?; The declining birth rates; The demographic transition; Alzheimer disease; The Trinucleotide repeat disorder of Huntington disease; Molecular motor super-families that transport proteins and mRNAs in the axon of nerve cells; Telomeres; Klotho, the

松下　哲（まつした・さとる）

1935年生まれ。54年栄光学園高等学校、60年東京大学医学部医学科卒業。東大病院第三内科、米国ボストン市タフツ大学ニューイングランドメディカルセンター循環器科研究室リサーチフェローを経て、72年東京都養育院附属病院（現東京都健康長寿医療センター）へ。研究検査科部長、副院長などを務める。2011年より式場病院（千葉県市川市）内科顧問、大久保クリニック（同県習志野市）院長。日本老年医学会・日本内科学会・日本循環器学会専門医。

なぜ、どのようにわれわれは老化するか
―要介護は体内エコロジー―

著者　松下　哲

発行者　伊藤玄二郎

発行所　かまくら春秋社
鎌倉市小町二―一四―七
電話〇四六七（二五）二八六四

印刷所　ケイアール

平成二五年六月一五日　発行

ISBN978-4-7740-0599-7 C0047